Alexandra Gusetti (vormals Tschom)

Therapeutisches Qi Gong

Die Kunst der Arbeit mit Qi –
Qi Gong im Kontext chinesischer Medizin und Energetik

Alexandra Gusetti (vormals Tschom)

Therapeutisches Qi Gong

Die Kunst der Arbeit mit Qi –

Qi Gong im Kontext chinesischer Medizin und Energetik

BACOPA VERLAG

Die hier vorgestellten Methoden sind nach bestem Wissen und Gewissen dargestellt; die Informationen sollen aber Rat und Hilfe eines Arztes nicht ersetzen. Autoren und Verlag übernehmen keinerlei Haftung für Schäden, die sich aus dem Gebrauch oder Missbrauch der in diesem Werk dargestellten Methoden ergeben.

4521 Schiedlberg/Austria, Waidern 42
e-mail: verlag@bacopa.at
www.bacopa-verlag.at

Meridian-Illustrationen: Mag.Roland Reznicek (www.rezillu.at)
Fotos: Jumin Chen, Horst Lausegger (www.urbansoda.at)
Cover Foto: judigrafie | Anke Judith Bauer (photocase.com)

Printed in the European Union

ISBN: 978-3-901618-44-4

2. Auflage, 2016

Vorwort/Einleitung

Bücher über Qi Gong gibt es mittlerweile sicher mehr als genug, viele Übungsformen und Systeme stehen dem/der „Lernwilligen“ zur Verfügung. Also – warum noch mehr Literatur zum selben Thema? Ich habe mich entschieden, dieses Buch zu schreiben, weil es ein Beitrag sein kann, die therapeutischen Aspekte in Praxis und Theorie ein wenig stärker herauszuarbeiten, sowohl als Grundlage für jeden, der Lust auf diesen alten Weg der „Selbstpraxis“ hat, als auch als Anregung, dieses Wissen über die Qi Gong-Praxis in westliche Ansätze zu integrieren.

Gleichgültig, aus welchen kulturellen Kontexten man stammt oder sich zugehörig fühlt, „Üben“ (mit und an sich Arbeiten) kann jeder, und – ich bin mir sicher, das wussten die alten ChinesInnen – die Wege dazu sind individuell verschieden.

Wissen und Erfahrung über den Prozess des Qi Gong wurden „erlebt“ und gesammelt. Grundlagen und Basiswissen sowie komplexe Erläuterungen und therapeutische Anregungen über die Praxis der „Arbeit mit Qi“ sind uns erhalten und zugänglich – und das ist – meiner Meinung nach – die unglaubliche Leistung dieser östlichen Kultur.

Dieses Buch ist, wenn man so will, eine Zusammenfassung einer Reise in altes Heilwissen. Die Reise in dieses anderskulturelle Wissen war (und ist) spannend, bereichernd und vor allen Dingen heilsam. Dennoch hat es auch bedeutet, Schicht um Schicht abzutragen, sowohl in vielen, vielen Praxisformen, Lehrmeinungen und Theoriegebäuden als auch in meiner eigenen Persönlichkeitsstruktur, um Prinzipien und Grundlagen verstehen zu lernen und zu diesem alten Wissen durchzudringen.

Ich möchte mich bei all den Menschen bedanken, die mich unterstützt und mir Rückhalt gegeben haben. Meinen herzlichen Dank an Jumin Chen, der mir sein Wissen vermittelte und mit dem ich in viel Kleinarbeit die Kriterien des therapeutischen Qi Gongs herausarbeiten konnte, und lieben Dank an Wolfgang Seiringer, der mich vom Blickwinkel des Behandlers in der chinesischen Medizin unterstützte und mir sehr liebevoll zur Seite stand.

Die alten östlichen Wege der „Selbstpraxis“ sind in ihrer Schlichtheit und Einfachheit zugleich Fülle und Vielschichtigkeit an Wissen und Erfahrung. Die nun so sehr expandierende Entspannungs- oder Wellnessbewegung, die oftmals östliche Praxisformen als Entspannungstechniken einbindet, vergisst manchmal die Komplexität dieses Wissens. Es ist gut, wenn Menschen auf diesen Wegen z. B. Qi Gong oder auch andere Formen anderskultureller Praxis kennenlernen. Schade aber, wenn man dann glaubt, „das war's auch schon". Entspannung und Wohlgefühl – wunderbar, aber Qi Gong, Yoga oder andere Formen meditativer und kontemplativer „Methoden" haben bei weitem mehr zu bieten.

Diese Ansätze scheinen mir mit all der Berechtigung, die sie haben, oftmals zu sehr verkürzt. Zuwenig wird thematisiert, welchen Prozess ein Übender erlebt, so er/sie sich mit der Zeit intensiv mit diesen anderskulturellen Praxisansätzen auseinandersetzt. Doch – wenn man den Weg dieser alten „Selbstpraxis" gehen will, so vermag man es auch. Es verlangt Hingabe, ein Stück weit Genauigkeit und Selbstauseinandersetzung. Der Genuss folgt im „Verzug", obwohl es dafür keine Sicherheiten geben kann. Heilung ist ein vielschichtiger Prozess, für den es keine Garantien gibt.

Dieses Buch ist aus der Sichtweise einer Qi Gong Praktikerin geschrieben und versteht sich in keiner Weise als Lehrbuch über chinesische Medizin. In Bezug auf klassische diagnostische Kriterien bzw. ausführlichere Beschreibungen über chinesische Medizin sei der Leser/die Leserin auf diesbezüglich spezifische Literatur verwiesen.

Ein Teil dieses Buches ist einer kulturübergreifenden Betrachtung gewidmet, einer Gegenüberstellung quantenphysikalischen Wissens mit der Praxis und Theorie des Qi Gong. Ich denke, dies kann ein Beitrag sein, die „Prozesslogik" der Qi Gong Praxis ein wenig zu beleuchten. Dieser Ansatz versteht sich als Anregung, die Phänomene östlicher Praxiswege auf naturphilosophischem Boden zu integrieren.

„Übe so, wie es deinem Wesen entspricht, geh deiner Struktur nach, höre deinem Qi zu und Genuss wird folgen" – das, so weiß ich, wäre der alte chinesische Rat für jeden/jede, der/die sich entschließt zu üben.

Alexandra Tschom
Linz, Jänner 2008

Vorwort zur 2. Auflage

Zeiten vergehen, vieles ändert sich, vieles bleibt aber auch. Dieses alte Wissen ist treuer Begleiter meines Lebens, bleibt mein Boden, meine Basis. Wenn ich heute in vielfältigen Bereichen als Qi Gong Lehrerin, Philosophin und Beraterin arbeite, meine Heimat wird immer diese alte östliche Kunst sein. Stetige Qi Gong Praxis als Ausgangspunkt für Lust, Neugier und Mut zum Immer-weiter-Forschen...

Liebe Leserin, lieber Leser, genau das ist und bleibt es auch, was ich vermitteln will, wo immer ich auch bin. „Lass das Qi deine Lehrerin sein – und viele Erkenntnisse werden folgen!“

Viel Freude beim Lesen!

Herzlichen Dank an Walter Fehlinger für die Ermöglichung der 2. Auflage.

Alexandra Gusetti (vormals Tschom),
Linz, Jänner 2016

1.

Über Qi – östliches Wissen in Theorie und Praxis

Qi wird oft übersetzt mit Lebenskraft oder Lebensenergie. Wenn wir aber an den Begriff *Energie* denken, tun wir dies aus einem westlichen Kontext heraus und assoziieren damit eine völlig andere Bezugswelt als östliche Forscher.

Qi ist in diesem (östlichen) Kulturkontext aber auf jeden Fall Entität, also mit unserer Sprache gesprochen, etwas „Seiendes", etwas real Erfahr- und Erlebbares. Die westliche Kultur war und ist oft versucht, Qi und das daraus resultierende Erleben, das die ChinesInnen beschreiben, als Gefühl, als vages „Energieerleben" auch als Intuition oder einfach als Geist zu interpretieren, ohne sich so richtig auf die Spuren des Erlebens einzulassen. Den alten Chinesen jedoch war „Qi" als natürlicher, erlebbarer Bestandteil ihrer Wirklichkeit und ihres Denkens als „Grundsubstanz", ihres gesamten kulturellen Weltbildes, so völlig klar und „greifbar", dass sie es den „ihren" nicht per Definition erklären mußten. Die Chinesen verstanden und verstehen sich in ihren Diskussionen und Abhandlungen über „Qi".

Die alten DaoistInnen haben sich sozusagen auf die Erforschung subtilster, natürlicher Prozesse der Natur spezialisiert. Man könnte auch sagen, sie haben, mit unserer Sprache gesprochen, Naturforschung auf einem sehr hohen Level betrieben und Wissen über Natur in Hinblick auf Zusammenhänge, Dynamik usw. erfahren und gesammelt.

Ziel der östlichen Forscher/Innen war es, sich mit all ihren Sinnen, ihrer inneren und äußeren Aufmerksamkeit in Welt und Wirklichkeit zu versenken, um Rückschlüsse über feinste, subtilste und diffizilste „Realitäten" (Qi) zu bekommen. Erkenntnisse, die über ein unendlich langsames *Tun*, über eigenes, vielfältiges Erspüren und Erleben, ins Bewusstsein dringen. Die Mittel oder die Instrumente des chinesischen „Forschers" sind seine Sinne, seine Wahrnehmung und ein immerwährendes kontemplatives Tun (Kontemplation heißt, „sich in etwas hinein versenken"). In unzähligen Schriften wurden diesbezügliche Erfahrungswerte und Erkenntnisse diskutiert und dokumentiert. So findet man Beschreibungen von Qi in philosophischen, medizinischen und auch gesellschaftspolitischen Texten und Abhandlungen. Die Charakteristika vielfältiger Qi's in Umwelt, Natur und Menschen wurden erlebt und zur Sprache bzw. zum Ausdruck gebracht.

Qi, so könnte man sagen, ist einerseits eine reale Erfahrung des Strömens und Fließens in uns und in der Umwelt, andererseits aber auch ein dynamisches Prinzip.

Bekannt sind uns vielleicht die in der Akupunktur gebräuchlichen Meridiane, die Energiebahnen, die durch den Körper fließen, oder auch verschiedene Energiezentren im Körper. Qi ist in diesem Kontext aber auch alles, was Leben ist. Qi ist das Prinzip „Bewegung" in und um uns – Impuls, Antrieb und Dynamik. Qi zeichnet sich durch stetigen Wandel und Wechsel und durch Fluktuation von einer Qualität in eine nächste andere aus.

Im chinesischen „Heilwissen" (chinesischen Medizin) versteht man Qi als „Wurzel", sozusagen als Träger aller Symptome an und in uns, ob körperlich, psychisch oder seelisch. Dies ist einfach zu verstehen, wenn man bedenkt, dass es keine klare Trennlinie zwischen dem, was wir mit „feinstofflich" oder auch „geistig" benennen, und der Materie oder materiellem Leben gibt. Wenn Qi in seiner subtilsten Form als feines Fließen oder einfach als Information vorhanden ist, dann ist der Übergang in für uns sichtbare Materie einfach nur genau das, ein Übergang.[1]

Wir sind eher mit den Auswirkungen dieses Qi vertraut. Wir reden ganz selbstverständlich davon, wie sich unsere Energie heute gerade anfühlt, ob wir gerade viel oder wenig davon haben.

Das Modell der östlichen Sicht von Welt und Wirklichkeit, dem wir uns hier nähern, ist ein Bild von vernetzten, eher holistischen „Wechselwirkungen", dem Strömen und Fließen von „Qi", das in seinen vielfältigen Formen Art oder Ausdruck der Realität ist. Einer Realität, der chinesischen Denker-, Mystiker-ForscherInnen in ihren „östlich-betrachtenden Wissenschaften" auf die Spur kamen und in ihr Bild von Leben und Lebensvorgängen integrierten. Dieses Wissen bezieht sich sowohl auf die Wechselwirkungen der „Naturgesamtheit" als auch auf das Phänomen „Qi", das in diesem Kulturkontext jedes Leben bedingt, aufbaut und durchdringt. Den Spuren dieses Qi zu folgen ist Grundlage jeder chinesisch-medizinischen Behandlung sowie jeder Praxis des „Selbst-Tuns" (Qi Gong).

1 In naturwissenschaftlichen und philosophischen Konzepten bezeichnet man solche Modelle als „monistisch".

Viel an überlieferter Literatur wurde in der Zeit um das 5. bis 3. Jh. vor Chr. in den daoistischen Strömungen des alten China gesammelt und aufgezeichnet. Bekannt aus diesen Zeiten sind vielleicht die Schriften des Lao Tsu (Dao de King), des Zhuangzi oder auch des Ge Hong. Die Schriften des legendären „gelben Kaisers“, ein Klassiker der chinesischen Medizin, datieren sich jedoch bereits um ca. 1800 v. Chr. Qi Forschung wurde sozusagen immer schon betrieben und reicht wahrscheinlich sogar bis zurück in die Zeit Chinas matriachaler Wurzeln.[2]

> *„Wenn man sich im Moment der höchsten Leere befindet, hängt man am Qi. Vergesse dein Geist-Qi und lasse deinen Körper fallen.“*
>
> ZHUANGZHI, 3. Jh. v. Chr.[3]

> *„Es ist so, dass der Mensch sich im Qi befindet und sich das Qi im Menschen befindet. Zwischen Himmel und Erde gibt es kein Wesen, das nicht das Qi des Himmels benötigte, um erzeugt zu werden und existieren zu können. Diejenigen, die danach streben, das Qi zu bewegen, nähren im Inneren das Leben und vermeiden außerhalb des Körpers Übles. Die Masse macht aber Gebrauch vom Qi, ohne dies zu wissen.“*
>
> GE HONG, 3. Jh. n. Chr.[4]

1.1. Qi Qualitäten

Qi ist erst einmal eine Art Urimpuls, Grundelement, Grundprinzip allen „Seins“. Bildet sich (menschliches) Leben, verbinden sich Ur-Feinstoffe (bei der Zeugung als Erbinformation der Eltern) zu neuem Leben. Dieses Leben entwickelt sich in seiner Dynamik und mit der ihm eigenen individuellen Information weiter und bildet verschiedene feinstoffliche Qualitäten aus, die unterschiedlich wahrgenommen werden können.Letzlich bildet feinstoffliches Qi als dynamischer Ansatz/Antrieb jede Substanz, Struktur, Materie und individuellen Geist aus. Jeder Ausdruck der „sichtbaren Welt“ ist die Verwirklichung einer bestimmten Qi-Kraft und damit untrennbar verbunden und verwoben. Die Aufspaltung des ur-feinstofflichen Qi’s in seine

2 Vgl. Thomas Cleary: „Das Tao der weisen Frauen“, 1. Auflage 1989, dt. Übersetzung, München 1993.

3 Zitiert nach Kubny, „Qi-Lebenskraftkonzepte in China“, München 1995, 133.

4 ebenda 227.

unterschiedlichen Qualitäten ist eine der grundlegendsten Eigenschaften organischen Qi's. Auf den Menschen bezogen, sieht der chinesische Betrachter verschiedene Grundkräfte (Qi-Qualitäten) wirken. Werfen wir einen kurzen Blick darauf.

Jing – die Essenz

Besteht aus der Erbenergie, der Vor-Himmels-Essenz, die im Körper im Bereich der Nieren gespeichert ist, und der Nach-Himmels-Essenz, der aus der Nahrung und Atmung verfeinerten energetischen Substanzen. Wie ein Reservoir, aus dem alle Kräfte des Körpers ihre Substanz beziehen können.

Yuan Qi oder Ursprungs-Qi

Ur oder Basiskraft, die allen anderen Qi Kräften zugrunde liegt und aus dem Jing gewonnen wird. Dieses Ursprungs-Qi ist in den Nieren beheimatet und kreist vor allem in den acht außerordentlichen Gefäßen. In seiner Qualität kommt das Ursprungs-Qi dem äußerlichen Ur-Qi noch sehr nahe. Eine nährende, essentielle Qi-Qualität.

Ying Qi

Feinstoffliches Qi, das in den Hauptmeridianen (Energiebahnen) durch den Körper fließt. Jeder dieser Qi-Qualitäten, die Impuls und Antrieb für spezifische Lebensprozesse sind, wird ein Organ zugeschrieben. Das Organ stellt den Speicher oder die wesentlichste Heimat der Qi-Qualität dar, der Meridian die Tendenz und die Richtung des Strömens.

Shen

Ähnlich unserem Begriff von Bewusstsein / Geist. Der Ausdruck, die Ausstrahlung nach außen. Das Wissen des Menschen über sich selber. Shen wird mit dem Qi des Herzens in Verbindung gebracht.

Blut

Hat als Qi-Aspekt mehr substanzielle Konsistenz im Vergleich etwa zu Ying-Qi oder Shen. Im chinesischen Denken ist Blut im Gegensatz zur westlichen Denkweise ein umgewandelter Ausdruck von Qi. In seiner Bildung ist im

Wesentlichen das Qi der Milz und das Qi der Lunge und des Herzens beteiligt.

Wei Qi – Abwehr Qi

Zirkuliert unter der Haut und schützt den Körper vor eindringenden schädlichen Einflüssen. Wei-Qi wird vor allem mit dem Qi der Lunge in Verbindung gebracht.

Zong Qi – Sammel Qi

Sammelt sich im Brustkorb und besteht vor allem aus dem Qi der Lunge und dem Herzen. Verbunden mit den vom Milz-Qi verfeinerten Essenzen aus der Nahrung ist Zong Qi eine wichtige Quelle für die Blutbildung.

Yi

Mentale Kraft, mentale Energie, geistige Kraft; jeder Gedanke ist Yi und somit eine Bewegung von Qi.

Jede Form von Materie

ist Ausdruck von Qi in einem materiellen Aspekt.

1.1.1. Der Blick auf den Menschen

Der Blick auf den Menschen aus der östlichen Sicht der Qi-Forscher ist der aufs gesamte Netz. Nicht in linearem Denken, sondern im „präzisen Erfühlen und Erahnen" des „dahinter" liegenden Musters liegt die Stärke dieses „Könnens", und da wird die Trennung zwischen körperlichen, geistigen und seelischen Prozessen unwichtig, weil diese ja wiederum nur Ausdruck einer zugrunde liegenden Dynamik ist. Wenn wir in diesen komplexen Lebensvorgängen eine zugrunde liegende Dynamik – ein Netz von vielfältigen Prozessen, die in ständigem Austausch, ständiger Vernetzung, Entwicklung, Pulsieren usw. stehen – erkennen, dann kommen wir dem Bild, das die östlichen Wissenschafter durch ihre meditativ-sinnliche Forschung beschreiben, schon sehr nahe.

Fassen wir diese Grundannahmen östlicher innerer Wissenschaften noch einmal zusammen:

- Chinesisches Heilwissen ist ein zusammenhängendes und komplexes System heilkundlichen Denkens und Handelns, das sich über Jahrtausende entwickelt hat.
- Der lebende Organismus „Mensch" ist von seinen Anfängen an ein komplexes fluktuierendes Ganzes, das sich in ständigem Austausch, Entwicklung, Wachstum, usw. befindet. Der Mensch ist sozusagen selbst Naturprozess, welcher in den großen Organismus des gesamten Naturgeschehens, in ein Netz von fluktuierenden Prozessen und Zusammenhängen, eingebunden ist.Als Urstoff, Grundelement und ursprünglichste Verbindung durchdringt Qi jedes „Sein". Alles, was lebt oder im Begriff ist, zu Leben zu werden, ist Qi.
- Der Übergang von feinstofflichen Prozessen in Materie ist nur der Wechsel in eine andere Qualität, in ein anderes Dasein. Der Austausch – die Umwandlung von Energie in Materie – ist ein folgerichtiger und immerwährender Vorgang.
- Qi ist Urstoff und Informationsträger für feinstoffliches Qi sowie in seiner Verwirklichung Materie, Substanz und individueller Geist.
- Qi stellt die Dynamik dar – Feinstoffe, Materie oder individuelles Bewusstsein sind der Ausdruck. Das System ist sowohl individuell als auch universal.

1.2. Die Praxis des Qi Gong und Taichi

Qi Gong ist die Praxis, Qi durch „Selbst-Tun" zu stärken und aufzubauen, Impulse zu setzen, die das eigene Qi verstärkt ins Fließen bringen. Qi Gong und Taichi sind östliche Methoden/Künste, die das Wissen um die Fähigkeiten vermitteln, Qi aufzubauen, ins Fließen zu bringen und zu regulieren. Qi Gong heißt auch soviel wie „Arbeit mit Qi". Natürlich ist vieles an Übungsanleitung und an Praxisbeschreibung kultur- und zeitspezifisch zu verstehen und mit metaphorischen Beschreibungen umgeben, die westlichen Menschen ohne Kenntnis der östlichen Kultur schwer verstehbar sind.

Die zugrunde liegende Einfachheit oder beinahe Schlichtheit der Praxis im Qi Gong macht es aber wiederum möglich, dieses „Tun" sehr einfach für unsere Zeit zu adaptieren. Wichtig ist – und das wussten die alten ChinesInnen – dass man so übt, wie es dem eigenen Wesen, der eigenen individuellen Natur entspricht , und das ist ja auch etwas sehr Zeitgemäßes, das uns westlichen Menschen sogar sehr entspricht.

Das heißt auch, es geht nicht darum Kontrolle über den „Körper" zu bekommen, was einer sehr westlichen und einer – ob westlich oder östlich – sehr patriarchalen Vorstellung entspricht, sondern durch eigenen Antrieb einen Selbstprozess auszulösen, der auf der Ebene des Qi sämtliche Prozesse in heilsamer Weise „ankurbelt".

Es ist wahrscheinlich einfach völlig menschlich, dass verschiedene Praxisformen oftmals einen dogmatischen Überhang in Regeln, Kulte und Anleitungen bekommen und die Sicht auf das Zugrundeliegende versperren. Man denke da zum Beispiel nur an die Methodenstreite psychotherapeutischer Richtungen, in die sich westliche Denker und Praktiker im letzten Jahrhundert verstiegen. Die alten Chinesen waren da nicht anders, im Gegenteil, manche Formen der praktischen Qi-Übung „verkamen" zum großen legendenumrankten Geheimnis, was Schüler oftmals in Ehrfurcht erstarren ließ und jedwede eigene Forscherbereitschaft schon von vorneherein zunichte machte.

Geübt wird:

- in Bewegung,
- mittels Vorstellung,
- in Ruhe (inneres Üben),
- unter Einbeziehung des Atems (des Atemrhythmus),
- durch Kontemplation und Meditation.

Ganz einfach ausgedrückt, entwickelt sich die „Methode" aus der Verbindung von Bewegung, Vorstellung, innerem Üben und Kontemplation.

Jumin Chen

1.3. Über Qi Gong

Der Text in diesem Kapitel soll möglichst den originalen Wortlaut des Autors Jumin Chen wiedergeben, da in seiner „deutsch-chinesischen“ Ausdrucksweise die kulturelle Charakteristik, das Verständnis von Qi und der Qi Gong Praxis am besten zur Geltung kommt.

Qi Gong wird heute oft mit „Breathing-exercices“ übersetzt. Das moderne Zeichen für Qi bedeutet „Atem“. Das alte Zeichen aber bedeutet soviel wie „Grundelement des Universums“. So wie die Atome die kleinsten Teilchen der Substanz sind, ist Qi das kleinste Element des Universums. In der Natur gibt es den Begriff „Universum-Qi“. Ein Baum hat Qi, denn er muss atmen, alles, was lebt, braucht Qi. Es verbreitet sich locker und man sieht es nicht; wenn es sich zusammenfügt, so bildet es Substanz“

Qi im Körper ist ein Spezialelement, mit dem man das Leben weiter lebendig betreiben kann. Ein anderes Qi ist das äußere Qi, das Qi in der Natur. Gegenseitig können sie transportieren und reagieren. Wenn der Körper erfolgreich Qi von der Natur aufnimmt, so bleibt er gesund. Funktioniert das nicht, kommt Krankheit.

Qi ist die Kernsache von Qi Gong. Hat man Qi verstanden, ist Qi Gong nicht mehr so schwierig. Im Körper gibt es verschiedene Arten von Qi, und man verwendet dafür verschiedene Namen: Meridian-Qi, Ur-Qi, usw. Wenn alles zusammen funktioniert, dann ist es gut. Qi Gong ist Arbeit mit Qi. Diesen Namen aber gibt es erst seit Anfang des Jahrhunderts. Den Begriff „Qi-Arbeit“ aber gibt es schon seit ein paar tausend Jahren. Man hat dazu viele verschiedene Wörter verwendet. Z.B. „Nei dan“ für innere Übungen, „Wei Dan“ für äußere Übungen. Im Buddhismus nannte man die meditative Qi–Übung „Zuochan“, das so genannte Zen-Sitzen. In der Kampfkunst gab es die Bezeichnung „Nei Gong“. Wegen der allgemeinen Eigenschaften aller Techniken gab Jou Lin 1931 dem „Qi üben“ den Namen Qi Gong.

Die Europäer wollen immer alles vorher wissen. So wie man jemandem vorher erklärt, wie ein Computer funktioniert, damit man gut damit arbeiten und schreiben kann. Qi Gong aber muss man erleben, dann weiß man. Viele verwechseln Qi Gong mit Sport. Der Unterschied liegt in den Kernsachen.

Im Qi Gong arbeitet man mit Vorstellung, im Sport ohne Vorstellung.5 Im Sporttraining will man etwas richtig machen, wie 100 Meter in 10 Sekunden laufen, schnell sein und gewinnen. Im Qi Gong wirken Geist (Yi), Atmung und Körperhaltung zusammen. Sport will mehr den Körper und den Willen trainieren.

Qi Gong orientiert sich nach Shen, Qi und Yi. Shen ist die Oberstufe des Bewusstseins. Yi ist der Gedanke. Die Vorstellung vom bestimmten Yi ergibt die Qi-Bewegung. Kommt Qi, kommt Heilkraft. In der Kampfkunst folgt Qi dem Yi, das ist das Shen der Kampfkunst. Im Qi Gong ist das Shen wie eine Erleuchtung. Qi folgt Yi, dann kommt Shen. Man wird lebendiger und fühlt sich wie ein Zehnjähriger. Durch die Übung wird das Shen langsam reich. Es ist wie der Begriff „Bewusstsein". Ein philosophischer Begriff: Shen ist das Ergebnis der Trainingsmethode. Z.B. kann man auch das Shen eines führenden Mannes entwickeln oder Shen erlangen, um wie Buddha zu werden.

Vor 1500 Jahren lebte Bian Que, ein berühmter Arzt, der Krankheiten schon am Anfang heilen konnte. Er begegnet dem König und sagte: „König, Sie sind krank." Der König lacht und sagt zu seinen Ministern: „Was ist das für ein dummer Arzt! Ich bin gesund, ich bin nicht krank. Diese dummen Ärzte heilen immer gesunde Leute, damit sie sich bereichern können, und alle dann sagen, oh was für eine gute Technik." Bian Que begegnet dem König zum zweiten Mal und sagt: „König, Sie müssen unbedingt geheilt werden, die Krankheit ist schlimmer geworden."

Der König sagt: „Ich habe kein Problem. Ich kann gut essen, alles ist wohl."

Als Bian Que dem König zum dritten Mal begegnet, dreht der Arzt sich um und geht. Der König schickt einen Diener, um ihn zu fragen, warum er weggeht, weil er sich darüber gewundert hat.

Der Arzt erklärt, beim ersten Mal war die Krankheit in der Haut, da kann er mit den Nadeln heilen, beim zweiten Mal ist die Krankheit schon im Fleisch, er kann mit starken Kräutern arbeiten. Beim dritten Mal ist die Krankheit schon in den Knochen, er kann nichts mehr machen. Nach ein paar Tagen hat der König Fieber, er schickt jemanden, um den Arzt zu holen. Dieser findet ihn nicht. Nach ein paar Tagen ist der König tot.

---

5 Natürlich wird auch im westlichen Sportbereich mit Mentaltraining gearbeitet; Jumin bezieht sich hier auf Ye, mentale-, geistige Kraft in kontemplativer Übung.

Qi Gong ist äußere und innere Bewegung, man trainiert Yi, um Qi zu bewegen und Shen zu entwickeln. Im Sport will man den Geist (Willen) anregen, um den Körper zu kontrollieren. Auf dieser Ebene[6] verbraucht man viel Energie. Um einen optimalen Kalorienverbrauch zu entwickeln, wird durch Ernährung Aufruhr im Körper verursacht. Man will durch mechanische und chemische Veränderungen den Körper verbessern. Im Qi Gong geht man natürliche Wege und fördert die Entwicklung von Qi. Im Gegensatz zum Sport wird durch die Übung der Verbrauch von Qi und Kalorien noch weiter gesenkt. So bringt man den Verbrauch in eine Balance. Manche Teile brauchen weniger, manche mehr. Durch Qi Gong schafft man Ausgleich. Die meisten Spitzensportler haben mit vierzig Jahren einen Gesundheitszustand, der schlechter ist als bei einem normalen Menschen. Im Qi Gong sieht man jünger aus, wenn man alt ist. Man hat das Gefühl jünger zu sein.

Im Qi Gong gibt es verschiedene Typen und fünf verschiedene Hauptrichtungen: Buddhistisches Qi Gong, daoistisches Qi Gong, Kampfkunst, konfuzianistisches Qi Gong und medizinisches Qi Gong. Jede Schule hat ihr Qi Gong, um bestimmte Dinge, ihr bestimmtes Shen, zu entwickeln. Im buddhistischen Qi Gong übt man Shen, um Buddha zu werden, im daoistischen Qi Gong, um lange zu leben und Unsterblichkeit zu finden. Im konfuzianistischen Qi Gong entwickelt man sein Shen, um im Verhalten richtig in der Gemeinschaft zu leben. In der Kampfkunst will man den Anderen besiegen. Im medizinischen Qi Gong will man Shen entwickeln, um gesund zu werden. Alle Schulen haben gemeinsame Eigenschaften in Atmung, Vorstellung und Bewegung/Haltung.

6 Hier ist die Ebene des Stoffwechsels gemeint.

2.

Kulturübergreifende Betrachtungen Ein benutzbares Quantenwissen – Qi Gong orientiert

2.1. Qi und das Wissen der Quantenphysik

Wie schon erwähnt, finden sich zwar ausführliche Abhandlungen, Ausführungen und Beschreibungen über Qi, nirgendwo aber exakte Definitionen. Den alten Chinesen muss Qi als natürlicher, erlebbarer Bestandteil ihrer Wirklichkeit so völlig klar gewesen sein, dass sie es den „ihren“ nun eben nicht erklären mussten. Andererseits mag es auch ein Hinweis darauf sein, dass eine Exaktheit und „Wahrheit“, wie sie noch im Rahmen der klassisch westlichen Naturwissenschaften der Moderne gefordert oder erwünscht ist, diesem Qi Konzept nicht zuträglich ist und nicht entsprechen. So kommt auch Manfred Kubny in seinem umfangreichen Werk „Qi – Lebenskraftkonzepte in China“ zu dem Schluss:

> *„...ich könnte den Begriff „Qi“ als Konzept sowohl materiell, spirituell, statisch, bewegt, psychisch, emotional, neutral und unitär, vielzählig als auch primordial, biologisch und physiologisch, lebensfördernd und lebensbeeinträchtigend bezeichnen, ohne in einen Widerspruch mit einer absoluten Wahrheit des chinesischen Weltbildes zu geraten.“*[7]

Der klassisch westlich-naturwissenschaftliche Rahmen stellt keine Sprache zur Verfügung, die das Qi Konzept auch nur annähernd erfassen könnte. Alle diese Versuche müssen scheitern, da sich hier zwei völlig verschiedene Denkrahmen gegenüberstehen. Allerdings stimmt dies nur wieder bedingt, denn wenn man über die Ansätze der klassischen (Newtonschen) Physik

7 Zitiert nach Manfred Kubny: Qi Lebenskraftkonzepte in China. Heidelberg 1995, 7,8.

hinaus geht und sich dem Wissen der Quantenphysik zuwendet, so verspürten schon seit längerer Zeit kreative westlich-wissenschaftliche Denker, dass sie mit ihren Theorien zuweilen den östlichen Denkansätzen sehr nahe kommen. Im Folgenden ein kurzer Versuch, diese beiden Formen des Wissens gegenüberzustellen und mit der Praxis des Qi Gongs zu verbinden.

2.2. Ein benutzbares Quantenwissen – Qi Gong orientiert

„Was von dem so genannten Ich vollbracht wird, vollbringt, das spüre ich, in Wirklichkeit etwas, das größer ist als das Ich in mir selbst.“

James Clerk Maxwell[8]

Den Spuren der Quantenphysik zu folgen, ist eine spannende und auch für Qi Gong- Menschen, so denke ich, in vielerlei Hinsicht interessante Reise. Es gibt bekanntermaßen viele Beschreibungen und Vergleiche der Quantenphysik mit östlicher Mystik. Für viele Physiker war schon seit der ersten Hälfte des letzten Jahrhunderts klar, dass sie auf etwas gestoßen waren, das in alten, zumeist östlichen Schriften schon an Erfahrungswissen bestand. Dieses Wissen östlicher Mystiker über Strukturen von Raum/Zeit und Unendlichkeit interessierte in der Folge nun plötzlich auch aufgeschlossene, von der Quantenphysik begeisterte Physiker, wie z. B. Fritjof Capra, Niels Bohr und David Bohm.

Fritjof Capras in wissenschaftlichen Kreisen etwas umstrittener Klassiker, das „Tao der Physik“ sei hier vielleicht als bekanntestes Werk erwähnt.[9] Auch in neueren Abhandlungen über Physik und Natur finden sich Erläuterungen über die östlichen Wurzeln des Naturforschens, wie z. B. John D. Barrow in „Die Natur der Natur“.[10]

Diese Vergleiche sind auch mir sehr nahe. Durch meine eigene Erfahrung in Meditation und Kontemplation entspricht mir eine diesbezügliche Herangehensweise, sie erweist sich als folgerichtig und spannend. Für meine eigene Praxis im Kontext östlichen Wissens waren diese kulturübergreifenden Studien unglaublich prägend.

Bei den Betrachtungen der Parallelen östlicher Mystik und Quantenphy-

8 Zitiert nach Norretranders Tor (1998). Spüre die Welt. Die Wissenschaft des Bewusstseins, Hamburg, 21.

9 Fritjof Capra. Das Tao der Physik.

10 Jon. D. Barrow (1996). Die Natur der Natur. Wissen an den Grenzen von Raum und Zeit, Hamburg, 73 ff.

sik stehen allerdings zumeist die Aspekte der Unendlichkeit, der Qualität des Raumes, die Strukturen der Zeit und die Zusammenhänge aller kosmischen Strukturen im Vordergrund. All diese Studien behandeln kosmologische, oder vielleicht könnte man sagen, universale Themen, die mit mystischem Wissen verglichen werden und im persönlichen Erleben einer transzendenten Erfahrung entsprechen.

Das ist faszinierend und für mich auch stimmig, aber auch ein wenig unpersönlich und jenseits alltäglicher „banaler" Erfahrung. Einen neuen, ziemlich innovativen Versuch, die Theorie der Quantenphysik neu aufzurollen, hat nun Thomas Görnitz in seinem Buch „Quanten sind anders" vorgestellt. Görnitz versucht zu zeigen, dass die Theorie der Quantenphysik für uns vielleicht gar nicht so neu oder unbekannt ist, vielmehr seien wir in unserem Alltagsleben so sehr an die Wirkweisen dergleichen gewohnt, dass es uns gar nicht auffällt. Er greift deshalb andere, vielleicht bis dato weniger beachtete Stränge in seinen Sichtweisen auf.

Er erklärt den Unterschied der klassischen Physik zur Quantenphysik weniger anhand der bekannten Aspekte (Wirkungsquanten, Wahrscheinlichkeiten etc.), sondern weist sehr anschaulich darauf hin, dass die „Erfahrungen" der Quantentheorie in unserer alltäglichen Welt genauso vorkommen wie in der abstrakten Welt subatomarer Realitäten. Für ihn ist die Quantenphysik eine Physik der Beziehungen, der holistischen Strukturen impliziten Mehrwissens (dazu später mehr). Darüber hinaus thematisiert er auch den so genannten Monismus, bei dem der Unterschied zwischen Geist und Materie lediglich ein pragmatischer ist, und beide Begriffe nicht mehr als wesentlich verschieden zu betrachten sind. Dieser Ansatz könnte seiner Meinung nach zu einem zeitgemäßeren Verständnis der ganzen Leib–Seele Problematik führen. Für Praktizierer östlicher kontemplativer Praktiken bieten diese Sichtweisen, wie ich später versuchen werde zu zeigen, sicherlich stimmige Denkimpulse und Anregungen.

Bisher wurde die Unterschiedlichkeit von klassischer Physik und Quantentheorie meistens mit den „ungeheuerlichen Unstimmigkeiten" oder mit den Ungereimtheiten und uns völlig unbekannten und schwer verstehbaren Tatsachen verknüpft.

Quanten gibt es scheinbar nur in der subatomaren Welt oder in den schwer vorstellbaren Welten der Lichtgeschwindigkeiten. Dem zufolge scheint die klassische Physik für unsere Alltagswelt hinlänglich auszureichen. Spätestens bei den Begriffen einer verknüpften Raumzeit oder etwa gar der Krümmung des Raumes steigen die meisten Laien gerne aus, da dies ja vermeintlich mit der eigenen Realität gänzlich wenig zu tun hätte.

Ich möchte in diesem Artikel den Spuren der Quantenphysik im alltäglichen Erleben folgen und sie dann auch in Beziehung zum Qi Gong – Erleben setzen. Zuvor aber, der Vollständigkeit halber, ein kurzer Überblick über die wichtigsten Neuerungen in der modernen Physik anhand der Begriffe der „Wirkungsquanten", der „Welle-Teilchen Dualität", der „Wahrscheinlichkeiten" und der „Unbestimmtheitsrelation".[11] Wem das nicht so spannend vorkommt, weiter ab „Wirkungsquanten und Wahrscheinlichkeiten als immer gültige Erklärungen?"

2.2.1. Klassische Unterscheidungen: Quantenphysik – Newtons klassische Physik

Zu Beginn des 20. Jahrhunderts, nachdem die klassische Physik ihren weit reichenden Siegesfeldzug hinlänglich ausgebaut hatte und die Natur bis auf ein paar Ungereimtheiten erklärbar schien, kam es zu beachtlichen Umwälzungen innerhalb der physikalisch/wissenschaftlichen Welt. Einer der ersten Pioniere der Quantentheorie, Max Planck, erregte mit seiner Quantenhypothese um 1913 Aufsehen. Ein gewaltiger Umbruch hatte begonnen.

Zur Geschichte: Michael Faraday gelang es um 1838, in einer Kupferspule elektrischen Strom zu erzeugen, indem er einen Magneten nahe an der Spule bewegte. Auf diese Weise konnte er mechanische Arbeit (die Bewegung des Magneten) in elektrische Energie umwandeln. James Clerk Maxwell konnte, darauf aufbauend, in den sechziger Jahren des 19. Jahrhunderts die Theorie der Elektrizität, des Magnetismus und die Theorie des Lichts vereinheitlichen. Newtons Begriff „Kraft" wurde von Farraday und Maxwell durch den Begriff eines „Kraftfeldes" ersetzt. In Newtons Physik des ausgehenden 17. Jahrhunderts bildeten Objekte Masseteilchen in einem leeren Raum, die sich gegenseitig anziehen. Diese „Kräfte" waren mit den Objekten noch fest und starr verbunden.

Diese „starren Kräfte" wurden nun durch den Begriff eines Feldes erweitert. Farraday und Maxwell studierten elektrische und magnetische Kräfte. Sie erkannten, dass jede elektromagnetische Ladung um sich herum im Raum eine „Kondition", eine Störung, erzeugt, durch welche andere Ladungen „gefühlt" werden. So wurden elektromagnetische Ladungen nun nicht

11 Verwendete Literatur:
Capra, Fritjof (1993). Das Tao der Physik, München, 56 ff.
Norretranders, Tor (1998). Spüre die Welt. Die Wissenschaft des Bewusstseins, Hamburg, 17 ff.
Görnitz, Thomas (1999). Quanten sind anders. Die verborgene Einheit der Welt, Heidelberg, 95 ff.

mehr wie in der klassischen Physik als positive und negative Ladungen von Körpern verstanden, die einander klassisch mechanisch „anziehen“, sondern die Ladungen selbst wurden als Felder zu einer eigenständigen Größe. Die phänomenale Änderung dabei war, dass diese Felder nun ihre eigene Realität hatten.

Maxwell nahm an, dass Licht nichts anderes als solch ein elektromagnetisches Feld sei, das sich wie eine Welle durch den Raum bewege.Das Medium, durch das sich Licht im Raum hindurch bewegt, wurde als Äther bezeichnet bzw. angenommen. War Farraday die Vereinheitlichung der Theorien über Magnetismus und Elektrizität gelungen, so war es Maxwell gelungen, diese beiden Theorien mit der Theorie des Lichtes zu verknüpfen. Albert Einstein konnte mit seinen Relativitätstheorien jedoch beweisen, dass es diesen Äther gar nicht gibt, und Licht nicht durch eine klassisch-mechanische Theorie erklärt werden kann.

Max Plank versuchte zu Beginn des 20. Jahrhunderts zu erklären, wie man Strahlung verstehen kann, die ein Körper (z. B. ein Stück Eisen) beim Erhitzen aussendet. Dafür hatte man zwar zwei gute, bewährte Theorien, die Elektrodynamik und die Thermodynamik, allerdings passten beide nicht so recht zusammen.Durch Maxwell wusste man, dass sich Licht in Form von elektromagnetischen Wellen bewegte. Plank konnte darüber hinaus nachweisen, dass die Strahlungsenergie nicht kontinuierlich (wie man klassisch annehmen würde), sondern in Form von sogenannten Quanten, kleinen Portionen, abgegeben wird. Die Quantenhypothese war geboren. Einstein konnte schließlich nachweisen, dass diese Quanten ein reales Phänomen der Natur sind. Licht und jede andere elektromagnetische Strahlung treten nicht nur als Welle, sondern auch in Form von Quanten auf.Die Lichtquanten, nach denen die Quantentheorie benannt ist, nennt man Photonen, welche masselos sind und sich immer mit Lichtgeschwindigkeit bewegen.

Zur selben Zeit (Anfang des 20. Jhdts) wurden auch die Natur und der Aufbau der Atome studiert. Man entdeckte, dass die Struktur der Atome nicht aus harten und festen Teilchen bestand, sondern aus weitem Raum, in dem sich extreme Kleinheiten bewegen. Nils Bohr wandte Plancks Quantenhypothese auf die Struktur der Atome an. Die subatomaren „Kleinheiten“ verhielten sich nicht nur so, wie Max Plank in seiner Quantenhypothese beschrieben hatte, sondern – auch im Sinne einer Komplementarität – scheinen sie sich einerseits als Wellen, andererseits als Teilchen zu bewegen.

2.2.2. Wahrscheinlichkeiten

Auf subatomarer Ebene verhält sich die Realität völlig anders, als nach gewohnten „klassischen“ Annahmen zu erwarten wäre. Materie existiert nicht mit Sicherheit an einem bestimmten Ort, sondern zeigt „bloß“ eine bestimmte Wahrscheinlichkeit, zu existieren. War für Newton noch völlig klar, dass die Bestimmung für ein Objekt/Teilchen im Raum wesentlich durch Ort /Lage, Richtung und Geschwindigkeit bestimmt ist, so waren diese Annahmen in der Welt der subatomaren Teilchen nicht mehr folgerichtig.

Vorgänge laufen nicht mehr in definierten Zeiten und an vorhersehbaren Orten ab. Sie erscheinen in Form von Wahrscheinlichkeitswellen, abstrakten mathematischen Größen, die Auskunft geben, an welchen Orten, zu welchen Zeiten Teilchen anzutreffen sind. Atomstrukturen gleichen Wahrscheinlichkeitswellen, die in verschiedenen Bahnen angeordnet sind, welche wiederum stehende Wellen bilden.

Befindet sich nun ein Elektron in seinem „Grundzustand“ (auf seiner normalen Bahn), kann es durch Energiezufuhr auf eine höhere Bahn springen, von welcher es nach einiger „Zeit“ wieder in seinen Grundzustand zurückfällt, unter Abgabe eines Quantums elektromagnetischer Strahlung.

2.2.3. Unbestimmtheitsrelation

Heisenberg konnte zeigen, dass niemals Ort und Impuls eines solchen „Teilchens“ zugleich exakt bestimmt werden können. Insofern ist auch der Begriff „Bahn“ unrichtig, denn Elektronen „kreisen“ nicht, sondern bilden eher ein Kraftfeld um den Kern, mit welchem sie die „Atomschalen“ auffüllen. Der Impuls eines Teilchens ist mit Wellenlänge verbunden, jeder Ort ist für den Impuls gleich gut. Ebenso kann an einem scharfen Ort jeder beliebige Impuls gefunden werden. Materie ist somit keineswegs Masse, die irgendeinem Stoff entspricht, sondern Energieform einer dynamischen Struktur.

2.2.4. Wirkungsquanten und Wahrscheinlichkeiten als immer gültige Erklärung?

Görnitz verweist nun darauf, dass die sogenannten „Wirkungsquanten“ zwar ein wesentliches Faktum der ganzen Neuerungen in der Physik sind, dass jedoch mittlerweile festgestellt wurde, dass es viele Erscheinungen innerhalb dieser Theorie gibt, die nichts von solch portionsweisem Verhalten zeigen.[12] Nachdem Heisenberg und Schrödinger die mathematische Gestalt der Quantentheorie aufgestellt hatten, zeigte sich, dass viele Messresultate nur, wie bereits erwähnt, mit bestimmten Wahrscheinlichkeiten aufgestellt werden können. Görnitz verweist in diesem Zusammenhang aber auf das wohl bekannte Beispiel der Atomuhren, die in Millionen von Jahren auf die Sekunde genau gehen.

Wahrscheinlichkeiten werden in der klassischen Physik immer noch als eine Art mangelndes Wissen gehandhabt und verstanden. In der Quantentheorie drücken sie aber eine objektiv gegebene Unbestimmtheit aus, die mit dem Wesen der Quantentheorie einhergeht. Wahrscheinlichkeit ist somit vielmehr ein Teil der Theorie, der ihre Qualität und nicht ihre Unzulänglichkeit ausdrückt.

In der klassischen Physik gilt: Ein Zustand liegt entweder vor oder nicht. Es gibt keine dritte Möglichkeit. Als Quantenlogik gilt: Liegt ein Zustand vor, so kann bei einer Überprüfung ein anderer erhalten werden. Es gilt nicht mehr Ja oder Nein. Dies kann aber als ein Mehrwissen und nicht als Unzulänglichkeit aufgefasst werden.

2.2.5. Eine Erweiterung transzendentaler Ästhetik[13]

Görnitz schlägt eine andere Herangehensweise vor, die er mit Kants Ansatz der transzendentalen Philosophie vergleicht. Das bedeutet für ihn, die Wirkweise der Quantentheorie als Grundlage unserer Erfahrung zu erkennen.

Kant hatte zu seiner Zeit versucht, die Erklärung aller wahrgenommenen Phänomene in den Strukturen gegebener Wirklichkeit zu beschreiben. Die Form oder der Rahmen seiner transzendentalen Ästhetik waren Raum und Zeit als etwas a priori Gegebenes. Das heißt, wir können gar nicht anders, als die Basis der Natur, wie sie uns eben in unserer Wahrnehmung erscheint, als Grundlage der Erfahrung anzunehmen. Diese Annahme setzt voraus, dass uns die Strukturen jedweder Natur, ob bewusst oder unbewusst, vertraut und bekannt sind.

So wie Kant Newtons Erkenntnisse als Basis der Erfahrung beschrieben hatte und damit lang anhaltende und weit reichende Wirkungen erzielt hatte, müsste dieses Programm nun durch zeitgenössisches Wissen erweitert werden. Das würde bedeuten, dass man nicht mehr versuchen

---

12 Vgl. Görnitz, Thomas (1999). Quanten sind anders. Die verborgene Einheit der Welt, Heidelberg, 102 f.

13 ebenda 51,105,151 ff.

könnte, Newtons Physik für den Alltag als ausreichend gültig zu erklären und die Quantentheorie in den subatomaren Raum zu verbannen. Sowohl die Erkenntnisse der Quantenphysik, die vieles an wahrgenommener Erfahrung gut beschreiben, als auch die Erkenntnisse der Psychologie, die unser Erleben wesentlich mitprägt, müssten in die Struktur Kantscher transzendentaler Ästhetik einbezogen werden.Ich werde im Folgenden ein paar wesentliche Aspekte dieses Ansatzes, der natürlich wesentlich komplexer ist, herausgreifen.

2.2.6. Quantentheorie – eine Physik der Beziehungen. Klassische Naturwissenschaften – eine Theorie der Objekte[14]

Newtons Annahmen gehen von der Realität gegebener Objekte im Raum aus. Diese Objekte/Teilchen lassen sich in der Mathematik mit Punkten beschreiben und darstellen, deren Masse im Schwerpunkt konzentriert ist. Ein solcher Punkt ist in einem bestimmten Zustand, der in einem Koordinatensystem mit Länge/Breite/Höhe (3 Zahlen) angegeben ist. Für die Bewegung/Geschwindigkeit nach Größe und Richtung braucht man weitere 3 Zahlenwerte. Der Zustand eines Punktes ist also nach klassischer Physik mit 6 Zahlenwerten exakt bestimmt. Zwei Punkte im Raum werden mit 6+6 Zahlenwerten bestimmt, die Anzahl der Parameter wird also addiert, ihre Beziehung zueinander in Form von Lage/Größe/Bewegung im Raum ist damit erfasst. Je mehr Punkte, desto mehr Addition. Mit „Kräften" wird die Interaktion der Teilchen beschrieben.

Klassische Physik liegt dann vor, wenn in der Kombination von Objekten zu einem Ganzen, dieses Ganze als Summe seiner Teile aufgefasst wird. In einer quantentheoretischen Beschreibung werden die Zustandsräume nun nicht mehr addiert, sondern multiplikatorisch verwendet. Die Summe ist nun mehr als Teile des Ganzen. Die Beschreibung zweier Teilchen im Raum in der Beziehung zueinander ist nun nicht mehr von 6 + 6 Zahlen bestimmt, sondern von 6 x 6 möglichen Zuständen. Man kann sich ein Objekt mit seinen möglichen Zuständen vorstellen und davon einen beliebigen wählen. Dieser wiederum steht in unendlicher Beziehung zu seiner Umgebung. Einem klassischen Zustandswert entsprechen unendlich viele Quantenzustände. Bei quantentheoretisch beschriebenen Modellen kann man den „logischen Schluss" ziehen, dass es sich nicht um klassische „Zustände" handelt, sondern um unendlich gegebene Möglichkeiten dergleichen.

14 Görnitz, Thomas (1999). Quanten sind anders. Die verborgene Einheit der Welt, Heidelberg, 96 ff.

2.2.7. Mehrwissen / Beziehungsgeflecht[15]

Wenn wir individuelle persönliche Erfahrung und Wahrnehmung mit der Quantentheorie verknüpfen, wird diese um vieles verständlicher, so Görnitz. Ein Quantensystem zweier Teilchen ist ein unendliches Geflecht an Möglichkeiten. Dieses Geflecht wiederum kann selbst als (eigenständige) Struktur beschrieben werden. Es stellt gewissermaßen ein komplexes Ganzes dar, kann aber auch wieder auf zwei Zustände(teile) herunterdividiert werden, dabei verliert es allerdings viel von seinem individuellen Gesamtcharakter. Das Beziehungsgeflecht (die Struktur als Ganzes) beinhaltet also ein Mehrwissen, und bei all seinen Interaktionen müssen diese „Beziehungsumstände“ berücksichtigt werden.

Ein quantentheoretisch beschriebenes System (Struktur, Beziehungsgeflecht, Ganzes) kann also nur um den Preis eines beträchtlichen Informationsverlustes zu einem System aus Teilen reduziert werden. Dass wir diese Reduktion doch immer wieder vornehmen, liegt daran, dass wir daran gewöhnt sind, aus der klassischen „Teil-Perspektiv-Brille“ in die Welt zu schauen. Für die gesamte Naturbeschreibung ist die Reduktion auf eine zerlegbare objekthafte Welt mangelhaft. Diese Erkenntnis hatte die Entdeckung der Quantentheorie zur Folge. Auch die nichtlineare Feldtheorie veranschaulicht die Unmöglichkeit nicht-holistischer Objekte. In der Relativitätstheorie gibt es ein über den ganzen Kosmos verteiltes Gravitationsfeld, innerhalb dessen keine Zerteilungen oder Begrenzungen gezogen werden können.

Anknüpfung an alltägliche Erfahrung: Wir erleben uns als unteilbares holistisches Ganzes in ständiger Kommunikation und Wechselwirkung mit unserer Umwelt/Umgebung. Wir können unser Inneres aber auch als zusammengesetzt aus „Teilen“ denken (z.B. aus Köperteilen, inneren Anteilen, etc.), dennoch wird unsere ganzheitliche Erfahrung als Individuum dadurch nicht aufgegeben. Wir sind aber so an die Tatsache gewöhnt, uns sowohl als Ganzes als auch in Analogie als Teile zu denken, dass es uns oft gar nicht bewusst ist. Wird z.B: jemand nach einen Unfall mit Beinbruch ärztlich versorgt und somit wiederhergestellt, sind nach klassischer Auffassung alle Teile wieder funktionsfähig. Äußerlich scheint alles beim Alten, aber wie sich der mögliche Krankenstand auf seine Umgebung, die Zeit der Schmerzen auf die Gesamtheit des Individuum und dessen Beziehungen zu seiner Umgebung ausgewirkt haben, bleibt unberücksichtigt. Gleichgültig, ob sich dieses Ereignis nun wiederum für die Entwicklung des Individuums als förderlich oder nicht herausstellt.

15 ebenda 158 ff.

2.2.8. Holismus[16]

Zustände sind keine statischen Eigenschaften, sondern vielmehr eine unendliche Vielfalt an Beziehungen. Ein Zustand ist lediglich mit allen Möglichkeiten, die aus ihm erwachsen können, zu denken. Ein Geflecht an Beziehungen ist als Ganzes ein Geflecht an impliziter Information, die in ihrer Ausschließlichkeit niemals „gemessen" werden kann. Gleichgültig, ob wir Zugang zu diesem Mehrwissen haben oder nicht, steht es implizit zur Verfügung bzw. ist im „System" vorhanden/gespeichert. Betrachten könnte man dieses Mehrwissen als so etwas wie ein Guthaben. Bei näherer Bestimmung (Messung) kann nur ein „Weniger" an Information daraus gezogen werden. Hierbei geht nun tatsächlich bei einer Messung/Überprüfung „Mehrwissen" verloren.

Ich denke, auch das kennen wir aus unserer Erfahrung. In der klassischen Medizin und auch in der klassischen Psychoanalyse wird durch Sammlung von Informationen im klassischen Sinn eine Diagnose erstellt. Eine Verdichtung an Hinweisen weist auf eine mögliche Erkrankung in einem Teilbereich des Gesamtsystems hin. Der therapeutische Weg beginnt mit einer Faktensammlung bzw. mit bestimmten durchgeführten Messungen. Das tatsächliche Mehrwissen des Individuums wird hierbei wenig genutzt und geht zumindest in der klassischen Behandlung/Therapie verloren.

Wir beschreiben uns als Individuen, als Ganzheiten, die nicht geteilt werden können. Betrachten wir uns aus der Teile-Perspektive oder werden wir aus dieser Perspektive beschrieben oder behandelt, geht ein unendliches Spektrum an Mehrwissen verloren. Menschen verhalten sich nicht wie Objekte im Sinne einer Vorhersagbarkeit zueinander. Beziehungen sind von einer unendlichen Möglichkeit an Interaktion und Veränderung bestimmt, mit der wir tagein, tagaus leben (oder leben müssen).

2.2.9. Zeitliche Vorgänge[17]

Auch die Gliederung in eine Genauigkeit zeitlicher Abfolgen ist in der Quantentheorie nicht mehr gesichert. In verschiedenen Versuchen konnte man zeigen, dass an ein Quantensystem quasi im Nachhinein Bedingungen gestellt werden können zu einem Zeitpunkt, an dem das Wesentliche schon hätte passiert sein müssen. Durch diese Veränderungen oder Anforderungen

16 ebenda 107 ff.

17 ebenda 169 ff.

an das Versuchssystem wird daher der Ablauf als Ganzes gleichsam rückwärts in die Vergangenheit verändert. Man nennt dies „verzögerte Wahl".

Natürlich erscheint uns das für unser Alltagleben etwas obskur. Aber, so Görnitz, auch ein wunderschöner Abend kann durch eine unpassende Bemerkung zum Schluss noch als Ganzes verdorben werden (gilt natürlich auch für eine Qi Gong Stunde.) Wir empfinden Zeit nicht linear, sondern als Kontinuum, sind daran aber so gewöhnt, dass es uns gar nicht mehr auffällt.

Auch hat vermutlich jeder schon einmal durch eine intensive Erfahrung erlebt, wie sich sein Leben zu diesem Zeitpunkt gegenwärtig verändert hat (und weitere zukünftige Veränderungen erahnbar werden). Aber auch die Vergangenheit wird quasi im Nachhinein verändert erscheinen. Intensive, wie auch immer geartete Erfahrung kann das Leben als Kontinuum durch alle Zeitstrukturen hindurch nachhaltig verändern.

2.2.10. Mehrwissen

Wissen jeglicher Art ist, um sein zu können, nicht an Materie gebunden, sondern kann als Energie einfach vorhanden/gespeichert sein, so Görnitz, Das heißt, Wissen muss, um *sein* zu können, noch nicht gewusst werden. Um Wissen allerdings reflektieren zu können, braucht es ein höher entwikkeltes Individuum. Man könnte die Hypothese aufstellen, dass ein Individuum also gar nicht anders kann, als in Beziehung/Relation zu einem impliziten Mehrwissen zu stehen, denn sonst könnte es niemals Information aus seiner Umgebung aufnehmen, integrieren und weiterentwickeln.

Wir nehmen die Welt, wie man weiß, nicht in ihrer absoluten Ganzheit wahr. Unser Blickwinkel ist geprägt von unserem eigenen Erleben, unseren Kindheitserfahrungen etc. In Form von gespeicherten Traumatisierungen tragen wir gleichsam immer die Vergangenheit mit uns herum. Diese alten „*Raumzeiten*" sind immer präsent und bestimmen durch Projektionen die Stereotypien in unserem gegenwärtigen Handeln, etwas, das auch in der zeitgenössischen Philosophie thematisiert wird.[18] Auch das könnte man als

18 vgl. dazu auch: Derrida, Jaques, (1972) in seinen Bemerkungen über Freud, In: Die differance. In: Randgänge der Philosophie, Frankfurt, 26, 27, 29. Derrida weist darauf hin, dass die Spuren des Unbewussten gefährliche Besetzungen „aufschieben". Die Gegenwart beinhaltet diesen Aufschub des Bedürfnisses an Lust, wenngleich diese Lust nicht gegenwärtig gelebt wird. Dieser Aufschub an nicht gelebtem Bedürfnis (nicht gelebter Gegenwart) wird durch ein Realitätsprinzip (eine im hier und jetzt gelebte tatsächliche Gegenwart) abgelöst. Er bezeichnet dies in Bezug auf Freud als aufgeschobene Lust und aufgeschobene Gegenwart, eine unmögliche, wenngleich vorhandene Gegenwart.

einen weiteren Verweis betrachten, dass Zeit keine absolute lineare Größe darstellt, sondern ein Kontinuum. Solange dieses implizite Mehrwissen nicht bewusst ist, sind die Projektionen aufrecht, und der Handlungsspielraum, die Möglichkeiten der Handlungsfähigkeit werden als mehr oder weniger eingeschränkt erlebt. Man könnte also die Theorie aufstellen, je mehr eine Anbindung an Mehrwissen/Information generell erfolgt, desto eher die Chance einer Selbstreflexion, die dazu beiträgt, Projektionen zu erkennen und aufzulösen.Beziehung im Sinne eines Geflechtes ist mehr als die Interaktion zwischen zwei Objekten, so die Quantentheorie, sie kann als eigenständige Größe betrachtet werden.

2.3. Anknüpfungen an Qi Gong und Taichi

Nun, schon beim Lesen dieser Zeilen tauchen für Qi Gong Interessierte sicherlich viele Parallelen zu ihrem eigenen Erleben auf. Das Erlernen östlicher „Methoden" ist in vielerlei Hinsicht vergleichbar mit dem Umstieg aus mechanistischen Denkmodellen in eher quantenphysikalisch anmutende Denk- und Wahrnehmungsräume. Welt und Wirklichkeit, so wird durch kontinuierliche Praxis dem Lernenden im Qi Gong bewusst, kann/könnte man auch noch ganz anders betrachten.

Der Mensch als vernetztes holistisches Ganzes, ein ungeheures Potential an implizit gespeicherter Information. Information, die man vage mit Unbewusstem, Vorbewusstem bzw. gespeicherter leiblicher Information benennt. Geht man einen Schritt weiter, so könnte man sagen, eine dieser Ebenen, in denen dieses implizite Mehrwissen, ja überhaupt gänzliche Information über uns als holistische „Ganzheiten" gespeichert und „transportiert" werden, ist sicherlich „Qi". Etwas, das die alten Chinesen in ihrem kontemplativen Forschen über die Natur schon vor langer Zeit „erfahren" haben.

2.3.1. Bewegung

Vorab jedoch ein paar Zeilen zum ganz simplen Begriff „Bewegung". Bewegung ist für die meisten Menschen im westlichen Kulturkreis weit davon entfernt, Spaß zu machen oder etwa gar Lust zu bereiten. Bewegung wird zumeist als anstrengend empfunden, scheint Mühe zu machen oder ist mit sportlichem Leistungsdenken und dem damit einhergehenden Druck verknüpft. Diese „Unlust" hat sicherlich viele Ursachen, die schon oft in verschiedenster Weise thematisiert wurden (Erziehung, Schule, Arbeitshaltungen etc.). Eine wesentliche Ursache dieser Unlust „sitzt" mit Sicherheit im mechanistischen „Bewegungsapparatedenken". Empfinde ich meinen Körper als Art Maschine, als „Werkl", um das ich mich halt kümmern *muss*, liegt – und das fällt zuerst oft gar nicht auf – eine merkwürdige Abspaltung vor. Ich – und mein Körper, ich – und meine Muskeln, ich – und meine Gelenke... Wer aber ist dieses getrennt vom Körper existierende *Ich*?

Armer alter Descartes, was hast du uns mit deiner Teilung zwischen Geist (res cogitans – das denkende Ding) und Materie (res extensa – die ausgedehnte Sache) in die Welt gebracht! Im 16. Jahrhundert war er aber *„beileibe"* nicht der erste, der einen getrennten Geist in einem getrennten Körper vorgefunden oder erfunden hat. (Ich möchte hier nicht weiter auf die Geschichte dieses Denkens eingehen, sondern den Spuren zu einem ganzheitlicherem holistischem „Selbst-Empfinden" folgen.) Wenn ich in der Empfindung meines „Selbst" nicht verbunden und verwoben bin mit „allem was ich bin", also auch mit meinen Körper, so werde ich mich immer getrennt, ja scheinbar auch ihm (dem Körper) ausgeliefert fühlen. Denn das, was wir als Körper bezeichnen, spielt oft so gar nicht recht mit, wenn der Geist etwas will – von „ihm". Eine der westlichen Lösungen ist, „ihn" (den Körper) mittels des Geistes, mittels gezieltem Denken unter Kontrolle bringen zu wollen; dennoch zeigt die Erfahrung, dass er (der Körper) ein unberechenbarer Faktor bleibt.

In meiner Arbeit ist es mir zu allererst ein Anliegen, dass Bewegung wieder als Lust erlebt und empfunden wird, und zwar *alles*, was sich „da" bewegt. Wie kann sich ein Geist von einem Körper getrennt bewegen? Fließendes Qi in den Meridianen, mein Fleisch und Blut „tun" und bewegen sich zusammen, sind miteinander präsent im Erleben. Beziehe ich im Lernen immer dieses Ganze (eine Gleichzeitigkeit von fließendem Qi, Körper, Gedanken, usw.) mit ein, dann scheint vieles auf einmal ganz von selber zu gehen. Freude an der Bewegung kommt mit der Zeit ganz von selber. Ja, wie soll denn sonst Qi Gong oder Taichi die Chance haben, in irgendeiner Weise auch als lustvoll erlebt zu werden?

2.3.2. Die Qi Strukturen

Qi fließt in uns, hat seine eigenen Strukturen, füllt und sammelt sich in Meridianen und Energiezentren. Eine Blockierung, bezeichnen wir sie hier einfachheitshalber als verdichtetes oder verknotetes Qi, *sitzt* zwar in irgendeinem „Körperteil“, die Wurzel oder Ursache kann aber, wie man ja auch in der Akupunkturtherapie weiß, ganz woanders liegen. Der nach außen auftretende „Ort“ oder das „Körpersymptom“ kann sozusagen auf einen anderen Ort, auf einen anderen Qi Strom, ja auf eine erst mal gar nicht seh- oder verstehbare „Wurzel“ verweisen.

Ein Qi Strom ist wenig an eine „Körperteilewelt“ gebunden, er organisiert sich an weit dahinterliegenden, aber dennoch vorhanden Strukturen. Durch Üben und Praktizieren von Qi Gong oder anderen kontemplativen Praktiken werden diese Qi Strukturen langsam, nach und nach fühl- und spürbar.Zuerst zeigen sich vielleicht Wahrnehmungen, wie ein gutes, warmes oder einfach ganzheitliches „Gefühl“. Nach längerer Zeit des Übens werden die Empfindungen eines angenehmen Fließens und Strömens vielleicht deutlicher, genauso werden nun aber auch blockierte, verknotete und verdichtete Qi Bereiche aufgespürt. Diese „Teile“ zeigen sich zuerst wahrscheinlich als „Körpersymptome“, als Verspannungen, Verhärtungen oder einfach auch als beklemmende Gefühle in verschiedensten „Körperteilen“. Man könnte sagen, eine dahinter liegende Struktur, die dem Lernenden bis dato wenig bekannt war, zeigt sich nun, will sich öffnen, um bemerkt werden zu können.

Eine Struktur, die ich „*auch bin*“, die mir jedoch aufgrund meiner kulturellen Prägung weniger vertraut ist, kommt in meine Wahrnehmungsräume. Ein „Etwas“ (an alten Gefühlen, gestauter oder blockierter Energie) will sich vielleicht zeigen und mir die Richtung weisen. Spuren auf der Gefühlsebene, die ins Denken kommen, oder die Empfindung von „Verknotungen“ in anderen Meridianen oder Qi-Bereichen machen sich bemerkbar. Bin ich diesen „Anteilen“ von mir auf der Spur, ist es gut, ein heilsamer Weg kann beginnen. Beharre ich im weiteren Vorgehen aber darauf, dass ich „diesen lästigen Teil“ nun schnellstens wieder in Ordnung bringen muss, laufe ich Gefahr, dass Erfahrungen wieder trüber werden, unklarer, oder mich die Praxis in die Irre führt. Weiß ich aber, dass dieses „Etwas“, nennen wir es „verknotetes Qi“, an ein implizites Mehrwissen gebunden ist, an ein holistisches Ganzes, kann ich ruhig auch wieder jenes „Körperteil“ betrachten, ohne dass ich aber an der „Wahrheit“ eines Teiles hänge oder genau an jenem „lästigen Teil“ kleben bleibe. Wir behandeln uns als viele Teile unseres Selbst, weil wir gewohnt sind, in Teilen zu denken (Körperteile, unbewusste Anteile, etc.). In der Tradition klassischer Physik, in der wir ja auch aufgewachsen sind, scheint uns dies möglich zu sein, ja irgendwie vertraut.

In meiner Arbeit verwende ich das Wort Körper in dem alten „Teilekontext“ schon lange nicht mehr. Auch lernen die Leute viel schneller, wenn ich erst gar nicht in Körperteile-Denkart erkläre, sondern im Sinne eines holistisch fließenden Ganzen. „Nimm alles, was du hast – ob Denken, Vorstellung, Gefühl etc – nimm alles, was du kannst.“ Ist das „gegessen“, kann ich auch wieder „teilehaft“ erklären. Klingt paradox, ist aber ganz einfach. Solange ich weiß, dass die ganze „Teilerei“ eigentlich gar nicht geht, kann ich mich auch wieder in hundert Körperteile auflösen, in einen Körper, eine Psyche, eine Seele, in wer weiß was noch alles...

In der Quantenphysik würde man sagen, wir wissen, dass es eigentlich unmöglich ist, ein holistisches Ganzes auseinander zu dividieren. Weiß man das aber, so kann man getrost weiterhin so agieren, als ob..., bindet dabei aber auch immer das vorhandene Mehrwissen (wie ein Guthaben) mit ein (alles, was sich jetzt eben gerade nicht zeigt). Schlicht und einfach: der veränderte Blickwinkel macht den wesentlichen Unterschied (auch im Erleben).

2.3.3. Das „Ich" in der Meditation

Geht man im Prozess der Meditation davon aus, dass dieses „*Ich*“, das da *tut*, ein unendlich verwobenes und versponnenes „*Ich*“ ist, wird vieles an alten Übungsanleitungen und Erfahrungsberichten besser verständlich. Mitnichten ist dieses „*Ich*“ der klassische unabhängige newtonsche Beobachter, *ich* bin immer nur ein verstrickter, meditierender „Irgendwer“ – und immer involviert. *Ich* kann gar nicht anders.

Also gebe ich das unabhängige Beobachtenwollen erst einmal auf, denn ich kann mich gar nicht in eine distanzierte Position bringen. Darum kann dieses „Ich“ auch eigentlich aktiv gar nichts so recht zum Prozess beitragen, denn es würde immer nur Verwoben–Bekanntes und vor allem ohnehin schon gewusste Denkspuren aufwärmen. Was diese/r *Versponnene* aber tun kann, ist „*dabei*“ bleiben und warten. Warten, was sich zeigen wird, und dann, wenn sich langsam, vage, zögernd etwas zeigt, interessiert folgen. Ich bemerke Gedanken, Geräusche, Stimmungen, spalte diese nicht ab, sondern bemerke all das, ohne mich aber daran zu „hängen“. Folgen, vielleicht mehr im Sinne von sich selbst möglichst wenig im Wege zu stehen (da kommen die alten Chinesen wieder mit ihrem „Tun durch Nicht Tun“ zum Zug).

Wenn östliche MeisterInnen zitiert werden im Sinne von „zu viel Denken sei schädlich oder zu viele Fragen nicht erwünscht“, dann ist damit nur gemeint, dass unser logikorientiertes Denken hier im Wege steht. Denn ein rationales, rein vernunftorientiertes Denken kennt sich bei meditativen und kontemplativen Prozessen ganz einfach nicht aus und versucht dauernd und viel zu früh, zu interpretieren und „gescheit" zu sein. Die Möglichkeiten unserer ganzheitlichen Denkwahrnehmung, unseres kritisch-neugierigen Denkvermögens jedoch nicht zu nutzen, wäre absolut unsinnig.

> *„Wir sagen zwar, der erste Schritt besteht darin, wahllose Gedanken loszuwerden, doch heißt dies nicht, dass es nur darum geht, sich mit dem Denken zu befassen. Wenn du dich allen Dingen entfremdest und an überhaupt nichts mehr denkst, geht es bergab mit dir, und du wirst nichts mehr bewirken können, so dass andere allen Glauben an kühle Objektivität verlieren. Das solltest du bedenken und klar erfassen."*
> SUN BU ER, 12 Jh. v. Chr.[19]

2.3.4. Kontemplatives Wissen

Schon bei den ersten Begegnungen zwischen westlichen Physikern und östlichen Lehrern wurden, wie oben schon erwähnt, die Parallelen östlichen und westlichen Wissens betont. Capra verweist hierbei auch auf die Parallelen in Bezug auf Hingabe und Intensität der Forschenden. Muss man als Physiker lange Ausbildungen in Kauf nehmen und viel Geduld und Zeit investieren, um sich auf die Spur der Quanten und Quarks begeben zu können, so ist auch der östliche Lernende auf viel Zeit, Geduld und Hingabe angewiesen, um in seiner kontemplativen und meditativen Praxis einen Erfahrungsprozess beschreiten zu können. Beide hüten sich vor zu schnellen Interpretationen und überprüfen sorgfältig ihre Ergebnisse, um nicht in Halbwahrheiten oder Scharlatanerie abzugleiten.

In den Gesprächen eines David Bohms mit Krishnamurti, in den Recherchen eines Fritjof Capras oder auch in den Auseinandersetzungen Ken Wilbers mit Wissenschaft und Religion wurde im vorigen Jahrhundert erstmals die Tatsache gewürdigt, dass es mehrere Formen des Wissens bzw. der Wissensfindung gibt. Diese Erkenntnis wurde auch bei weniger östlich interessierten postmodernen Philosophen, wie Lyotard oder auch bei Derrida, explizit formuliert. Naturwissenschaftliches Wissen hatte als „alleiniges Wissen" und als „sicherste" Methodik und Herangehensweise ausgedient.

Zurück zu östlicher und somit kontemplativer Wissensfindung. Wo-

19 Sun Bu Er 12. Jahrhundert v. Chr., in Thomas Cleary, (1989) Das Tao der weisen Frauen, dt. Ausgabe 1993, Bern, 45.

durch sich östliches Wissen in seiner Herangehensweise von westlich wissenschaftlichem Denken unterscheidet, beschreibt Ken Wilber in seinem Buch „Naturwissenschaft und Religion“ recht anschaulich. Er zeigt, dass es sozusagen drei Hauptebenen gibt, mittels der wir Wissen und Erkenntnis über die Welt gewinnen können (er benennt diese als das „Modell der drei Augen“). Die erste Ebene betrifft unsere Sinne. Er nennt sie die „Augen des Fleisches“, womit wir die Natur, Gegenstände und Dinge beschreiben und untersuchen können. Die zweite Ebene betrifft unsere geistigen Augen, also die Fähigkeit, abstrahierend denken zu können, die wir benötigen, um z. B. mathematische Aufgaben zu lösen (wer hat schon einmal eine Wurzel aus 2 gesehen?) oder in verschiedenen Bereichen Lösungen mittels geistiger Überlegung zu finden. Die dritte Ebene betrifft das Vermögen der Kontemplation. Dieses dritte „Vermögen“, das Auge der Kontemplation, mittels dessen wir über die rein sinnliche und geistige Ebene hinaus Erkenntnisse und Wissen sammeln können, ist uns jedoch in der westlichen Welt nicht mehr allzu bewusst bzw. ist uns eher abhanden gekommen.[20]

Kontemplation oder Meditation sind, einfach formuliert, Fähigkeiten der Erkenntnisfindung, die uns Menschen wahrscheinlich schon seit grauer Vorzeit bekannt sind. Wenn man so will, gibt es einen kontemplativen Blick auf Welt und Wirklichkeit, mittels dessen Erfahrungen gemacht werden können, die sich nach längerer Praxis auch als beständig oder in ihrer Struktur auch bei vielen Praktizierenden als ähnlich erweisen. Das scheint aber für die westliche Kultur bedrohlich zu sein, da weniger greifbar. Den Sinnen und der Wahrnehmung wurde schon immer misstraut, wie sehr dann natürlich einer „erweiterten Wahrnehmungsfähigkeit“. Natürlich ist hier Vorsicht angebracht. Zu schnelle Interpretationen meditativer Erfahrung sind irreführend. Die Einbildung spielt dem Übenden oft Streiche, und Erfahrungen müssen sehr sorgfältig beachtet, überprüft und besprochen werden.

Es ist m.E. ein großer kultureller Verdienst der östlichen Kulturen, Wissen auf eben diese Weise schon vor so langer Zeit in die Welt gebracht zu haben. Dass es die Möglichkeit eines kontemplativen Tuns gibt, wodurch sich der forschende und Erkenntnis sammelnde Blick auf die Natur (und somit auch auf uns) verändert, ja auch das muss einmal, mit unserer Sprache gesprochen, „erfunden“ worden sein.

Natürlich verfügen wir in unserer Kultur auch über kontemplative Erfahrungen. Die Chinesen verfügten einfach schon weit früher über ein umfangreiches Schriftsystem, das ihnen ermöglichte, Aufzeichnungen und

20 Ken Wilber: Naturwissenschaft und Religion. Die Versöhnung von Wissen und Weisheit, dt. Übersetzung,Frankfurt 1998, 220ff.

„Erfahrungsberichte" besser zu transportieren und in ein unglaublich komplexes, gut dokumentiertes Heilwissen zu integrieren. Die Daten wurden sozusagen, im Gegensatz zu unseren Breiten, besser evaluiert und archiviert, dadurch ist es uns heute möglich, chinesische Medizin als ein System des alten Heilwissens, welches kontemplativer Erfahrungen und empirischer Überprüfung entsprungen ist, zu erlernen.

Wissen geht natürlich auch immer mit Macht einher. Auch dieses Wissen wurde innerhalb seines Kulturkreises oft missbraucht. Dogmatische gesellschaftliche Systeme dienten oft auch in China dazu, dieses Wissen in einer möglichst hierarchischen Überhöhung oder in einem überzogenen „Wahrheitsanspruch" darstellen zu können.

2.3.5. Der Prozess

Wenn Qi beginnt, sich durch Üben bemerkbar zu machen, wird diese Ebene und damit auch all die damit verknüpfte Information „angerührt". Diese gespeicherte Information will bemerkt werden, will sich zeigen, will in Erleben und Erkenntnis integriert werden. Im Prozess des Übens und Lernens kontemplativer Praxisformen durchläuft sicher jeder verschiedenste Phasen. Von einer ersten Erleichterung („... ah, ich spüre und fühle mich wieder...") oder einem ganzheitlicheren Erleben z. B. der Natur, bis zum Bemerken alter verdrängter Gefühle und Emotionen, die nun quasi aufgeweckt werden.

Oft erleben die Übenden ihre Umwelt (Menschen, Natur) intensiver, die Sinne öffnen sich mehr und mehr, aber auch Stress und Hektik werden nun unangenehmer als zuvor empfunden. Es bedarf großer Sorgfalt und Hinwendung, um mittels liebevoller Zuwendung gerade „beleidigte" alte Qi Strukturen langsam aufzuarbeiten.

Zeiten des Übens/Praktizierens und Zeiten des Aufarbeitens, des Durcharbeitens alter Emotionen sollten sich abwechseln und auch ihren Platz haben. Im Verlauf des Übens wird der Praktizierende Erfahrungen von „nicht einordenbaren *Körperempfindungen*" machen, wie Hitze, Kälte, sprunghafte Wahrnehmungen von *inneren Bewegungen* usw. Neben angenehmen Empfindungen können auch alte, längst vergessen geglaubte Symptome in leichter Form wieder auftauchen, wie leichte allergische Reaktionen, leichte Hitzeschübe und dergleichen. All diese Empfindungen tauchen auf und verschwinden wieder. Sich einzulassen auf diesen zu Beginn auch oft verunsichernden Prozess ist gar nicht so leicht.

Gehe ich aber davon aus, dass ich ein holistisches komplexes Ganzes bin, so ist dieses *Anrühren*, dieses erste *Steigen des Qi* ein Prozess, in dem sich nun erste *Qi Empfindungen* regen. In unserer klassischen, eher naturwissenschaftlich geprägten Weltsicht kommen solche a-logischen Phänomene jedoch nicht vor (oder doch, nur wurde ihnen keine Aufmerksamkeit geschenkt). Nun aber tauchen Empfindungen auf, kommen und gehen scheinbar zufällig und holprig, verwirrend und undefinierbar. Was einem da als Spuk oder Streich der Wahrnehmung erscheint, ist aber nichts anderes, als dass sich eine neue, bis dato unbekannte, weil nicht beachtete und nicht wahrgenommene, quasi „dahinterliegende" Ordnung und Struktur zeigt. Dieser Prozess, diese Qi Empfindungen sind nicht einfach zufällig oder irgendwie beliebig, sondern haben ihre eigene folgerichtige Logik. Das Qi System beginnt, angeregt durch den Prozess des Übens, sich zu melden und – in einem holistischen Sinne – zu reagieren und sich zu regenerieren.

Gehe ich weiter davon aus, dass dieses Qi nicht getrennt ist von Gefühlen, Empfindungen, alten Emotionen und Erinnerungen, dann ist klar, dass eben diese „auftauchen", um verarbeitet werden zu können. Oft geschieht dieses „Melden alter gespeicherter Emotionen" in Träumen, oft auch in Gefühlen, die sich wieder scheinbar aus heiterem Himmel – oft ganz plötzlich – einstellen.

„ … ah, da meldet sich was …" und vielleicht gar nicht einmal während des Übens, sondern erst ein paar Stunden später oder erst am nächsten Tag oder vielleicht am Abend, wenn Körper und Geist zur Ruhe kommen. Eine Empfindung, erste Wahrnehmungen, ein sich „Bewegen" innerer Strukturen, ein „Irgendetwas" meldet sich. Was verwirrt, verunsichert, bedrohlich scheint, ist eigentlich ein Zeichen, dass Qi sich zeigt und zu arbeiten beginnt. Wir verstehen uns nur erst einmal nicht darauf, diese Zeichen zu deuten und ihnen als Spuren in ihre eigene Ordnung zu folgen.

Im Prozess des Qi Gong Übens kann ich mich aber, und das finde ich dabei das Schöne, darauf verlassen, dass ich nicht ewig im „strukturlosen Durcheinander", im Nebel herumwaten muss, auch wenn es mir erst einmal so scheint. Ich kann mich darauf verlassen, dass diese Verwobenheit, dieses implizite Wissen, eine Struktur hat, nur – ich kenne sie halt noch nicht. Berücksichtigt man die Schönheit dieser zunächst vielleicht unverständlichen neuen Prozess-Logik, so wird es schon um vieles leichter,und Verhaftungen an alte Ordnungen lassen sich besser loslassen.

Schrittweise stellt sich ein völlig verändertes „durchgängiges" Körpergefühl und eine konstantere Wahrnehmung des Qi-Gefühls ein. Diese Veränderungen bedingen jedoch gleichzeitig ein „Durcharbeiten" alter Emotionen sowie eine kritisch reflektierende Haltung in diesem östlich- überlieferten Selbsterfahrungsprozess.

2.3.6. Traditionen „tradieren"

Für östliche „Methoden“ scheint es mir allerdings wichtig, die Geschichte dieser Traditionen zu reflektieren. Die Tradition mit ihrer klassischen kultur- und kontextbezogenen Herangehensweise zu kennen (für Anfänger zumindest in wenigen Ansätzen) ist Voraussetzung für ein gewinnbringendes Praktizieren. Erst dann werden manche Übungsanleitungen verständlich und man kann diese oft dogmatischen oder überhaupt für unsere Zeit unsinnige„Regeln“ verlassen und trotzdem dem Prinzip, der Essenz des Wissens folgen und auf der Spur bleiben.

Andererseits ist es an der Zeit, unsere eigene Kulturgeschichte des „Bewegungs-, Körper-Geist-Seele-Denkens“ zu reflektieren. Wir könnten unsere kulturellen Wurzeln würdigen, wie z. B. die Fähigkeiten eines kritisch reflektierenden rationalen Vernunftdenkens, ohne jedoch daran „haften“ zu bleiben. Wird rationales Denken integriert und nicht negiert, so ist dies sicher eine gute Voraussetzung, um nicht in esoterische obstruse „Denkfallen“ zu tappen. Ken Wilber nennt ein um die Fähigkeiten der Meditation und Kontemplation erweitertes Bewusstsein passenderweise „transrational“. Vielleicht passiert es dann weniger, dass östliche „Methoden“ instrumentalisiert werden, wie es z. B. in der ganzen Wellnessbewegung gerade geschieht, um auf Entspannungssehnsucht getrimmte Erfolgsmenschen kurzfristig zu befriedigen.

Gemeint ist, Traditionen zu kennen, ohne sie ad acta zu legen, einfach zu reflektieren, mit welchen kulturellen Wurzeln man konfrontiert ist. Wenn man sich ein wenig dieser Dinge bewusst ist, braucht man alte (hierarchische und dogmatische) Ordnungen nicht wieder aufzurichten, gewisse Fragen erübrigen sich. Wenn das alles aber nicht thematisiert wird, schleicht sich durch die Hintertür die alte Suche nach klassischen Sicherheiten, Strukturen (Rezepten) und Wahrheiten immer wieder ein (das tun sie sowieso, dann aber vielleicht weniger).

3.

Qi Gong – „die Kunst der Arbeit mit Qi". Grundlegende Faktoren der Qi Gong Methode

Qi Gong ist ganz allgemein die Kunst, die das Wissen um die Fähigkeiten vermittelt, sein Qi zu sammeln, aufzubauen, zu stärken, zu regulieren und ins Fließen zu bringen. Gute, fundierte, auf eine neutrale Basis gestellte „Qi Arbeit" könnte in Zukunft auch für uns im Westen zum Selbstverständnis werden. Östliche Wissenschaften sind sinnlich, betrachtend und kontemplativ. So ist auch das Lernen im Qi Gong ein langsames kontinuierliches „Tun", indem man Schritt für Schritt lernt, sein Qi individuell zu fördern.

3.1 „Song" – der Qi Gong Zustand

Im Qi Gong nennt man den Zustand, in den der Übende kommt bzw. den es zu erlernen gibt, „Song". Was soviel bedeutet wie Loslassen, Entspannen, eine Art müheloses Sein. Indem der Übende lernt, nach und nach in diesen Zustand zu kommen, stellt er Kontakt zu tieferen Schichten des Bewußtseins her. Nun ja, was so wunderbar klingt und durchaus plausibel erscheint, bedarf unendlicher, sprichwörtlich „östlicher" Geduld. In dieses „Song" zu kommen, passiert nicht von heute auf morgen. Es ist nichts, was man letztlich „machen" kann. Der Weg in diesen Zustand führt über das Erlernen von Tiefenentspannung, Atem- und Vorstellungsübungen in einem langsamen, kontemplativen „Tun". Nach und nach lernt man vom Alltagsbewußtsein in einen losgelösteren Bewußtseinszustand zu wechseln. Song bedeutet – im Gegensatz zum westlichen Begriff der Trance – Gelöstheit, Wachheit und Lebendigkeit zugleich. So wird dieses „Sein" auch als vollkommene Leichtigkeit, als Leere, als Gefühl der Heiterkeit usw. beschrieben.

Das, was sich im Qi Gong dem äußeren Betrachter einfach als harmonische Bewegungsübung darstellt, ist viel mehr als eben von „außen“ ersichtlich. Qi Gong entspringt als Methode eben einer „inneren“ Wissenschaft und das Geschehen/die Praxis entziehen sich somit weitgehend der äußeren Betrachtung. Viel wichtiger als das Einüben genauer Übungsabläufe ist das Erlernen des Qi Gong Zustandes. Durch das Üben von Vorstellungen/Visualisation und durch kontinuierliches Praktizieren wird sich dieser Zustand nach und nach von selber einstellen (siehe Übungsteil).

Der Übende kann sich diesem „Song“ nur annähern, wenn die zur Verfügung gestellte Methodik und Herangehensweise zu ihm passen und wenn er dabei lernt herauszufinden, was zu ihm passt, was ihm gut tut. Wenn er ganz einfach die Arbeit, diesen Weg zu gehen, selber übernimmt. Oft gibt es im Unterbewusstsein Widerstände, die dem Schüler das Üben erschweren oder überhaupt gänzlich verunmöglichen. Diese Widerstände bergen gerade im medizinischen Qi Gong immer wichtiges Wissen über Krankheit und Heilung und wollen gehört werden. Diese Signale sollten beachtet und die Übungsweise auf die persönlichen Bedürfnisse abgestimmt werden. Durch die aktive Suche der eigenen, individuellen Art des Übens lernt man ganz von selber, den Weg nach „Song“ zu finden.

In vielen westlichen Methoden der Psychotherapie wird heute mit Einbeziehung des Unterbewusstseins gearbeitet. Eine Grundprämisse zieht sich dabei sehr klar durch alle Schichten der Therapiemethoden. Das wichtigste Kriterium für Erfolg scheint zu sein, einen positiven und liebevollen Kontakt zu diesen unbewussten Schichten herzustellen.

Bei inneren Übungen konnte ich mit Gruppen immer wieder eine ähnliche Erfahrung machen. Erst regt man über Meridianmeditation eine bestimmte Energiequalität an (z. B. NierenQi) und erklärt den Teilnehmern anschließend, welche Arten der weiteren Übungen es gibt, z. B. Verbindung mit Herz oder Lungenqualität, um ein mögliches Qi-Ungleichgewicht auszugleichen. Schon bei der Erklärung kann ich bemerken, wie bei dem/der jeweiligen TeilnehmerIn die innere Suche beginnt, sie in ihr inneres Bild des Energieflusses hineingehen. Das heißt, die Suche nach der individuell stimmigen Übung aufgrund ihrer ureigenen Bedürfnisse hat schon begonnen. Wenn es dann ans Üben geht und die Teilnehmer völlig frei im tiefen Entspannungszustand selber ihren stimmigen Übungsweg suchen, findet sich dann wirklich für jeden die bestmöglich abgestimmte Anwendungsart. Ein Therapeut hätte diese nicht besser „bestimmen“ können.

In meinen Gruppen habe ich mit diesen Überlegungen immer wieder experimentiert und bemerkt, dass die Menschen mehr Kontakt und Selbstverständnis mit ihrem Energiesystem haben, als ihnen wahrscheinlich bewusst ist.

3.2. Bewegung und Körperstruktur / innere und äußere Bewegung – Qi Bewegung

Wenn von Bewegung im Qi Gong gesprochen wird, meint man immer äußere und innere Bewegung. Äußere Bewegung meint Körperstruktur, innere Bewegung meint Qi-Bewegung, energetische Bewegung. Das natürliche Bewegen sowohl im Qi Gong als auch im Tai Chi fasziniert, weil es weich und sanft, aber trotzdem stark und kraftvoll ist. Vor allem im Westen wird diese östliche Kunst aus diesem Grund geschätzt und oft als Bewegungstherapie verwendet. Man könnte nun viele Punkte anführen, was an der Haltung im Qi Gong wichtig ist. Wie sollen die Füße stehen, wie sollte die Wirbelsäule ausgerichtet sein, wo soll der Kopf hin? Arbeit an der Körperstruktur ist wichtig, scheint aber auch ein Problem zu beinhalten: Bringe ich ein Knie in eine „richtige Stellung", heißt das noch lange nicht, dass dies der erfolgversprechende Weg war, um die dahinterliegende Blockade aufzulösen.

Eine ganze Heerschar westlicher „Experten" hat in akribischer Kleinarbeit versucht herauszufinden, worauf es bei Haltung und Bewegung im Qi Gong oder Tai Chi denn nun ankommt. Mit Hingabe wurde äußerlich trainiert und studiert, um dieses Können zu entwickeln. Der Erfolg hielt sich zumeist in Grenzen. Man kann noch so sehr versuchen, jedes Detail an Bewegung äußerlich korrekt nachzuahmen, es wird eben äußerlich bleiben. Was sich bewegen soll, ist nichts, was man von außen beurteilen kann. Ökonomisches, natürliches Bewegen entsteht erst, wenn sich äußere und innere Bewegung langsam beginnen zu begleiten.

Wenn ich Bücher von Chinesen über Qi Gong lese, habe ich oft eher den Eindruck, eine Urlaubsbeschreibung in der Hand zu haben. Auf komplexere Ausführungen wird oft verzichtet, und Schwierigkeiten werden halt beiläufig erwähnt. Die Devise heißt durchhalten – dann wird sich alles verändern, der Erfolg scheint gewiß. Im Gegensatz zu diesen oft völligen Vereinfachungen, lesen sich Qi Gong und Tai Chi Bücher von Westlern eher wie Gebrauchsanweisungen von Geschirrspülern. Jedes

Detail wird in Präzision abgebildet und jeder Schritt exakt und womöglich in drei Handlungsvarianten dargestellt.

Um über den Bereich Bewegung und Körperstruktur nachzudenken, empfiehlt sich eine kleine Studie. Betrachten wir einmal jemanden, der sich jahrelang mit östlicher innerer Bewegungskunst beschäftigt hat. Alles ist fließend geworden, rund, mühelos. Die Bewegung der Gelenke/Muskeln usw. stellen einen harmonischen und sinnvollen Gebrauch derselben dar – sanft, kraftvoll – und gleichsam wie von selber. Was hat dazu geführt? Ein ausschließliches Training des Bewegungsapparates? Wohl kaum. Aber was hat unser Freund denn nun wohl geübt und getan, um diese völlige Harmonie und Ganzheit in der Bewegung herzustellen? Wenn Qi Gong aus dem Land der „inneren" Wissenschaften stammt, so liegen der Schlüssel und die Antwort darauf vielleicht auch genau dort.

Vor allem die Faktoren Vorstellung und Mediation/Kontemplation werden in der östlichen Schulung ins Bewegungstraining einbezogen. In einer Kombination von innerem und äußerem Üben, Trainieren und Versuchen liegt die Möglichkeit, diese Bewegungsfähigkeit langsam zu entwickeln.

In einem Lehrsystem, in dem ich zu Anfang viele Jahre verbracht habe, wurde unendlich viel Wert auf „die richtige Haltung" gelegt. Es passierte aber nahezu gar nichts. Wir perfektionierten Statik und Ausdauer und eine gewisse Beweglichkeit, was aber Qi Fluss und das Entwickeln einer Qi Bewegung wirklich ausmacht, habe ich erst viel später, nachdem ich alle anatomischen Details erst mal über Bord geworfen habe, erfahren. Erst als ich lernte, den Faktor Vorstellung mit einzubeziehen, und einen guten Umgang mit mir zu pflegen, hat sich Wesentliches verändert, und ich verstand nach und nach, was äußere und innere Bewegung wirklich heissen.

Ein Training somatischer Strukturen und Prozesse allein wird also nicht viel bringen. Wie aber beginnt ein Anfänger ganz schlicht und einfach sich zu bewegen? Diese Frage ist allerdings nur allzu berechtigt, denn allein schon bei der Grundhaltung fängt das Problem an. Was tue ich, wo bringe ich meinen ganzen Körper hin? Schiebe ich das Becken vor oder zurück? Wie sinke ich in die entspannte Qi Gong Haltung ein? Wie kommt der Kopf zu dem viel erwähnten goldenen Faden, an dem er mühelos baumeln soll? Wenn ich versuchen werde, in eine von außen auferlegte Haltung zu gehen, werde ich mich nur noch viel mehr verkrampfen.

Ein Blick auf einen Qi Gong oder Tai Chi Könner lässt den Anfänger oft genug jeden Mut verlieren. Jeder Moment der Bewegung scheint – selbst aus einem rein statischen Blickwinkel betrachtet – optimal zu sein. Die Beine stehen fest am Boden, die Knie sind immer leicht gebeugt, der Körper sanft aufgerichtet, die Arme federleicht, der Kopf folgt einer aufrichtigen Bewegung. Nun aber – irgendwie muss man ja ganz einfach beginnen, sich Qi Gong-mäßig zu bewegen.

Ein Weg scheint mir zu sein, von Anfang an dem Prinzip dieser kraftvollen Leichtigkeit zu folgen. Sozusagen ein Bild, eine innere Idee von entspanntem Stehen oder Bewegen zu entwickeln. Zu versuchen, nach und nach dieser Idee, auch wenn sie erst einmal noch sehr vage ist, zu folgen. Sich gedanklich und körperlich, innen und außen diesem Prinzip anzunähern. Füße sicher am Boden, Beine schulterbreit und beweglich, Loslassen im Becken, sanftes Aufrichten usw. Ich kann versuchen, mir dieses Prinzip einzuprägen, ohne es sofort „haben" zu wollen. Ich kann versuchen, mich einer ökonomischen Grundhaltung anzunähern, ohne mich oder meinen Körper irgendwohin zu zwingen. Dabei scheint es mir wichtig, einen guten inneren Zustand aufzubauen. Vielleicht hilft die Vorstellung, wie im Wasser oder im Wind zu stehen oder auf einem Ball zu sitzen etc. Und indem man genau das tut, bezieht man schon von Anfang an ganz von selber den Faktor Vorstellung ins Training mit ein. Der Schritt in weitere Vorstellungsübungen ist dann kein weiter mehr (siehe Übungsteil). Wichtig scheint mir, ein gutes Gefühl und ein inneres Bild für diese „Haltungs- und Bewegungsprinzipien" zu entwickeln, um darüber hinaus seinem eigenen Weg dorthin zu folgen.

Äußeres Korrigieren kann manchmal sehr sinnvoll, manchmal aber auch ganz und gar kontraproduktiv sein. Wird jemand von Anfang an ständig von außen in die richtige Haltung hineingestellt, wird der/die Übende leicht versucht sein, es „richtig" machen zu wollen. Andererseits ist Korrektur vor allem bei groben Haltungsproblemen geradezu unerläßlich, um einer weiteren Schädigung tunlichst vorzubeugen. Trotzdem habe ich von guten Qi Gong Lehrern auf die Frage, was denn in der Bewegung von Anfang an wichtig ist, die Antwort bekommen: „Schau, dass sich die Leute einfach einmal wohl fühlen." Ist dann eine gewisse Sicherheit in der eigenen Bewegung gegeben, ja hatte der/die Übende überhaupt einmal die Chance, eine wie immer geartete Bewegung zu entwickeln, dann werden später auch eine Reflexion und ein Feedback von außen ein wichtiger Teil des Weges werden.

Das Lernen im Qi Gong beinhaltet ein Gewahrwerden der eigenen Körperstruktur. Mit einer östlichen Bewegungsarbeit zu beginnen, heißt auch, sich mit sich selbst und dem Gebrauch seines Körpers auseinanderzusetzen. Manchmal wird es nicht ganz leicht sein, all seinen Blockierungen immer mit viel Geduld und einem liebevollen Umgang gegenüberzustehen. Doch mehr denn je scheint es mir darauf anzukommen, wie man sich gerade in diesem Bereich begegnet. Und mit etwas Glück eröffnet dieser Weg auch ein Begreifen und Verstehen der individuellen Körperstruktur und der ganz persönlichen „Qi-Geschichte". Und vor allem sei gerade im Bezug auf Körperstruktur und Bewegung immer daran gedacht, dass ein Zusammenspiel aller Faktoren die Kunst der Arbeit mit Qi ausmacht. Innere und äußere Bewegung werden mit der Zeit und mit viel Geduld ganz von selber beginnen, miteinander zu „kommunizieren".

Übungen dazu siehe Übungsteil.

3.3. Vorstellung – die eigene Wirklichkeit „Qi-mäßig" bereichern

Hätte uns von Klein auf der Gedanke begleitet, dass da noch „etwas" ist, dass sich da noch „etwas" verbirgt hinter der Welt der Dinge und Formen, das sich durchaus als „Realität" bezeichnen lässt, vielleicht wäre Qi jedem von uns völlig vertraut. Wären wir schon mit einem Bewusstsein für Qi aufgewachsen, wäre es Teil unseres Weltbildes geworden, wir könnten möglicherweise schon von Haus aus besser mit unserem Qi umgehen.

Der Westen hat wenig zu denken gelernt, dass außer den kleinsten Teilchen der Materie noch eine andere Form der Realität existiert. Wir sind „Qi–mäßig" eben wenig geschult worden. Wollen wir Qi Gong lernen, müssen wir sozusagen dieses Grunddefizit aufholen. Wir sitzen auf der Vor-Schulbank und lernen, einen gedanklichen Rahmen für dieses „Qi" in uns und rund um uns zu kreieren. Vorstellungen, Bilder und Gedanken, um aufzuholen, was früher wesentlich einfacher gewesen wäre. Diese Nachschulung, die Sicht der Welt und Wirklichkeit „Qi–mäßig" zu bereichern, ist Basis und Voraussetzung, um in die Kunst der Arbeit mit Qi einzudringen. Wenn man Qi in irgendeiner Weise ein wenig begriffen hat, ist Qi Gong nicht mehr so schwierig.

Erst wenn wir einen gedanklichen Rahmen für dieses „Qi", diesen Teil der Realität gebildet haben, ist das Bewusstsein fähig, es in die Wahrnehmungsfähigkeit und somit ins Erleben zu integrieren. Die Arbeit mit Qi baut auf dieser Grundvoraussetzung auf.

Ich erlebe oft, dass sich Menschen Qi Gong als eine Art Bewegungsübung vorstellen und auch auf diese Art und Weise üben. Vielleicht wird auch ein gewisser Grad an Wohlgefühl erreicht. Recht viel mehr wird aber auch nicht passieren. Was bleibt, ist immer äußere, zugegebenermaßen ganz gesunde Bewegung. Die Ebene des Qi wird dabei nur sehr peripher angesprochen. Gerade über den Faktor Vorstellung kommt eine andere Qualität ins Spiel. In vielfältiger Art und Weise wird das Bewusstsein für Qi gerade über Vorstellungsübungen geschult. Gibt es aber keine Bereitschaft oder keinen gedanklichen Rahmen im Tun und Üben, wird auch nichts passieren.

3.3.1. Yi – Qi – Shen

„Yi" bedeutet gedankliche Energie. Jeder Gedanke ist Qi oder eine Form von Qi. Gezieltes Yi bedeutet „Vorstellung." Vorstellung zu üben heißt, innere oder äußere Aufmerksamkeit zu bündeln. Die Aufmerksamkeit zu konzentrieren auf visuelle, kinestetische oder auditive Sinneskanäle – etwas zu sehen, zu fühlen oder zu hören. Im daoistischen Qi Gong z.B. übt man sich immerwährend vorzustellen, Qi in das Energiezentrum im Unterbauch aufzunehmen und zu speichern. Im Tai Chi stellt man sich im Training zu einer äußeren Bewegung auch einen entsprechenden inneren Fluss vor. Mittels Yi und den anderen Faktoren der Qi Gong Methode wird Shen erlangt.

Shen ist im Chinesischen ein Begriff für Bewußtsein, eine Art Gewahrsein. Man könnte sagen, Ziel der Qi Gong Methoden ist ein „Gewahrwerden" über den Umgang mit Qi zu erlangen.Erzeugen Atmen und Entspannungsübungen einen angenehmen Zustand, so ist dies noch zu wenig, um Qi Gong zu sein. Im autogenen Training beispielsweise lernen die Praktizierenden, sich Wärme und Schwere in ihren Körperteilen vorzustellen. Zur Vorstellung benutzt man die tatsächlichen Körperstrukturen wie Muskeln, Körperteile, Haut etc. und verbindet diese mit angenehmer Imagination wie Wärme, Licht etc.

Im Qi Gong benutzt man nicht nur Körperstrukturen, sondern integriert die Verläufe und Zentren des Energiesystems in die Vorstellungsübung. Das Medium dieser Praktiken ist immer „Qi". Anders gesagt, ich lerne, mir Qi solange vorzustellen, bis ich es als Realität meiner selbst integrieren kann. Habe ich es als Realität integriert, bin ich fähig, es wahrzunehmen und kann schließlich damit umgehen lernen.

Ohne Vorstellungsübungen kein Qi Gong. Durch die Vorstellung z.B. von fließender Energie in bestimmten Bahnen wird Resonanz mit Qi ganz allgemein sowie mit den jeweiligen Organ-Qi-Qualitäten erzeugt. Dabei ist es wiederum wichtig, dass jeder Übende seine eigene, für ihn stimmende Vorstellung von Qi, sein eigenes Bild von innerer Energie herausfindet.

Vorstellungsübungen sind ein wesentlicher Bestandteil der Methode. Geschult wird die Vorstellung von Qi im Körper in vielfältiger Art und Weise. Erst wird man lernen, vom Alltagsbewusstsein nach und nach in eine Art Entspannungszustand zu finden (siehe oben). Dann wird man z. B. lernen, sich Meridiane vorzustellen und die fließende Energie mit dem Atemrhythmus zu verbinden. In manchen Methoden wird sogar das „Sehen" von inneren Strukturen wie Muskeln, Knochen, etc. geschult, um über mentale Vorstellungsbilder den Körper zu reinigen. Die Vorstellung wird auch dazu benützt, um von Anfang an ein gutes Körpergefühl aufzubauen.

Wenn ich mir zu Beginn einer Übung z.B. vorstelle, dass ich im Wind oder im Wasser stehe und mich leicht und weit fühle, kann sich ein gutes Gefühl leichter einstellen. Da ich dadurch eine leichte Trance initiiere, lade ich ganz automatisch mein Unterbewusstsein ein, in den Übungsprozeß einzusteigen, und das Qi Gong Training kann schneller Erfolge ernten.

Es ist wesentlich sinnvoller, Verspannungen über Vorstellungen zu heilen als durch Korrektur der Körperstrukturen. Bei den diversen Stehübungen im Qi Gong verwendet man natürlich auch Aufmerksamkeit auf eine gute ökonomische Körperhaltung, viel wesentlicher aber ist ein Training der inneren Aufmerksamkeit. Der Übende kann sich z. B., wie schon oben erwähnt, vorstellen, im Wind oder Wasser zu stehen, um so einen guten Zustand zu erzeugen. Später werden Verbindungen im Körper visualisiert, bis sie ins Bewusstsein als reale Wahrnehmung dringen und Veränderung bewirken.

Vorstellungsübungen beziehen sich auf alle Sinneskanäle. So werden neben Visualisierung auch inneres Hören und kinesthetische Wahrnehmung geschult und verfeinert.

3.4. Atmung

3.4.1. Natürlicher Atemfluss

Über Atemübungen wird auch bei uns im Westen viel geschrieben und gelehrt. Verschiedene Systeme legen von Anfang an sehr viel Aufmerksamkeit auf eine korrekte Atmung. Bauchatmung wird trainiert, und sogar dem umgekehrten Atmen wird versucht durch Übung beizukommen. Am Anfang aber kann weniger durchaus mehr sein, da der Atem vielleicht der sensibelste Part der ganzen Methode ist und sich daher auch am leichtesten „verkrampfen" wird. Durch ein ruhiges, langsames Lernen wird sich aber ganz von selber ein ruhiger, gleichmäßiger Atemfluss einstellen.

Nach längerer Zeit der Übung und vor allem durch das Erlernen innerer Techniken des Qi Gong wird sich der Atem auf natürliche Weise in Richtung Bauchatmung verändern. Das ist der erste und wesentlichste Schritt, der zur Entspannung beiträgt. Schon bald wird man völlig vergessen haben, dass man nun eigentlich fast immer tiefer atmet. Für lange Zeit wird das genug zum Thema Atmung sein und sich als Selbstverständlichkeit einstellen.

3.4.2. Taixi Embryonalatmung

Erst dann ist ein Ausblick auf die meditative Technik der „umgekehrten Atmung" möglich. Umgekehrte Atmung bedeutet, dass der Atem gleichsam vom unteren Dantian ein- und ausströmt. Der Atem fließt hinaus und wieder zurück, der ganze Körper „atmet". Dieser Zustand erinnert an unser Dasein als Embryo in der Gebärmutter. Der Austausch von Qi passierte damals gleichsam von selber. Qi, das wir zum Wachsen und Gedeihen brauchten bzw. das wir abgaben, strömte über den Bauchnabel ein und aus. Irgendwo in tiefen Schichten des Unterbewusstseins scheint dieser Zustand oder die Erinnerung daran vorhanden zu sein.

In der Meditation kehrt man zu diesem Gefühl oder zur Wahrnehmung dieses Zustandes zurück. Im Qi Gong bezeichnet man dies als „Taixi" oder Embryonalatmung. In der Gebärmutter ist der Mensch im „Werden", also in einem aufbauenden Zustand. Im Gegensatz zum Wachstum des Kindes außerhalb des Mutterleibes verbraucht ein Embryo kein Qi und ist eigentlich in einem passiven Zustand des Ausbildens. Man bezeichnet diese Atmung auch als „umgekehrte" Atmung, da man sozusagen den Vorgang des „Verbrauchens" in einen passiven Vorgang des „Werdens" umdreht. Diesen Zustand oder die im Körper gespeicherte Erinnerung daran kultivierten vor allem die alten Daoisten, um mit speziellen Techniken Lebensverlängerung zu erzielen.

Es gibt viele Übungen, die zu dieser Atmung hinführen. Der Moment des Geschehens aber entzieht sich der konkreten Machbarkeit. Er wird sich mit unendlich viel Geduld ganz von selber einen Weg suchen, um ins Bewusstsein zu gelangen. Was die Atmung betrifft, scheint mir mehr denn sonst der alte chinesische Satz zu gelten: „Nimm deinen festen Willen zusammen und tue dem Qi keine Gewalt an.“

3.5. Meditation / Kontemplation

Die Qi Gong Methode ist eine meditative Methode. Alle Faktoren zusammen initiieren einen Zustand und einen Prozess, und dieser Prozess ist Meditation. Meditation wird oft auch als die Schulung der reinen Aufmerksamkeit bezeichnet. In alten Schriften heißt es auch die Kultivierung des Geistes üben. Dieses Lernen in Gewahrsein und Aufmerksamkeit geschieht gleichsam in allen Traditionen durch langsames und immerwährendes Tun.

Wir können uns in einen guten Zustand bringen, Bewegung üben, dazu eine bestimmte Vorstellung trainieren, aber das alles wird uns nicht viel weiter bringen. Erst ein geduldiges Training an Aufmerksamkeit und vor allem die immer wiederkehrende Wiederholung des Tuns wird Veränderung bringen. Kontemplation ist der wesentliche Faktor, der den Qi Gong Prozess initiiert, der alle Schichten des Menschen anspricht und auf tiefe Ebenen wirkt. Kontemplation heißt „sich in etwas hineinversenken“ und wird durch verschiedenste Art und Weise in vielen östlichen Kulturen gelehrt. Etwas so lange zu tun oder sich etwas so lange vorzustellen, bis der Geist loslässt und eine Veränderung passiert. Eine Veränderung, die sich der Machbarkeit entzieht. Ein offenes Bemühen um Wachheit und Aufmerksamkeit sowie ein immerwährendes Wiederholen scheinen mir bei diesem „Tun“ die wesentlichen Merkmale zu sein. Erst dann wird die Qi-Ebene, der feinstoffliche Bereich, angesprochen, und unbewusste Teile in uns übernehmen ein großes Stück des Tuns.

Auch im Westen wird z. B. in vielen Therapieformen bzw. mentalen Trainingsmethoden mit Vorstellung und Imagination gearbeitet. Nehmen wir an, ich habe das Ziel, erfolgreich zu werden. Ich kann dieses Bild immer vor mir haben und vielleicht werde ich es dann ja auch. Ich arbeite aktiv auf das Zielbild hin. In meditativer Technik aber würde das heißen, ich lasse dieses Bild immer wiederkehrend auf mich wirken, immer wieder, in ewiger Wiederholung, bis ich es loslasse. Dann aber passiert etwas völlig Neues. Es verändert sich auf völlig andere und überraschende Art und Weise. Ich lasse los, oder etwas in mir läßt los, und es kommt zu mir zurück. In einem Zustand von wacher Aufmerk-

samkeit folge ich dem Prozess, gehe mit, ohne irgendetwas halten zu wollen. Dann aber kann ein völlig anderes Bild entstehen und ein völlig anderes Ziel sich entwickeln.

Im Qi Gong heißt das: ich übe immer wieder Bewegung, Vorstellung, usw., bis es fast von selber passiert. Und dann lasse ich los, etwas lässt los, es beginnt sich zu verändern, und tut dies auf ganz individuelle Art und Weise. Dabei sinkt der Übende aber nicht in einen tiefen Schlaf oder in ein vernebeltes Abdriften, sondern lernt in einer wachsamen, offenen und vorbehaltlosen Aufmerksamkeit zugegen zu sein. Kontemplation bedeutet immer wiederkehrendes Tun, bis eine tiefere Ebene des Bewusstseins angesprochen wird und das Tun übernimmt. Dabei können sich die Vorstellung, die Atmung, die Körperhaltung, die Bewegung und vor allem auch das individuelle Bewusstsein ganz wesentlich verändern, ohne dass man „tut".

3.6. Meridiane – Sondergefäße – Energiezentren Die Landkarte des „Tuns"

Eines der prägnantesten „Forschungsergebnisse" der inneren chinesischen Wissenschaften ist die Beschreibung des feinstofflichen Energiesystems. Man könnte die Beschreibungen des Energiesystems auch als eine Art Zusammenfassung der „Strömungstendenzen" feinstofflicher Energie bezeichnen. Diese Qi-Ströme werden als Meridiane, Leitbahnen oder Energiekanäle bezeichnet.

Ich spreche lieber von „Tendenzen des Strömens", da mir „Energiekanal" oder „Leitbahn" zu „verdinglicht" vorkommen und sich das Wort Tendenz einer exakten Definition entzieht.

Jede dieser fließenden „Qi-Tendenzen" bildet wiederum seine bevorzugte Heimat aus, sein Qi-Feld, das zugehörige Organ. Das Nieren-Qi fließt von den Sohlen aufwärts über die untere Wirbelsäule durch die inneren Organe bis unter die Zunge. So durchläuft dieses Qi immer wiederkehrend den ganzen Körper. Die Nieren sind die Heimat oder der Speicher für diese Qi-Eigenart.

In ihrem Fließen halten jedoch alle Qi-Arten immerwährende Verbindung untereinander. In ihrer Kommunikation bilden sie Arbeits- und Aufgabengemeinschaften. Diese Verbindungen werden zum Teil wieder zu definierten Qi-Arten zusammengefasst, wie Wei Qi (Abwehr Qi unter der Haut) oder Zong Qi (Sammel-Qi im Brustkorb). Diese Qi-Impulse mit ihrer jetzt individuellen Ausprägung müssen sich also zum Großteil verselbständigen, um eigene Ziele zu verfolgen. Andererseits müssen sie ständig untereinander kommunizieren, müssen permanent verschiedenste Interessen und Aufgaben koordinieren, um als Gesamtsystem funktionsfähig zu bleiben. Im Folgenden ein kleiner Überblick über die wichtigsten Elemente des Qi Systems:

3.6.1. Organ-Qi-Meridiane

Qi fließt auf vielfältigste Weise durch den Körper. Feinstoffliche Qi-Qualitäten bilden Tendenzen des Strömens (Meridiane) und innere Organe als definierte Sammelplätze der jeweiligen Qi-Qualität aus.In der chinesischen Medizin werden diese Organ-Qi-Meridiane als die 12 Hauptmeridiane bezeichnet. Jeder Meridian hat äußere (unter der Haut liegende) und innere (durch das Körperinnere fließende) Verläufe. Die in der Akupunktur verwendeten Punkte beziehen sich auf die äußeren Verläufe.

Im Qi Gong werden alle diese Qi-Fluss-Verläufe und Bahnen bei äußeren und inneren Übungen angesprochen. Durch äußere und innere Übungen wird Resonanz mit Qi ganz allgemein erzeugt. Im medizinischen Qi Gong wird vor allem durch innere Übung Kontakt mit bestimmten Meridianen/Leitbahnen und Organen erzeugt. Dabei wirkt man regulierend/harmonisierend, ableitend oder aufbauend/ernährend ein. Man versucht, das vorliegende Energieungleichgewicht im Qi-Fluss durch Vorstellung verbunden mit stimmiger Atmung und Bewegung zu regulieren.

Aufgrund ihres Yin/Yang Denkens ordneten die Chinesen einer Yin Organ-Kraft eine ergänzende Yang Organ-Kraft zu. Es entstanden 5 Paare, die jeweils einen Funktionskreis bilden. Niere und Blase z. B. bilden einen solchen Funktionskreis, wobei die Niere die speichernde, aufbauende bewahrende Kraft, die Blase mehr den dynamisch fluktuierenden Aspekt darstellt. Natürlich sind beide dynamisch, auch sind beide bewahrend, nur verkörpert der eine eben mehr den extensiven Yang Aspekt im Gegensatz zum mehr speichernden Yin Partner. Zusammen sorgen sie für die Regulation der Wasserwege und für die Verwirklichung struktureller und substanzieller Anliegen. Jeder dieser Funktionskreise hat seine eigene Qualität, sein eigenes Wirken und Schaffen und seine eigenen Aufgaben.

Die Organgrundkräfte und ihre zugehörigen Funktionskreise sind in einer Yin-Yang Zuordnung:

Yin	Yang
Leber	Galle
Herz	Dünndarm
Milz	Magen
Lungen	Dickdarm
Nieren	Blase

Als Organ-Qi-Kräfte werden zusätzlich noch beschrieben:
- Herzkreislauf-Qi: Energiequalität, die mit dem Herzen assoziiert wird.
- Dreifacher Erwärmer: eine versorgende Kraft aller Organe.

3.6.2. Energiezentren

Plätze, an denen sich Qi grundsätzlich gerne sammelt oder gespeichert werden kann, sind als Energiezentren beschrieben. Es gibt viele solcher Plätze im großen, komplexen Energiesystem. Die drei Dantians spielen dabei die wesentlichste Rolle, da sie den inneren Prozess ganz wesentlich „mit-tragen".

Im Qi Gong wird zu Beginn vor allem das untere Dantian angesprochen und stimuliert. Über Vorstellungsübungen soll das Energiezentrum bewusst erfahrbar gemacht, die natürliche Speichertendenz verbessert und optimiert werden. Alle Dantian-Übungen helfen, energieschwache Zustände zu bessern. In weiterer Anwendung wirkt das untere Dantian wie eine Art Katalysator für das gesamte Energiesystem.

3.6.2.1. Die drei Dantian

Unteres Dantian – die Kraft des Speicherns und Wärmens

- Lage: 1-3 cun unterhalb des Nabels
- Stichworte: See des Qi, Quelle des Lebens, Treffpunkt des Yin und Yang, Tor der Atmung (innere Atmung), Wurzel der Organe, Schmelzofen.

Das untere Dantian wird mit den Nieren assoziiert und entspricht der

Wurzel des Ursprungs zum Leben[21], welcher sich konzentrisch bis in die Peripherie fortsetzt /durchdringt. Es hält Verbindung zu Mingmen: LG 4, dem Tor des Lebens und Speicherplatz des Jing. In alten Schriften wird das untere Dantian als Art Ofen und Feuerungsstelle beschrieben, weil man von dort aus Qi so lange über Vorstellung und Atmung aktivieren und ernähren kann, bis es vermehrt mit Feinstoffen angereichert ist, sich verdichtet und „steigt". In der Folge durchdringt und reinigt dieses „steigende Qi" alle Energiekanäle und setzt somit einen Bewusstseinsprozess in Bewegung. Im Qi Gong findet man diese Anwendung vor allem im daoistischen Qi Gong und in allen Übungen zur Entwicklung des großen und kleinen Energiekreislaufes (unter Einbindung der außerordentlichen Gefäße oder Sondermeridiane). Im daoistischen Qi Gong versucht man z. B. über die Methode des inneren Atems (Embryonalatmung) Qi im unteren Dantian zu verdichten, zu verschmelzen und Feinstoffe zu erzeugen. Diese Feinstoffe werden schließlich mit dem Qi der Organe verbunden, was wiederum den inneren Prozess der Qi-Bewegung weiterführt.[22]

Mittleres Dantian – die Kraft des Schmelzens

- Lage: in der Mitte des Brustraumes
- Stichworte: Herz, Emotionen, Shen, Wille, Blut, Mischung von Feinstoffen des Wassers und des Feuers[23], eng mit Herz- und Lungen-Qi verbunden, den Geist (Shen) und den Atem bewegen.

Das mittlere Dantian vermag durch die Kraft, die durch das Steigen vermehrter Feinstoffe erzeugt wird, „aufsteigende" Emotionen zu verarbeiten und zu durchdringen (traumatisches, verdichtetes Qi aufzulösen) – ein „ruhiges" Herz kann sich herausbilden. Das untere Dantian stellt die Kraft der Feuerung zur Verfügung, das mittlere Dantian die Kraft des „Schmelzens".

Oberes Dantian – die Kraft der Klarheit

- Lage: im Kopf – in der Höhe zwischen den beiden Augenbrauen, in der Mitte des Gehirns.
- Stichworte: Wahrhaftigkeit, Ursprung der Wahrhaftigkeit, Denken, Lenkung/Steuerung des Bewusstseins, der Ort, an dem der Geist zu sich

21 Vgl.Kubny, S.199.

22 Kubny: Generierung des Dantian Stoffes, S. 200.

23 Kubny S. 410.

selbst zurückkommt, Bewusstheit, Spiritualität des Geistes, Erkennen.
- Das obere Dantian stellt die Kraft des Zurückkehrens zur Verfügung, die Kraft oder das Vermögen, die Wirklichkeit zu durchdringen; östliche Kulturen bezeichnen dies gerne auch als Erleuchtung.

3.6.2.2. Sondermeridiane

Die acht Sondergefäße stellen Verbindungskanäle der Organ-Meridiane dar. Einerseits dienen sie als Vernetzungskanäle, andererseits heißt es, dass auf den Sondermeridianen Ursprungs-Qi fließt. Dieses Ursprungs-Qi, Juan Qi, das mit den Nieren und der Essenz (vorgeburtlicher Energie) assoziiert wird, spielt eine wichtige Rolle zum energetischen Ausgleich tiefer Schichten des Organismus.

In der Qi Gong Therapie werden diese Bahnen einerseits in der inneren Übung als Verbindung benutzt, um Organ-Qi-Qualitäten untereinander anzukoppeln. Andererseits werden die Sondermeridiane stimuliert, um das „Ur-Qi“ anzusprechen. Eine große Rolle spielen das Konzeptionsgefäß, das Lenkergefäß, der Gürtelmeridian und der Chong Mai Meridian. Die Hauptmeridiane werden als vertikale Verbindungen im Körper, die Sondermeridiane als horizontale Kreise gesehen. Dieses Bild hat aber durchaus mehr symbolischen und bildlichen Charakter. Vertikale und horizontale Verbindungen ergeben wieder ein dreidimensionales Ganzes.

Konzeptionsgefäß und Lenkergefäß

Diese beiden Gefäße gehören zu den acht Sondermeridianen und stellen tatsächlich eine Art „Sonderrolle“ im ganzen Meridiansystem dar. Beide Kanäle entspringen im energetischen Bereich der Nieren, ziehen dann aber nach unten zum Energiepunkt „Hui Yin.“ Das Konzeptionsgefäß zieht von dort an der Körpervorderseite nach oben, das Lenkergefäß zieht an der Körperrückseite nach oben. Ob man hier allerdings von einer Flussrichtung in unserem Sinne überhaupt sprechen kann, sei dahingestellt. Auf jeden Fall sind diese beiden Meridiane die wichtigsten Qi-Hauptverbindungskanäle im Körper. So heißt es, das Konzeptionsgefäß stellt die Mutter aller Yin Kräfte dar, das Lenkergefäß den Ursprung aller Yang Kräfte.

Allen MystikerInnen des Ostens war bewusst, dass über die Stimulation dieser beiden Energiekanäle eine Entwicklung der Körperenergie in Bewegung gesetzt werden kann. So gibt es im Qi Gong vielfältige Meditationen und Übungen, die diese Bahnen und die damit verbundenen Energiezentren ansprechen und aktivieren.

Eine leicht zu verstehende Erklärung wäre sicherlich die Beziehung der beiden Gefäße zum Ursprungs-Qi, das mit den Hütern der Essenz, den Nieren, in Verbindung steht. Es könnte sich dabei um eine Art Quelleninformation des Körpers handeln, die den Menschen an seinen energetischen Ursprung erinnert. Durch bestimmte Vorstellung kann diese Energie aktiviert und auch regeneriert werden.

4.

Allgemeine Qi Gong Übungen

4.1. Beginnen / Lockern / Wärmen

4.1.1. Reshenfa – Fünf Übungen zum Aufwärmen[24]

1. Arme schwingen (Dantian schütteln)

- Ausgangsstellung: Der rechte Fuß ist vorne, das Gewicht in der Mitte.
- Bewegung: Der rechte Arm bewegt sich seitlich vom Körper im Kreis, nach vorn, oben und unten. Die Handfläche zeigt immer in Richtung der Bewegung, d.h. in der obersten Stellung dreht die Handfläche nach hinten, so als wollte man etwas von hinten nach vorne schaufeln. Oberkörper und Hüfte drehen mit. Ca. 20 Mal wiederholen. Danach Seite wechseln. Natürlich atmen.

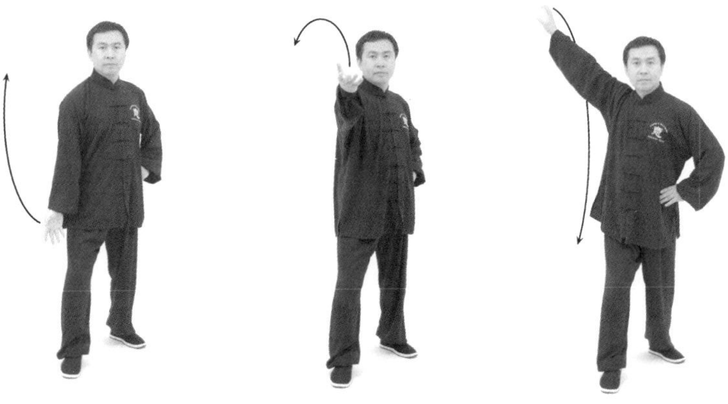

24 Reshenfa: wörtlich übersetzt: „Körper warm machen" ist ein System verschiedener Bewegungsübungen zum Aufwärmen und Lockern. Diese fünf Übungen sind ein kleiner exemplarischer Ausschnitt.

2. Die Katze wäscht sich (Dantian drehen)

- Ausgangsstellung: Der rechte Fuß ist vorn, das Gewicht hinten, beide Hände vor dem Körper, die Handflächen zeigen zum Körper. Bewegung: Die linke Hand bewegt sich bis zur rechten Seite des Gesichts und zugleich befindet sich die rechte neben der rechten Rippe. Danach umgekehrt. Ca. 20. Mal wiederholen. Danach Seite wechseln. Natürlich atmen.

3. Wassereimer an einem Stock tragen (Dantian ziehen)

- Ausgangsstellung: Der rechte Fuß befindet sich vorne, das Gewicht ist in der Mitte, beide Arme, mit den Handflächen nach oben, heben sich waagrecht bis zur Schulterhöhe; die rechte Hand zeigt nach vorne, die linke nach hinten.
- Bewegung: Beide Arme sinken nach unten und heben sich wieder waagrecht bis zur Schulterhöhe nach oben. Die Handflächen zeigen immer in Richtung der Bewegung. Den Körper nach rechts drehen, die linke Hand zeigt nun nach vorn. Ca. 20 Mal wiederholen. Danach Seite wechseln. Natürlich atmen.

4. Flachs hecheln (Dantian schleifen)

- Ausgangsstellung: Der rechte Fuß steht vorne und das Gewicht befindet sich vorn auf dem rechten Fuß; beide Hände schließen sich zusammen. Bewegung:

a) Die linke Handfläche massiert die innere Seite des rechten Arms vom Handteller bis zur linken Schulter, dabei einatmen.
b) Die linke Handfläche massiert weiter von der linken Schulter zurück zum rechten Handteller, dabei ausatmen.Danach Seite wechseln.

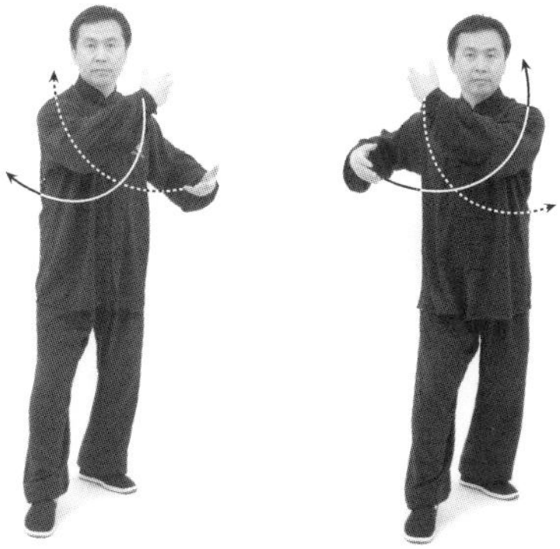

Die Katze wäscht sich (Dantian drehen)

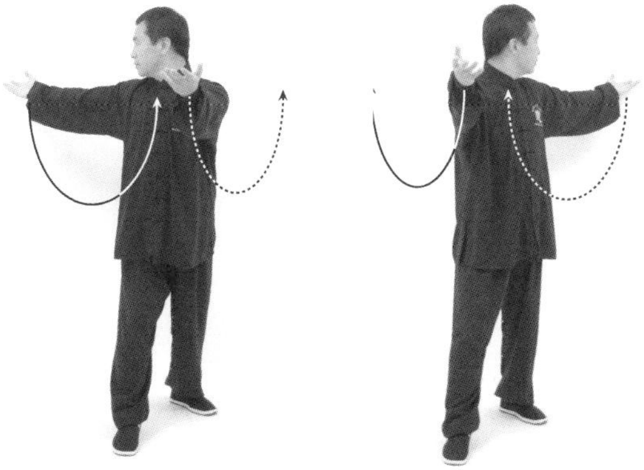

Wassereimer an einem Stock tragen (Dantian ziehen)

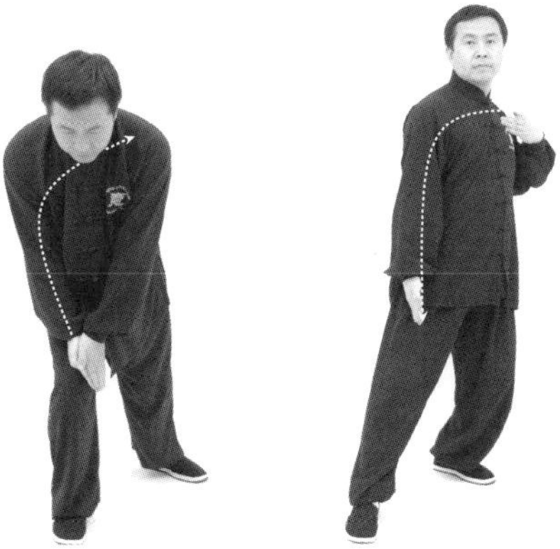

Flachs hecheln (Dantian schleifen)

5. Den Mühlstein drehen (Dantian polieren)

- Ausgangsstellung: Die Füße stehen parallel und schulterbreit auseinander, die Zehen zeigen nach vorn und etwas nach außen; die linke Hand liegt auf der Hüfte und die rechte Hand mit der Handfläche nach unten ist in Gürtelhöhe.
- Bewegung: Die rechte Hand bewegt sich kreisförmig im Uhrzeigersinn, ca. 10 Mal, denn wechselt die Richtung. Danach Seite wechseln.

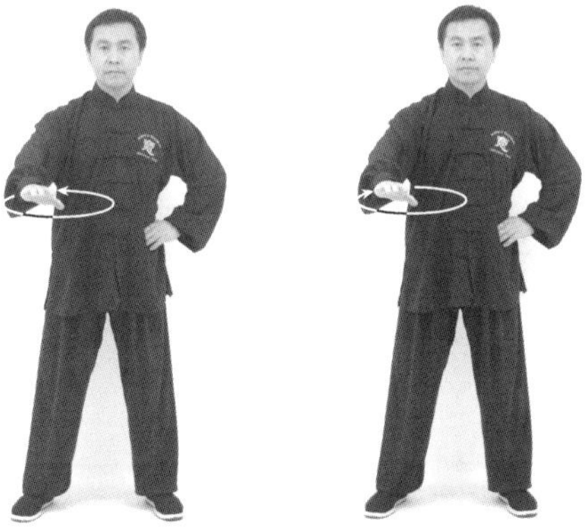

Den Mühlstein drehen (Dantian polieren)

4.1.2. Massageübungen

Meridianmassage

- Mit lockeren Händen Arme und Beine in der Meridianrichtung klopfen.
- Beine: außen hinunter, innen hinauf.
  Arme: innen hinunter, außen hinauf.
- Mit lockeren, flachen Händen oder Fäusten den Oberkörper klopfen.
- Mit den Handrücken den Rücken und das Gesäß abklopfen.
- Nacken und Kopf mit den Fingerkuppen abklopfen.
- Den ganzen Körper gut und angenehm ausstreifen.
- Partner Massage: Mit lockeren Händen den Rücken des Partners

seitlich der Wirbelsäule flächig von oben nach unten abklopfen (Blasenmeridian).

Fußmassage

- Füße gut mit den Händen wärmen: kneten, sanft reiben, massieren.
- Bereich um Yonquan N1 (Ballen) massieren. Fuß mit einer Hand am Fußgelenk halten, mit der anderen Hand gut drehen, in beide Richtungen, ev. auch ein wenig ausschütteln um das Fußgelenk zu lockern. Bereich zw. Achillessehne und Knöchel massieren (Nieren und Blasenmeridian), Beine ausstreifen.

Gesichtsmassage

- Gesicht reiben, Augenbrauen von innen nach außen ausstreifen, rund um die Augenhöhlen kreisen, Nasenrücken von der Nasenwurzel zum Ende des (Di 21) Nasenflügels ausstreifen. Die Stirn von der Mitte (Yintang) zu den Schläfen massieren (Tayang), Bereich vor den Ohren und hinter den Ohren reiben (Dü, 3E), die Ohren mit der hohlen Hand gut massieren, Nacken ausstreifen (LG14) , Kopf mit den Fingerkuppen sanft abklopfen, Gesicht reiben und ausstreifen.

Dantian Massage

- Hände auf den Bauch legen, den ganzen Bereich des Dantians am Unterbauch, kreisend in beide Richtungen massieren, anschließend Hände liegen lassen, entspannen, loslassen.

Rückenmassage

- Partnerübung im Sitzen: Erst den Rücken des Partners durch Klopfmassage lockern, dann mit den Handflächen den Blasenmeridian ausstreifen (2 Fingerbreit seitl. der Wirbelsäule, in einer ca. 3 Finger breiten Fläche von oben nach unten verlaufend), beide Seiten abwechselnd Stück für Stück von oben nach unten ausstreifen, abschließend mit den Handflächen über die ganze Länge streifen. Punkt Bl. 40 (in der Mitte der Kniekehle) massieren, kreisend oder drückend. Durch leichtes sanftes Kreisen den Bereich der Nieren und Mingmen, LG 4 (geg. den Nabel), massieren.

Schrittketten

Dantian und Nierenmassage.

- Grundposition, Schritt diagonal, Gewicht von hinten und nach vorne verlagern, dabei mit den Handflächen den Rücken hinunter, über die Nieren, ausstreifen, einige Male, dann wechseln, anderen Fuß nach vorne, ein paar mal wiederholen. Gleiche Bewegung der Beine, jetzt dabei die Vorderseite des Körpers von oben nach unten ausstreifen (über das Dantian streifen).

4.1.3. Gelenke lockern und aufwärmen

- Zentrum drehen und gesamten Beckenbereich durch drehende kreisende Bewegungen aufwärmen.
- Schultern kreisen mit zuerst kleineren, dann größeren Bewegungen, die auch die Arme mit Ellenbogen und Handgelenke in die Bewegung einbeziehen.
- Die Arme öffnend in verschiedene Richtungen ausschwingen und ausschütteln.
- Den Kopf sanft kreisen.
- Beine und Füße ausschütteln und durchbewegen.
- Bewegungen ausführen, die sich wie Räkeln und Strecken am Morgen anfühlen, sowie den ganzen Körper ausschütteln nach Lust und Laune.

4.2. Allgemeine Qi Übungen

4.2.1. Grundstellung

Anleitung

- Stelle dich schulterbreit auf. Spüre deine Sohlen sicher und fest am Boden.
- Die Füße wurzeln in die Erde.
- Deine Beine sind sicher und doch beweglich, die Kniekehlen entspannt.
- Sinke ein bisschen ein, als ob du auf einem Ball sitzen würdest, der dich unterstützt.
- Erinnere deinen unteren Rücken und deinen Bauch daran, sich zu entspannen.
- Richte deinen Körper auf, stelle dir eine Achse vor, die durch Huyin und Bahui zieht (Damm-Scheitelpunkt).
- Rumpf, Arme und Schultern sind entspannt, weit und locker.
- Dein Gewicht ist gleichmäßig verteilt.
- Atme in deinen Bauch.
- Behalte einen Gesichtsausdruck bei, als ob du gerade im Begriff bist, zu lächeln.
- Stelle dir vor, dass dein Qi überall hin ganz angenehm fließen kann.

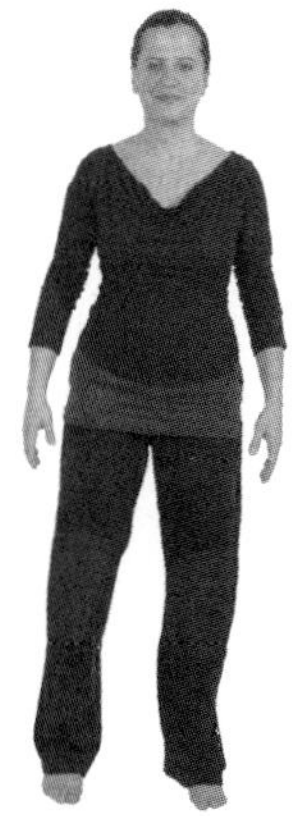

Grundstellung

Bewegung oder Haltung ist leichter über Vorstellungen von inneren Bildern/Verbindungen zu entwickeln als über statisches, fixiertes Denken in anatomischen Details. Dazu einige Vorstellungshilfen:

- Du treibst in einem warmen Fluss, das Wasser bewegt dich sanft.
- Du stehst im Meer bis zur Taille, dann bis zur Brust, das Wasser schaukelt dich leicht.
- Du fühlst dich wie ein großer alter Baum, der fest und sicher tief verwurzelt in sich ruhend einfach steht – stark und kraftvoll.
- Der hintere Teil deines Körpers, Schultern, Rücken, Hinterkopf, liegen schwerelos in der Luft.
- Stell dir vor, du stehst auf Baumwollflausch und kannst das angenehme Gefühl an den Sohlen und Füßen spüren.

- Du stehst bis zu den Knöcheln im warmen weichen Schlamm, der dich ein wenig hin und her schwingt.
- Stell dir vor, an einem Faden nach oben aufgerichtet zu werden, deine Haare werden sanft nach oben gezogen, es fühlt sich leicht und gut an.
- Du spürst den Wind, der dich ausschwingt und in deine Mitte bringt.
- Du stehst an einem warmen angenehmen Platz in der Natur, die Sonne wärmt dich.
- Visualisiere deine eigene angenehme Vorstellung.

4.2.2. Qi aufbauen

„Qi Fluss"

Eine kleine Übung als Anregung, als vorbereitende Übung oder als gute Übung zwischen den Praxiselementen.

- Grundstellung, gut verwurzelt, leicht und weit, mit jeder Vorstellung, die zu einem guten „Stehen" hilft, schicke dann sanfte Bewegungen durch den ganzen Körper, durch die Arme, durch die Beine, durch deine Wirbelsäule, durch deinen ganzen Körper, usw.
- Vorstellung: wie erfrischendes Wasser, entspannendes Qi fließt überall hin usw.

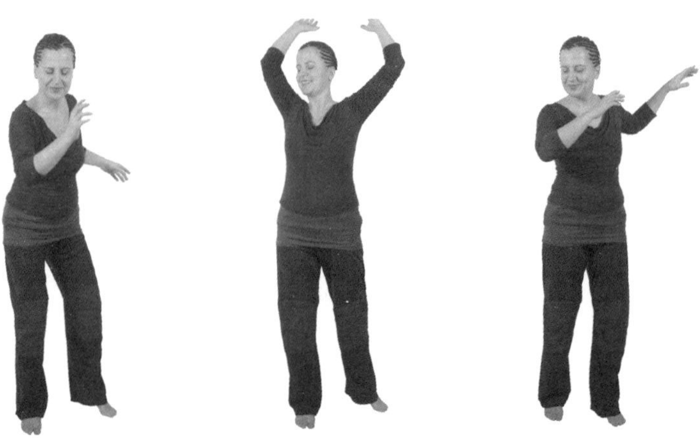

Qi-Fluss

Mühlstein drehen

- Grundstellung, Handflächen (Laogong) wie auf einem Mühlstein liegend kreisförmig vor dem Körper bewegen, Aufmerksamkeit auf die Handflächen (Laogong)
- dann beide Arme / Hände wechselseitig zum Dantian ziehen.

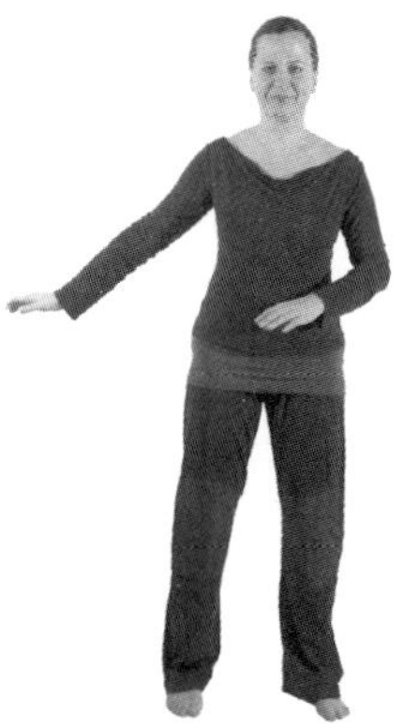

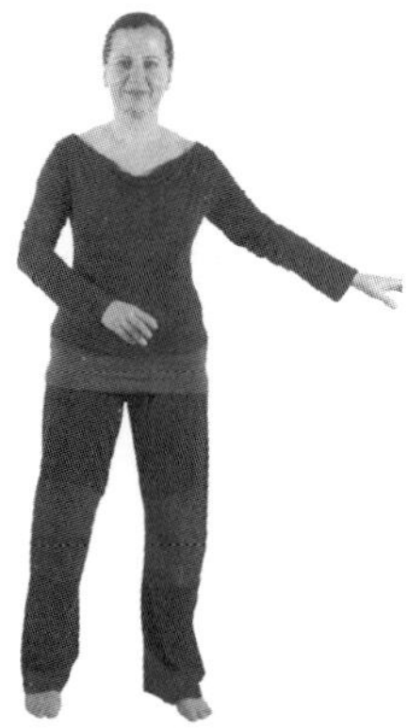

- Vorstellung: Qi zum Dantian ziehen. Diese Bewegung auch im Gehen ausführen, dabei den Atem fließen lassen, auf lockere Bewegungen achten.

Dantian öffnen und schließen

- Grundstellung, mit den Armen/Händen öffnende und schließende Bewegung vor dem Körper ausführen, Handflächen (Laogong) zueinander drehen. Beim Einatmen Laogong auseinanderziehen, beim Ausatmen Laogong zueinander ziehen. Vorstellung: Qi aufnehmen und Qi sammeln, wie einen kleinen Ball vorm Dantian halten, diesen auseinander- und zusammenziehen (öffnen und schließen).
- Variante Laogong anregen und aktivieren: Grundstellung, ganz ruhig stehen, Hände vor dem Dantian zueinander drehen, Aufmerksamkeit auf Laogong.
- Vorstellung: kleine Kugeln kreisen auf den Handflächen, Qi fließt in den Handfächen etc.

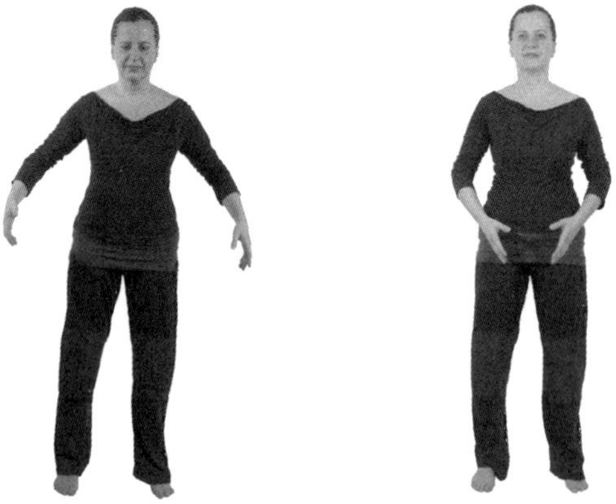

Dantian öffnen und schließen

Das Qi wecken

- Grundstellung, schulterbreit, etwas sinken, Arme heben – einatmen und senken – ausatmen, dabei den ganzen Körper in die Bewegung miteinbeziehen, fließende Bewegung, Aufmerksamkeit auf Laogong.
- Vorstellung: Qi steigt und sinkt, man steht in einer erfrischenden Quelle etc.

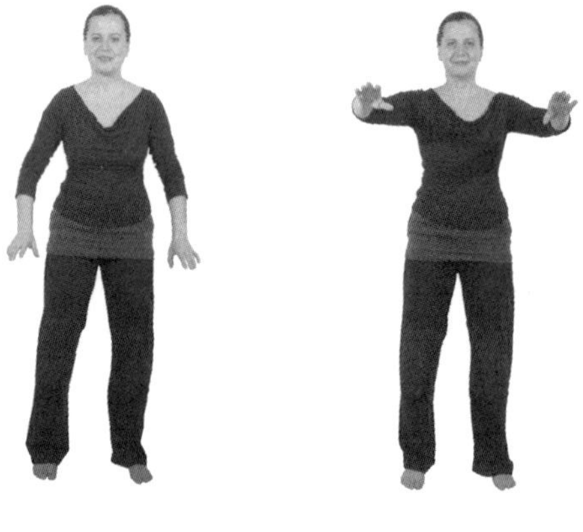

Qi wecken

Himmel – Erde

- Grundstellung, weite Bewegung mit den Armen in gegengleicher Richtung, eine Hand steigt – Laogong zeigt nach oben, eine Hand sinkt – Laogong zeigt nach unten, dabei die Arme nie ganz durchstrecken, nur sanft strecken, wie wenn man ein Band sachte auseinanderziehen würde.
- Vorstellung: nach oben und unten ausdehnen (bis in den Himmel, bis in die Erde, Achse: Baihui-Huyin).

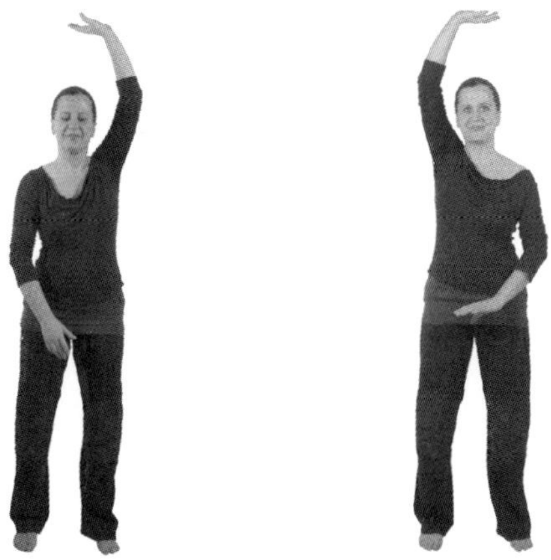

Himmel und Erde

Ausgleichen / Dusche

- Grundstellung, Arme weit zu den Seiten öffnen, heben und am Körper hinunter bewegen, Aufmerksamkeit auf Laogong, Handflächen zeigen nach unten oder zum Körper, Vorstellung: Qi ausgleichen, Qi fließt überall hin etc.

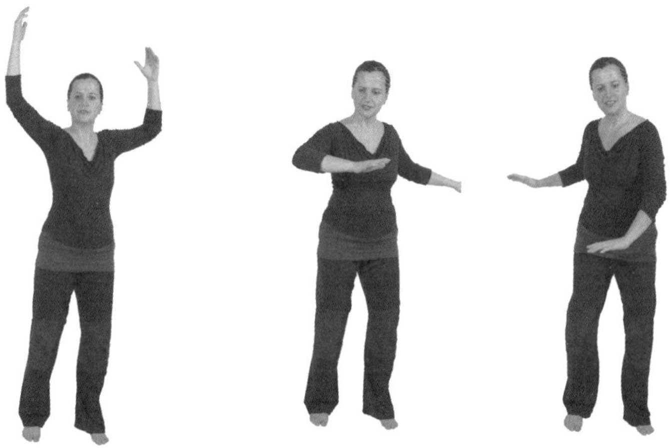

Dusche

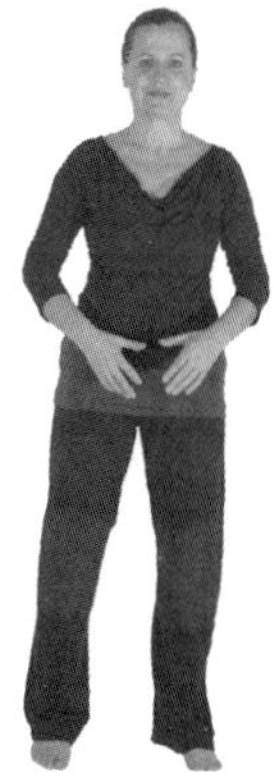

Einsammeln und Abschliessen

Qi sammeln und abschließen

- Grundstellung, Hände öffnen, seitlich heben – einatmen und im großen Kreis zum Dantian ziehen – ausatmen, Aufmerksamkeit auf Laogong.
- Vorstellung: Qi aufnehmen und ins Dantian sammeln.

Anregung

Praktiziere einzelne Elemente des Qi Aufbaus, dazwischen immer wieder frei bewegen, ganz natürlich gehen oder schütteln. Bleibe bei der Praxis der einzelnen Elemente, solange du kannst, gehe ein bisschen über die Grenze der „Anstrengung“ hinaus.

4.3. Inneres Üben

Vor dem Praktizieren innerer Übung gut durchbewegen, ausschütteln etc., räkeln, strecken, usw. Die folgenden Übungen kann man im Liegen oder Sitzen ausführen.

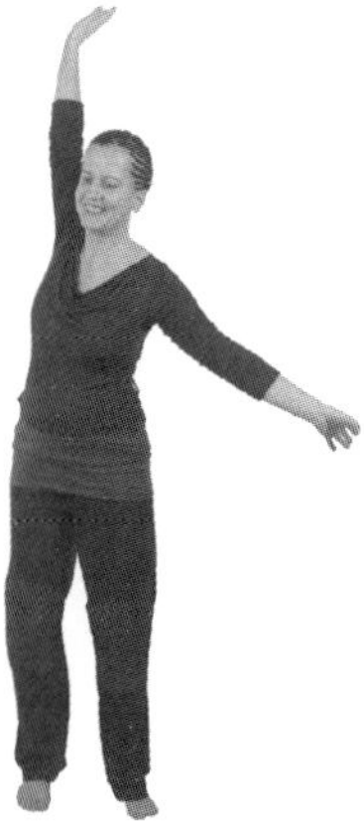

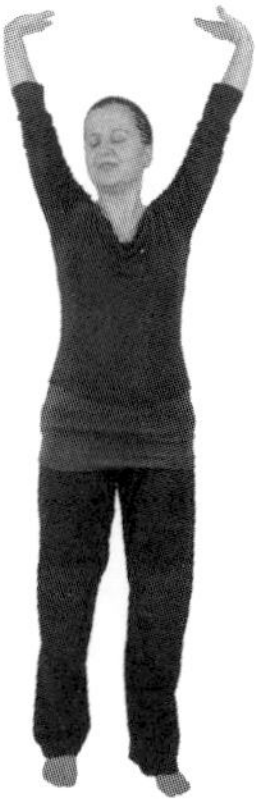

Durchbewegen und lockern

Wahrnehmen – Loslassen

- Ein paar Minuten Zeit nehmen, zur Ruhe kommen, ev. einatmen mit der Vorstellung „weit, leicht“, ausatmen mit der Vorstellung „loslassen“. Beginne dann deinen Atem ganz natürlich zu beobachten, lass deine Aufmerksamkeit bei diesem „einfachen“ Aus- und Einströmen. Auch wenn viele Gedanken „kreisen“, immer wieder zur Atemwahrnehmung „zurückkehren“.

Aufmerksamkeit nach innen lenken

- Beginne wie oben, lenke deine Aufmerksamkeit nach innen. Nimm einfach wahr, was in deiner Aufmerksamkeit ist, wie fühle ich mich, welche Gedanken kommen, welche Gedanken beschäftigen mich, wie fühlen sich einzelne Körperteile an etc. Versuche alles, „was ist“, wahrzunehmen, ohne dies zu bewerten, (be)wertende Gedanken gehen lassen. Alles, was kommt, ist willkommen, ohne dass man daran „hängen" bleibt.

In den ganzen Körper atmen

- Beginne wie oben, lenke deine Aufmerksamkeit nach innen. Lass deinen Atem ganz natürlich fließen.
- Vorstellung beim Einatmen: wohltuendes angenehmes Qi in den Körper atmen (wie ein Schwamm, der sich auffüllt, jede Zelle ernähren etc.).
- Vorstellung beim Ausatmen: loslassen, entspannen, weit, leicht, etc.

Ins Dantian atmen

- Beginne wie oben, lenke deine Aufmerksamkeit nach innen. Lass deinen Atem ganz natürlich fließen.
- Vorstellung: der Atem fließt von Nase/Mund in den Unterbauch, ins Dantian und wieder zurück hinaus. Versuche, den Weg, den der Atem ins Dantian nimmt, mit wohltuender, angenehmer Vorstellung zu visualisieren, z. B. ein entspannender-, immerwährender Qi Fluss etc.

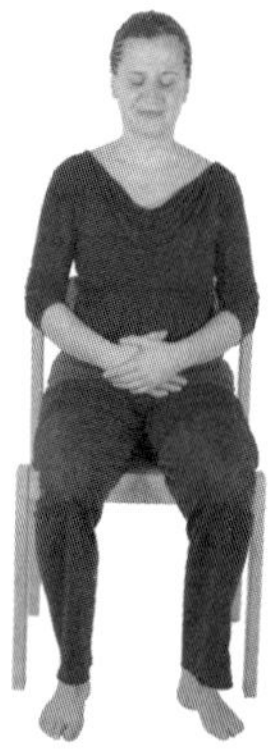

Ins Dantian atmen
(Qi sammeln im Sitzen)

Vom Dantian aus atmen

- Natürlich atmen, dem Atem folgen und ihn fließen lassen, ev. Hände aufs Dantian legen. Vorstellung: der Atem entspringt im Dantian, fließt von dort hinaus und wieder zurück, visualisiere eine ganz wohltuende Vorstellung: z.B. wie Wasserwellen, die sich kreisförmig ausbreiten etc.

Laogong „aufladen"

- Lenke deine Aufmerksamkeit auf die Mitte deiner Handflächen. Diese Bereiche, die Laogong, sind im Qi Gong wichtige Energiequellen. Stell dir vor, wie sich Qi in deinen Laogong Bereichen sammelt.

1) Vorstellung: wie zwei kleine Bälle/Kugeln die sich drehen,
2) Hände zueinander drehen und eine Verbindung visualisieren, z.B. einen großen Ball halten, ein fließendes Band etc.

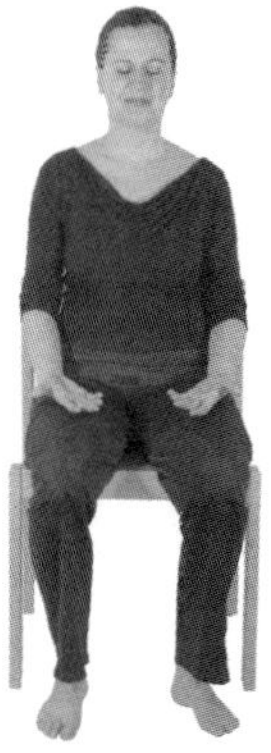

Laogong „aufladen"

Laogong – Dantian verbinden

- Erst Laogong „aufladen“, drehe dann die Hände zum Dantian und stell dir eine Verbindung deiner Laogong zum Dantian vor. Bleibe mit deiner Aufmerksamkeit und Vorstellung bei dieser Verbindung, stell dir vor wie sich Qi zwischen deinen Handflächen „aufbaut“.
- Vorstellung: z.B. wie ein großer Qi-Ball, fließendes Qi, Bänder etc.

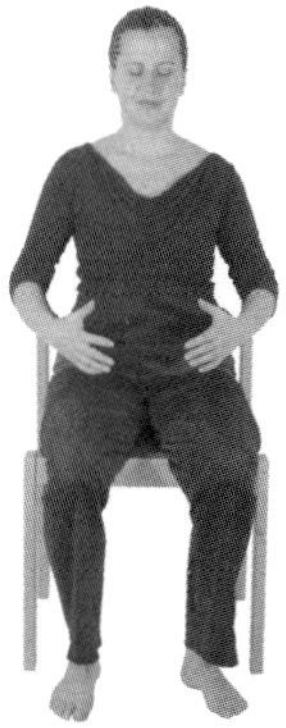

Laogong – Dantian verbinden

Qi sammeln ins Dantian / die goldene Perle ernähren

- Lenke deine Aufmerksamkeit nach innen, Atem fließen lassen, lenke deine Vorstellung ins Dantian, atme ein und stell dir beim Ausatmen vor, Qi wie auf einen Punkt hin, auf die Mitte des Dantian zu sammeln.
- Vorstellung: z.B. wie ein See der sich ausbreitet und beim Ausatmen wieder in die Mitte zusammenzieht/bündelt. Wie ein Pulsieren erinnert dich jedes Ausatmen an Sammeln, Bündeln und Nähern. Abschließend Hände aufs Zentrum legen, Atem fließen lassen. Nach längerer Zeit des Übens wird dieses Sammeln im Dantian schließlich spürbar, die „goldene Perle" hat begonnen sich zu bilden.
- Alle Übungen im Sitzen, Liegen oder auch im Stehen ausführen. Mit ein paar Minuten beginnen, dann steigern.

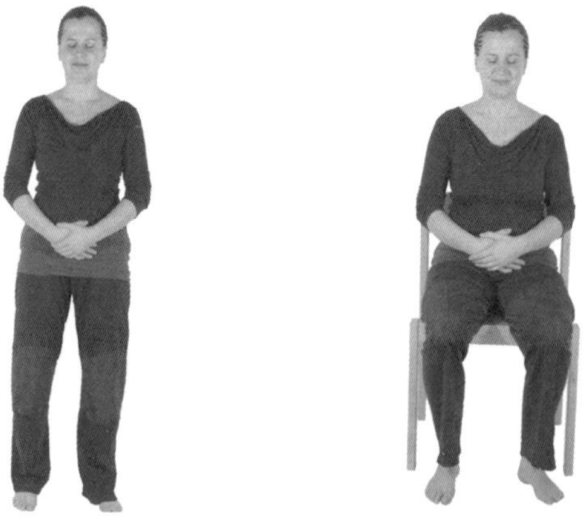

Qi sammeln

Drei-Routen Entspannungsübung

1. Route: vom Baihui (Scheitelpunkt) seitlich über Gesicht, Nacken, Schultern, Arme zu den Fingerspitzen.
2. Route: vom Baihui vorne über Gesicht, Hals, Brust, innere Organe, Leisten, über die Beine bis in die Zehen.
3. Route: vom Baihui über den Hinterkopf, über den Rücken, über die Beine bis in die Sohlen.

- Anleitung: Lege dich an einen ruhigen, ungestörten Platz auf den Rükken. Fühle deine Unterlage und lasse deinen Rücken in den Boden sinken, deine Beine, dein Rücken, deine Schultern und dein Kopf sinken in den Boden. Lass deinen Atem fließen, jedes mal einatmen – weit leicht, ausatmen – in den Boden entspannen.
- Stelle dir einen Strom von wohltuendem angenehmen Qi vor, das vom Bahui über die Seiten deines Kopfes fließt. Lass diesen Strom von Qi über die Seiten deines Schädels, die Schläfen, den Bereich der Ohren bis zu den Seiten deines Halses hinab fließen, stelle dir vor, wie wohltuendes Qi weiter fließt, öffnet, löst, auffüllt.
- Der Strom wohltuender Energie fließt weiter – wie von selber, über deine Schultern, deine Oberarme bis in die Fingerspitzen. Nimm wahr, wie sich die Seiten deines Kopfes und deine Arme mit angenehm fließendem Qi auffüllen. Bleibe mit deiner Aufmerksamkeit eine Minute bei den Spitzen der Mittelfinger, energetische Bereiche, die deinen Brustkorb entspannen können.
- Geh mit deiner Aufmerksamkeit wieder zum Bahui. Lass den Strom von wohltuendem Qi jetzt die Vorderseite deines Körpers hinunter fließen. Über deine Stirn, dein Gesicht, deinen Hals. Nimm wahr, wie sich deine Gesichtszüge entspannen, dein Kiefer, deine Kehle … Qi fließt weiter, öffnet, löst, füllt auf …
- Stell dir vor, wie sich deine Organe entspannen, Brustkorb, Oberbauch, Geschlechtsorgane. Qi fließt weiter bis in die Vorderseite deiner Beine, bis in deine Zehen. Bleib mit deiner Aufmerksamkeit eine Minute bei den Spitzen deiner großen Zehen, energetische Bereiche, die deine Organe entspannen können.
- Gehe mit deiner Aufmerksamkeit wieder zum Bahui. Lass den Strom von wohltuendem Qi jetzt die Hinterseite deines Körpers hinunter fließen. Stell dir vor, wie der Strom angenehmer Energie über die Hinterseite deines Schädels fließt, öffnet, löst, auffüllt,… Stell dir vor, wie dein Nak-

ken, deine Schultern, dein Rücken sich weiten können, beobachte, wie Qi über die Unterseite deiner Beine fließt – bis in deine Sohlen. Stell dir vor, du kannst deinen Sohlen zuschauen, wie sie sich lösen und weiter werden. Bleib mit deiner Aufmerksamkeit eine Minute bei deinen sprudelnden Quellen am Ballen. Energetische Bereiche, die deinen ganzen Körper mit angenehmer Energie versorgen. Stell dir vor, wie dein ganzer Körper mit angenehmen wohltuendem Qi versorgt ist.

4.3.1 Meridianmeditationen – Übungen zur Wahrnehmung sensibler Bereiche

Meridianmeditationen sind wichtiger Bestandteil jedes Organ Qi Gong. Im medizinischen Qi Gong werden bestimme Akupunkturpunkte, sensible Bereiche und Meridianverläufe visualisiert und mit dem Atem verbunden. Atmung, Vorstellung und (innere) Bewegung verbinden sich zur Meditationsübung und helfen Qi aufzubauen, stagnierendes Qi ins Fließen zu bringen und pathogene Faktoren, wie Hitze, Kälte etc. abzuleiten[25]. Nimm zu allen Übungen eine entspannte Haltung ein. Führe eventuell vorher einige Entspannungsübungen durch.

Wahrnehmungsübungen

Es kann sinnvoll und ganz hilfreich sein, mit ein paar leichten Vorstellungs- und Wahrnehmungsübungen zu beginnen.

Yonquan N 1

- Der Punkt Yonquan liegt in der Mitte der Fußballen. Nachfolgende Übung kann recht gut im Liegen ausgeführt werden. Verbinde die Bereiche Yonquan mit einer angenehmen Vorstellung z. B. kleine leuchtende Bälle, sprudelnde, fließende Bereiche, etc. Lass deine ganz persönliche Vorstellung kommen, stell dir vor, wie diese Bereiche energetisch arbeiten, nimm alles an Empfindung/Bilder/Gefühle wahr, ohne diese zu bewerten.

25 Vgl. 9. Kriterien der Anwendung; Bu Fa, Xie Fa, Ping Bu Ping Xie.

Dickdarm – Lungenmeridian

- Der Anfangspunkt des Dickdarmmeridians liegt auf der Kuppe des Zeigefingers, der Endpunkt des Lungenmeridian liegt auf der Kuppe des Daumens. Richte deine Aufmerksamkeit auf die Spitzen von Daumen und Zeigefinger. Versuche, dir diese beiden Qi- Punkte vorzustellen. Lass dazu deine eigenen Bilder/Vorstellungen kommen. Dann beginne, die beiden Finger langsam zu drehen, bewegen, kreisen, stell dir eine Verbindung zwischen Daumen und Zeigefinger vor.

Nierenmeridian

- Stelle dir eine Verbindung von den Yonquan- Bereichen bis zu deinen Nieren vor. Lass deine ganz persönliche Vorstellung kommen. Beginne dann, den Atem mit den Nierenmeridianen zu verbinden. Beim Einatmen fließt Qi über N1 zu den Nieren, beim Ausatmen wieder zurück. Eventuell zuerst mit einem Fuß beginnen, später beide Beine zugleich in die Vorstellung einbinden. Nimm alles an Empfindung/Bilder/Gefühle wahr, ohne diese zu bewerten. Du kannst so auch mit allen weiteren Meridianen und sensiblen Bereichen experimentieren.

Meridianmeditationen[26]

Beispiel: Nieren- Blasenmeridian

- Lenke deine Aufmerksamkeit nach innen, lass deinen Atem natürlich fließen. Stell dir vor, du atmest über deine Yonquan N 1 (Fußballen) innen die Beine hinauf zu deinen Nieren ein, beim Ausatmen lenkst du deine Vorstellung wieder innen die Beine hinunter und stellst dir vor, über deine Yonquan wieder auszuatmen. Lass deinen Atem ganz ruhig fließen und verbinde jeden Einatem mit der Vorstellung eines Qi Flusses von N 1 zu deinen Nieren, jeden Ausatem mit der Vorstellung eines Qi Flusses von den Nieren wieder über N 1 hinaus. Du kannst dir dabei vorstellen dein Nieren-Qi zu stärken, zu wärmen, oder dich ganz einfach in die Vorstellung eines angenehmen Qi Flusses entspannen.

---

26 Die Art der Vorgehensweise gilt im Weiteren für alle Meridianmeditation, die in den folgenden Kapiteln beschrieben werden.

– Beginne mit ein paar Minuten und steigere dann die Dauer deines Übens bis zu 15–20 Minuten. Meridianmeditationen sollten immer beidseitig geübt werden.

Beispiel: Herz-Dünndarmmeridian

– „Flügelatmung“: Lenke deine Aufmerksamkeit nach innen, lass deinen Atem natürlich fließen. Stell dir vor, du atmest über deine Armaußenseiten zur Lunge[27] ein, beim Ausatmen lenkst du deine Vorstellung über die Innenseite der Arme hinunter und stellst dir vor über deine Finger wieder auszuatmen. Lass deinen Atem ganz ruhig fließen, und verbinde jeden Einatem mit der Vorstellung eines Qi Flusses über deine Armaußenseiten zur Lunge, jeden Ausatem mit der Vorstellung eines Qi Flusses die Arminnenseiten über deine Finger hinaus. Du kannst dir dabei vorstellen, Qi in deinem Brustkorb entspannt sich, löst sich, öffnet sich etc.
– Variante: Stell dir nun vor über den Dünndarmmeridian, die kleinen Finger, außen die Arme hinauf zur Lunge einzuatmen und über den Herzmeridian innen die Arme hinunter über die kleinen Finger wieder auszuatmen. Nimm angenehme, entspannende Vorstellungen in deine Übung mit hinein. Beginne mit ein paar Minuten und steigere dann die Dauer deines Übens bis zu 15-20 Minuten, immer beidseitig üben.

Beispiel: Leber-Gallenblasenmeridian

– Lenke deine Aufmerksamkeit nach innen, lass deinen Atem natürlich fließen. Hebe deine Hände über dein Baihui und verbinde in der Vorstellung einige Atemzüge lang deine Laogong (Handflächen) mit deinem Baihui, atme dann zu deinem Baihui ein und stell dir beim Ausatmen vor, Qi fließt vom Baihui über den Lebermeridian, (Körpervorderseite), über dein Gesicht, über den Brustkorb, die Bereiche Le 14 (unter der Brust) bis über die großen Zehen hinunter. Wechsle ab mit der Vorstellung Qi fließt vom Baihui über den Gallenblasenmeridian (Körperseiten) hinunter. Verbinde den Ausatem mit der Vorstellung Stagnation, stagnierendes Qi, abzuleiten. Beginne mit ein paar Minuten und steigere dann die Dauer deines Übens bis zu 15-20 Minuten, immer beidseitig üben.

27 Bei Herzmeridianmeditationen nie direkt ins Herz atmen, sondern immer zur Lunge.

4.4. Qi Gong Stehen – Zhan Zhuang für Beginner

Zhan Zhuang Übungen gehören zu einem sehr effektiven, Qi stärkenden Qi Gong System.[28] Dabei muss man besonders darauf achten, sich die Bewegungen (z.B. den Ball zu halten bzw. leicht zusammendrücken, siehe unten) nur vorzustellen, statt sich wirklich körperlich zu bewegen. Dieses Prinzip ist enorm wichtig und gilt im Folgenden für alle Zhan Zhuang Übungen. Der Körper bleibt idealer Weise bei dieser Übung vollkommen entspannt, d.h. der Ball wird nicht aktiv mit reiner Muskelkraft gehalten, sondern lediglich mit der (gedanklichen) Kraft in unserer Vorstellung. Ist der Körper bei den Zhan Zhuang Übungen nicht entspannt, wird während der geistigen Übung eine Spannung in den Muskeln aufgebaut. Stellt man sich z.B. vor, man drücke den imaginären Ball zusammen, entsteht besonders am Anfang des Zhan Zhuang-Trainings beinahe zwangsläufig eine korrespondierende Kontraktion der für diese Bewegung zuständigen Muskeln. Es gilt bei sämtlichen Zhan Zhuang Übungen darauf hinzuarbeiten, den Entspannungszustand kontinuierlich zu erhöhen. Nur dann können wir „Song" (Entspannung) meistern.

1. Chengbao Zhuang

- Grundstellung, die Hände befinden sich vor der Brust und die Arme sind zu einem Halbkreis gebogen, Handflächen zeigen zum Körper, natürlich atmen.
- Vorstellung: einen Papierball oder aufgeblasenen Wasserball vor der Brust halten, in der Vorstellung den Ballkontakt mit der Brust, dem Bauch, den Innenseiten der Arme, den Fingern und den Handflächen fühlen. Zwischen den Fingern befinden sich imaginäre Baumwoll- oder Wattebällchen, welche die leicht entspannte Spreizung unserer Finger unterstützen. (Wenn man den Ball zu stark hält oder gar drückt, wird er platzen; im Gegenteil fällt der Ball nach unten oder würde wegfliegen, wenn man ihn zu leicht drückt).

28 Die drei nachfolgenden Übungen stellen wieder nur einen exemplarischen Ausschnitt dieser Qi Gong Systeme dar.

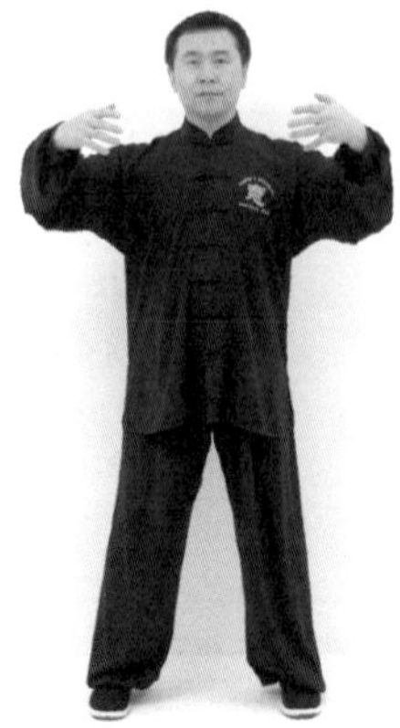

- Vorstellung: Wasserwelle-Spielen (Anregungen zur Vorstellung)
- Wir befinden uns in einer wunderschönen Umgebung, wo wir Urlaub und Entspannung suchen. Wir genießen dabei die schöne Landschaft um uns herum, riechen die frische Luft und hören die Geräusche des Windes, von Brandungswellen, Vogelgesang etc. Wir stehen ungefähr brusttief im Wasser, wie ein Riese in einem Fluss oder im Meer.
- Der Kopf hat Kontakt mit dem Himmel, als wäre er an einem silbernen Faden aufgehängt, der bis in den Himmel reicht. Wir stehen fest auf dem Grund, unser Körper wird von den Strömungen des Wassers sanft hin- und hergeschaukelt, als würde er im Wasser schweben.
- Allmählich bekommen wir ein Gefühl für das Wasser um uns herum, wir spüren es am ganzen Körper. Eine Wasserwelle kommt von vorne auf uns zu, wir verlagern unseren Körper leicht nach vorne, gegen den Widerstand und die sanfte Kraft der Wasserwelle. Dabei sollten wir den Widerstand des Wassers auf dem gesamten vorderen Körperteil (also auf Brust, Bauch, Ober- und Unterschenkel) spüren; die Fersen bleiben klebend auf dem Boden, damit wir nicht von der Wasserwelle umgespült werden. Mühelos halten wir die Balance, während uns das Wasser umspült.
- Nun kommt die Wasserwelle von hinten zu uns, wir verlagern unseren Körper leicht nach hinten, dabei sollten wir den Widerstand des Wassers auf dem gesamten hinteren Körperteil (d.h. sowohl auf Rücken, Kreuz, Ober- und Unterschenkel) spüren; die Zehen krallen sich in unserer Vorstellung leicht in den Boden, damit uns die Welle nicht von hinten wegspült. Auch hier halten wir mühelos die Balance, gegen den sanften Druck des Wassers.

2. Chengtuo Zhuang

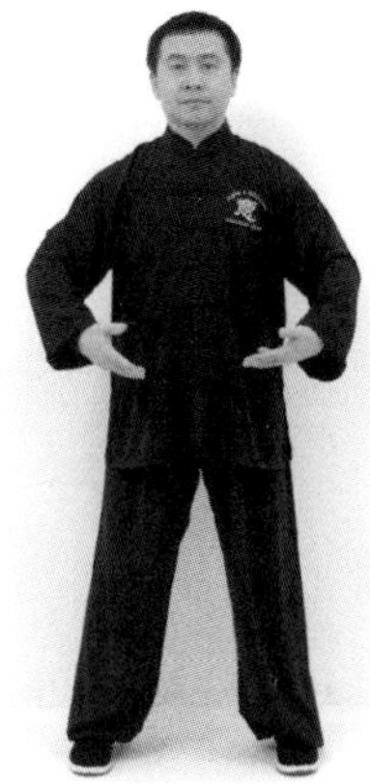

- Grundstellung, die Hände befinden sich vor dem Unterbauch und die Arme sind zu einem Halbkreis gebogen, die Finger zeigen zueinander, Schultern entspannt fallen lassen, die Ellbogen sind gebeugt und leicht nach außen geöffnet.
- Vorstellung: einen Papierball oder aufgeblasenen Wasserball halten, der Ball hat leichten Kontakt mit der Brust, dem Bauch, den Innenseiten der Arme, den Fingern und den Handflächen. Zwischen den Fingern befinden sich wieder imaginäre Baumwoll- oder Wattebällchen.
- Vorstellung: Spiel mit Gummibändern
  Wir stehen wieder wie ein Riese im Wasser. Den Kopf verbinden wir mit dem Himmel. Zwischen den Fingerspitzen befinden sich nun fünf Gummibänder in einer leichten Grundspannung. Wir verlagern uns ganz leicht nach vorn und dehnen die Wirbelsäule ganz leicht aus, indem wir die Hüfte weiter sinken lassen; zugleich ziehen wir die Gummibänder zwischen unseren Fingern ganz leicht auseinander, bis sie ausgedehnt sind. Danach bewegen sich die Gummibänder wieder zurück in die leichte Ausgangsspannung, dabei entspannt sich auch die Wirbelsäule wieder ganz angenehm.

3 . Ticha Zhuang

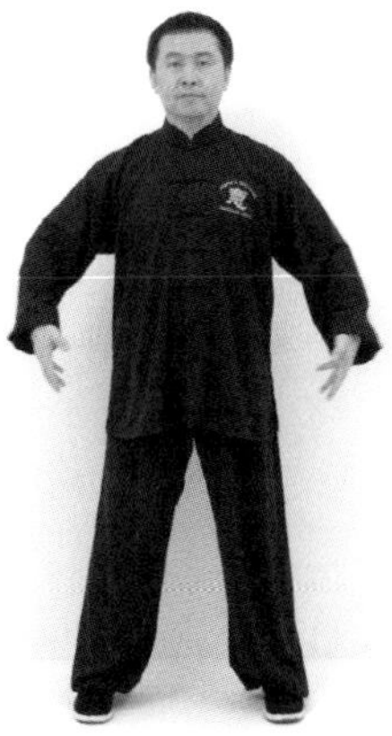

- Grundstellung, beide Arme seitlich neben dem Körper hängen lassen. Die Handflächen zeigen zueinander, die Fingerspitzen zeigen zum Boden. Die Finger sind leicht geöffnet und zwischen den Fingern halten wir jeweils ein imaginäres Baumwollbällchen. In unserer Vorstellung stecken wir die Finger nach unten in die Erde.
- Vorstellung: Die inneren Augen / Entspannung des gesamten Körpers
  Wir schenken jeweils einem Teil unseres

Körpers unsere Aufmerksamkeit und konzentrieren uns darauf, dass dieser Körperteil sich entspannt. Wir beginnen vom Kopf aus und wandern mit unserer Aufmerksamkeit langsam bis zu den Füßen. Auf der Reise durch unseren Körper achten wir besonders auf folgende Bereiche: Haare, Stirn, Augenbrauen, Augen, Nase, Mund, Kinn, Gesicht, Ohren, Hinterkopf, Nacken, Hals, Schulter, Oberarme, Ellbogen, Unterarme, Handgelenke, Hände, Finger, Fingerspitzen; Brust, Oberbauch, Unterbauch; Rücken, Kreuz, Gesäß, Hüfte, Oberschenkel, Knie, Unterschenkel, Fußgelenke, Füße, Zehen und Zehenspitzen. Wenn wir Spannung oder Schmerzen in einem Körperteil entdecken, dann können wir uns vorstellen, wir stehen unter einer angenehm warmen Dusche und der Wasserstrahl trifft genau auf die verspannte Körperstelle oder das warme Wasser rinnt sanft darüber und die Wärme entspannt unsere Muskeln und das Gewebe.

5.

Energiequalitäten und Organe

5.1. Metaphorische Beschreibungsmodelle

Wie wir wissen, macht die Unterschiedlichkeit der verschiedenen Qi-Kräfte die Art ihrer Feinstoffe (ihre ganz spezifische Qualität) aus. Diese Qualität der Unterschiedlichkeit und ganz individuellen Qi-Prägung musste aber im alten China, um das Verständnis der Zeitgenossen zu erlangen, beschrieben werden. So entstanden metaphorische und sehr bildliche, bzw. auch sinnliche Beschreibungen dieser verschiedenen Qi Qualitäten.

Ich denke, am ehesten können diese Qualitäten auch heute bei uns noch in Eigenschaften, Bildern, Metaphern und sinnlichen Eindrücken (Farben, Gerüche, Geschmack etc.) fassbar und begreifbar gemacht werden.

5.1.1. Metaphorische Beschreibungsmodelle am Beispiel Nieren

Bei der Zeugung eines Menschenlebens trifft und verbindet sich das Qi der Mutter mit dem Qi des Vaters zu einer Art Urenergie. Eine Urkraft, die alles weitere entstehen lässt. Diese Urkraft oder auch Erbinformation (substanzielles Qi) bleibt aber als Grundimpuls vorhanden, wird ein Leben lang mit den Nieren eine enge Verbindung halten und auf verschiedenen Bahnen durch den ganzen Körper pulsieren. Vielleicht um uns immer wieder an unseren Wesenskern zu erinnern, an unsere Herkunft, an unser ursprüngliches Anliegen. Die Chinesen betrachteten die Nieren als eine der größten Quellen des Lebens.

Auszug einer Beschreibung des Nieren – Qi in der chinesischen Medizin: Das Qi der Nieren ist konstant, ruhig, kraftvoll, mehr Yin im Gegensatz zum „yangigen“ Qi der Blase, wie ein tiefer See, wie eine Quelle, wie ein wärmender Speicher. Es steht für Konstantheit und Beständigkeit im Leben, für den Willen, für Einsicht und Erkenntnis. Das Qi der Nieren sorgt im Körper für den Aufbau von Strukturen, für Knochen und Zähne, für die Beschaffenheit der Haare etc. Die Nieren speichern die Essenz und das Ursprungs-Qi. Man könnte dieser Beschreibung nun ein kleines System zugrunde legen und in fünf Punkte gliedern:

1. Grundtendenz, Dynamik, Qualität, konstant ruhig kraftvoll.
2. Einteilung in Yin oder Yang: Niere Yin, Blase Yang.
3. Metaphern, Vergleiche, Bilder: wie ein tiefer See, wie eine Quelle.
4. zugeschriebene Thematik: Konstantheit, der Wille, Einsicht.
5. energetische Funktion und materieller Aspekt, stellt den Speicherplatz der Essenz/Jing zur Verfügung: Skelettaufbau, Knochen, Zähne, Haare, Flüssigkeitshaushalt.

Punkt 1 und 2 beschreiben die Qualität des Wirkens wertfrei in ihren Eigenschaften. Als Vergleiche in Punkt 3 boten sich die Jahreszeiten sowie generell alle in der Natur sichtbaren Prozesse und die chinesische Gesellschaftsordnung an. Dieser Punkt ist somit kultur- und zeitspezifisch. Manche dieser Bilder sind daher für uns oft ein wenig schwerer zu verstehen. In Punkt 4 werden diese Bilder auf Themen im Leben übertragen, die in ihrem Antrieb diese Grunddynamik brauchen. In Punkt 5 wird Bezug genommen auf die energetische Funktion und die Verwirklichung im materiellen Lebensprozess als weitere Ausdrucksform der Grunddynamik.

5.1.2. Organ-Qi-Kräfte und 5 Elemente

Die Chinesen stellten sich vor, dass diese Grundkräfte des Lebens, wie sie in den Organ-Qi-Kräften ihren Ausdruck finden, in der Natur sowie im Menschen wirksam sind. Die Lehre der 5 chinesischen Elemente ist nichts weiter als eine Beschreibung dieser Grundkräfte anhand von Vorgängen in der Natur. Wasser, Feuer, Holz, Metall und Erde sind, wie sie sich vorstellten, die reinsten in der Natur vorkommenden Ausdrucksformen von Qi-Qualitäten und grunddynamischen Aspekten.

In unserem Nierenbeispiel wird das Nieren-Qi dem Element Wasser zugeordnet. Das Element Wasser entspricht all den beschriebenen qualitativen Eigenschaften dieser Organkraft und stellt in diesem Bild die Überschrift der Organ-Qi-Qualität dar.

Die Natur freut sich, im Menschen einen seiner Ausdrücke zu finden und wirkt mit ihren Grundsubstanzen und Kräften ein Leben lang. Der Mensch unterscheidet sich nur durch die Ausprägung individuellen Geistes von seiner Natur-Umgebung. Dieses Gedankenmodell entspricht natürlich einer bestimmten Zeit, einer bestimmten Kultur und deren gesellschaftlichen Bildern. Da wir uns in einer alten patriarchalen Kultur befinden, in der Hierarchie und Ordnung ein wichtiger Teil funktionierenden Lebens waren, findet man in diesen Beschreibungen auch immer wieder das Vorbild der jeweiligen zeitspezifisch-gesellschaftlichen Ordnung. Auch die Organe und deren Kräfte unterlagen diesen oft streng hierarchischen Reihungen nach Wichtigkeit und Wertung.

Organ-Qi und deren Zuordnungen		
Leber-Galle	Element Holz	Frühling
Herz-Dünndarm	Element Feuer	Sommer
Milz-Magen	Element Erde	Spätsommer
Lunge-Dickdarm	Element Metall	Herbst
Niere-Blase	Element Wasser	Winter

5.2. Niere / Blase

Besprechung von Nieren- und Blasen-Qi aus der Sicht der chinesischen Medizin.

- Im 5 Elemente-Modell der chinesischen Medizin wird die Niere mit ihrem „Partner-Organ“ Blase dem Element Wasser zugeordnet.
- Qualität: konstant, dynamisch, ruhig, kraftvoll, ursprünglich, beständig, kontrahierend.
- Richtung: das Nieren-Qi steigt auf, das Qi der Blase sinkt ab.
- Yin/Yang: Niere = Yin Aspekt, Blase = Yang Aspekt.

5.2.1. Gedankenbild und Metaphorik des Elementes Wasser

Die Dynamik dieser Qualität wurde in der Natur dem Element Wasser zugeordnet. Das symbolische Bild des Wasserelementes ist, denke ich, sehr einfach zu verstehen. Wie die große Ruhe eines tiefen Ozeans, unergründlich und stark einerseits, trägt diese Kraft aber auch die Aspekte einer kleinen, klaren Quelle und eines kontinuierlich strömenden Flusses in sich. Kraftvoll und stark, aber auch ruhig und konstant, ist dieses Element. Beständig, ausdauernd und beharrlich bietet das Wasser in der Natur vielfältigen Lebensraum. Die Stärke des Wassers ist seine große, ruhige, manchmal aber auch abgründige und geheimnisvolle Kraft. Die Chinesen betrachteten dieses Element als den Ursprung des Lebens und das Nieren-Qi somit als eine der größten Quellen organischen Qi's.

Diese Qualität entspricht dem Bild des Winters, dem Ruhen der Natur in sich selber, den Farben Blau und Schwarz sowie einem salzigen Geschmack, dem Geschmack des Meeres, dem Ursprung des Lebens, der Verwirklichung einer tiefen, ruhigen, unendlich kraftvollen Grunddynamik.

5.2.2. Zugeschriebene Thematik

Abwechslung von Ruhe und Dynamik im Leben, Kontinuität, Konstanz, die Notwendigkeit mit den Kräften hauszuhalten usw.

- Emotionaler Ausdruck: der Wille (Blase), Sanftmut, Angst und der Schrecken (Niere), tiefe Erkenntnisse, aus denen Gewissheit reift.

5.2.3. Energetische Funktion des Nieren-Qi in der chinesischen Medizin

Die Niere speichert die Essenz

Um die Rolle der Nieren in der chinesischen Medizin zu verstehen, muss man bei der Entstehung menschlichen Lebens beginnen. Bei der Zeugung werden „Erbmaterialien" (das Qi der Mutter und des Vaters) miteinander verbunden. Die Essenz mütterlicher und väterlicher Kräfte, die den Impuls zum Wachstum eines neuen Lebens setzt, spielt im chinesischen Denken als „Vor-Himmels-Essenz" (da sie ja schon wirksam ist, noch bevor dieses neue Leben den Himmel erblickt) eine wichtige Rolle. Diese verdichtete Substanz und essentielle Information (im Sinne einer feinstofflichen Kraft) ist Grundlage und Basis menschlichen Lebens. Sie steuert Wachstum und Fortpflanzung, baut jede Form konstitutioneller Energie auf, und wird mit den Nieren assoziiert, da diese Essenz/Substanz in den Nieren ihr „Zuhause" findet. Im Laufe des Lebens wird diese Substanzkraft dann langsam aufgebraucht .

Eine weitere Form von Essenz ist die sogenannte „Nach-Himmels-Essenz“. Diese wird als essentielle „Substanz“ feinstofflicher Art aus der Nahrung gefiltert und beginnt ihr Dasein und Wirken somit eben erst nach der Geburt, nachdem der Mensch den Himmel erblickt hat. In diesem Zusammenhang ist es vor allem das Milz-Qi, das die substanziellen „Nach-Himmels-Kräfte“ aus der Nahrung gewinnen hilft. Dieser Aspekt von substanziellem Qi wird zur Aufrechterhaltung jeder Vitalfunktion, besonders aber zur Blutbildung, benötigt.

Vor und Nach Himmels Essenz bilden das „Jing"

Jing ist Basis und Fundament jeder Lebensfunktion. Als zirkulierende Ursprungsenergie fließt dieses Qi auf verschiedenen Meridianen im ganzen Körper. Sein energetisches „Zuhause“ findet man in den Nieren.

Die Nieren sind somit für konstitutionelle Kräfte, Entwicklung, Wachstum Fortpflanzung und Geburt, sowie für Lebenszyklen zuständig. Erblich bedingte schlechte Konstitution (Vor-Himmels-Essenz) zeigt sich oft in schlechtem Knochenbau, mangelnder Vitalität usw. Kann die Nach-Himmels-Essenz immer wieder aufgefüllt und angereichert werden, so ist der „Vor-Himmels-Aspekt“ doch eher determiniert. Aussprüche wie, es geht mir an die Substanz, sind wörtlich zu nehmen, denn dann wird über die Maßen Energie verbraucht, das Jing übermäßig strapaziert, und die Vitalkräfte werden geschwächt.

Die Chinesen gingen davon aus, dass, wenn man mit diesen Basiskräften sparsam umgehen lernt, das Leben länger und angenehmer sein wird. Tai chi und Qi Gong stärken vor allem ja auch dieses „Grund-Qi“ und „schützen“ das Jing (helfen, es zu bewahren).

Nieren Yin / Nieren Yang

Wie wir schon gesehen haben, ist die Niere die Heimat der Essenzen. Die Nieren speichern aber auch eine ganz spezifische Organ-Qi-Qualität.

- Das Nieren Yang: dynamische Antriebskraft, wie ein großes, wärmendes Feuer, das die Nieren stärkt, Impuls-Qi aller Yang Kräfte im Körper.
- Das Nieren Yin: ruhige, bewahrende Basiskraft, Impuls-Qi aller Yin Kräfte im Körper. Auch die Essenz (wie oben beschrieben) wird dem Yin Aspekt der Nieren zugeschrieben.

Nieren Yin und Nieren Yang erzeugen das Nieren-Qi, das im ganzen Körper zirkuliert und jede Qi-Qualität nährt. Ähnlich wie der Aspekt der

Essenz, handelt es sich um ein sehr nährendes, sehr ursprüngliches Qi. Die Nieren werden auch als Ursprung von Feuer und Wasser bezeichnet.

Tor der Vitalität

Das Tor der Vitalität stellt den Feueraspekt der Niere dar (wird dem Nieren Yang zugeschrieben) und stellt Wärme für die Essenz und alle Körperfunktionen bereit. Diesem Tor wird der Punkt Mingmen, Lenkergefäß Nr.4, zugeschrieben. Im Qi Gong wird dieser Bereich zum Aufbau der Nierenkraft aktiviert.

Wasser

Der untere Erwärmer mit seinen Organen Niere, Blase, Darm und Leber wird mit einem Drainagegraben verglichen, „Unreines" wird ausgeschieden, noch „Brauchbares" wieder nach oben gebracht.

Ohren und Haare

Die Nieren öffnen sich in die Ohren. Hörprobleme/Tinnitus werden mit der energetischen Funktion des Nieren-Qi in Beziehung gebracht.

Knochenbau / Haare / Zähne

Wie oben schon erwähnt, kann ein Mangel substanzieller Energie auch zu Problemen im Knochenaufbau sowie zu Zahnproblemen führen, da diese der Essenz zugeschrieben und von ihr genährt werden. Auch die Haare und deren Zustand hängen eng mit den essentiellen Substanzkräften (Jing) zusammen. In Zeiten übermäßiger Beanspruchung zeigt sich ein diesbezüglicher Mangel oft durch Haarausfall oder frühzeitigem Ergrauen.

Unterbewusstsein

Im westlichen Sinne würden wir den Nieren auch das Unterbewusstsein zuordnen, die wenig zugänglichen, vergessenen und verdrängten Anteile in uns, traumatische Erfahrungen usw., auch alle Erkenntnisse, die aus der Tiefe nach oben (ins Bewusstsein) gelangen.

5.2.4. Energetische Funktion des Blasen-Qi in der chin Medizin[29]

Das Qi der Blase unterstützt die Aufgaben des Nieren-Qi und sorgt für Transformation und Ausscheidung von Flüssigkeiten. Die Blase bezieht ihre Energie durch das Qi der Nieren und des dreifachen Erwärmers. Emotional wird der Blase oft der „Wille" zugeordnet.

5.3. Milz / Magen

Besprechung von Milz- und Magen-Qi aus der Sicht der chinesischen Medizin

Im 5 Elemente Modell der chinesischen Medizin wird die Milz mit ihrem Partner Magen dem Element Erde zugeordnet.

- Qualität: Milz: hebend, eine verteilende, klärende und umwandelnde Kraft. Magen: abwärtsfließend, eine stark fermentierende Kraft.
- Richtung: das Milz-Qi steigt auf/hebend, das Magen-Qi führt nach unten.
- Yin/Yang: Milz = Yin Aspekt, Magen = Yang Aspekt.

5.3.1. Gedankenbild und Metaphorik des Elementes Erde

Im 5 Elemente Modell werden die Elemente traditionell in einem Rad oder Kreis angeordnet. Die Erde wurde ursprünglich in der Mitte dieses Kreises dargestellt, wie die Nabe in einem Rad. Mit der Mitte bringt dieses Element Ausgleich und Harmonie, gewissermaßen einen Ruhepol in den Wandel der Elemente. Die Stärke der Erde ist Stabilität, Beharrlichkeit und Ausdauer, eine konstante Kraft des Hervorbringens. Als Ausdruck der Fruchtbarkeit und der Ernte symbolisiert sie den Genuss und die Muße.

Diese Qualität entspricht der Zeit der Ernte, des Spätsommers und der Ruhe, die auf den Sommer folgt. Ihr Bild spiegelt sich in erdigen, warmen Farben und angenehmer Wärme. Die Verwirklichung einer zentrierenden, bewahrenden und kontinuierlich- schöpferischen Grunddynamik.

29 In der Beschreibung der Organenergien beschränke ich mich im Wesentlichen auf die Besprechung der Yin Organe, da die Yang Organe im therapeutischen Qi Gong mit den Yin Organen „mitgenommen" werden. Der Leser/ die Leserin sei daher auf die klassische Literatur der chinesischen Medizin verwiesen. Eine Ausnahme bildet das Yang Organ Magen, in den folgenden Kapiteln wird daher auch gesondert darauf verwiesen.

5.3.2. Zugeschriebene Thematik

Die Mitte im Menschen, Ruhe und Ausgleich der Umgebung, Harmoniebedürfnis, auch die Fröhlichkeit, die aus dieser Mitte kommt, Genuss und Muße, das Sorgen für sich selbst und andere, das Selbst (als Ausdruck der Mitte) und das Verhältnis zur eigenen Individualität. Dem Element Erde werden auch das Singen und die Musik zugeordnet. Vielleicht auch deshalb, weil Musizieren und Singen, sehr einfach betrachtet, ein sinnlicher Genuss sind, der aus der Mitte „aus dem Mund herauskommt" und Fröhlichkeit und Harmonie fördert.

- Emotionaler Ausdruck: Fröhlichkeit, Stabilität, Selbstwert, das Selbst als Definition eigener Werte, Sorgen, Grübeln, Unsicherheit.

5.3.3. Energetische Funktion des Milz-Qi in der chinesischen Medizin

In der westlichen Medizin spielt die Milz eine ziemlich untergeordnete Rolle. Um die Rolle der Milz in der chinesischen Medizin zu verstehen, noch einmal – wie schon bei den Nieren – ein Blick auf den essentiellen/ substantiellen Qi-Aspekt des Jing.

Jing setzt sich zusammen aus der „Vor-Himmels-Essenz", aus ererbten bzw. universalen Qi-Kräften, und der Nach-Himmels-Essenz, reinen Qi-Substanzen, die vorwiegend aus der Nahrung gewonnen werden. Jing könnte man als „Qi- Grundausstattung" oder als individuellste Qi-Qualität jedes einzelnen Menschen bezeichnen. Von dieser Kraft hängen konstitutionelle Kraft, Stärke, Vitalität usw. ab. Beim Aspekt der Nach-Himmels-Essenz spielt nun die Milz eine wichtige Rolle.

Aufgenommene Nahrung wird im Magen fermentiert, brauchbare Stoffe umgewandelt, Unbrauchbares ausgeschieden. In Qi-spezifischer Hinsicht passiert nun folgendes: Die Milz filtert vielfältiges, wertvolles, feinstoffliches Qi (reine Essenzen) aus dem Nahrungsbrei. Sie verfeinert und transportiert diese Qi-Essenzen nach „oben", besonders zu Herz und Lunge, wo diese zur Blut- und Qibildung benötigt werden. In dieser Angelegenheit sind Milz und Magen untrennbare Partner. Zusammen gewinnen, verfeinern und extrahieren sie diese Essenzen und sind somit die Wurzel des Nach-Himmels-Qi. Aus dem Jing, aus Vor- und Nach-Himmels-Qi werden später – jetzt sehr vereinfacht ausgedrückt – sämtliche Qi-Kräfte gewonnen.

Die Milz regiert Umwandlung und Transport und kontrolliert das Blut

Der Magen nimmt die Nahrung auf, fermentiert sie, versetzt sie mit Flüssigkeit usw. Die Milz gewinnt aus den vom Magen aufgenommenen Substanzen eine gereinigte, verfeinerte Essenz, die nach oben in den Brustkorb zur Lunge und zum Herzen transportiert wird. Dort bildet sich zusammen mit dem durch die Lunge aus der Luft aufgenommenen Universum-Qi das Brustkorb Qi (Zong-Qi). So wird diese Essenz, die Magen und Milz produzieren, zur Bildung von Qi ganz allgemein und zur Blutbildung genutzt. Die Milz hat eine klärende, reinigende und verfeinernde Funktion. Ihre Bewegung ist eine aufwärts steigende, eine hebende.

Die Milz stabilisiert

Der Milz wird zugeschrieben, dass sie nicht nur eine aufsteigende Kraft hat, sondern durch ihre hebende Eigenschaft im ganzen Organismus eine stabilisierende Rolle spielt. Sie hält das Blut in den Gefäßen, die Organe an ihrem Platz und läßt das Qi in den Meridianen kreisen. Bei Krankheitsbildern, die durch eine Absinken, ein nach unten Ziehen und/oder Senken gekennzeichnet sind, ist immer eine Milz-Qi Schwäche beteiligt (Organsenkungen usw.).

Die Milz hebt das Qi, der Magen kontrolliert das Absinken

Das Milz-Qi stabilisiert, transportiert und hat eine klärende/hebende Dynamik.Das Magen-Qi fermentiert und gibt den Impuls zum weiteren Transport. Die Richtung des Milz-Qi geht eher nach oben, das Qi des Magens muss absinken. Findet diese trennende Bewegung nur ungenügend statt, ist das Milz-Qi zu schwach, kommt es zu Durchfall, zu Flüssigkeitsansammlungen, Ödemen usw. Ist das Qi schwach, geht die Klarheit (die Freude an dieser klärenden Kraft) verloren, weder Fisch noch Fleisch, weder steigt Qi gut auf noch führt es „sicher" nach unten. Verunreinigungen treten auf. Dieser Mangel kann sich sehr schnell auf alle anderen Organe übertragen oder ausweiten. Nicht zuletzt deshalb, weil Magen und Milz die Nach-Himmels-Essenz hervorbringen, von der wiederum die Bildung von Blut und Qi ganz allgemein abhängt.

Die Milz kontrolliert die Muskeln und die Extremitäten

Das verfeinerte, von der Milz gewonnene Qi wird durch den fließenden, transportierenden Aspekt dieser Qi-Qualität im ganzen Körper spürbar und wirksam. Die verfeinerten Essenzen gelangen so bis in die Extremitäten und halten diese warm. Die Milz steht für Kraft und Qualität der Muskulatur. Ist das Qi stark, ist ein guter Muskeltonus die Folge (die Leber sorgt für Geschmeidigkeit und Elastizität der Sehnen).

Die Milz öffnet sich in die Lippen

Das Erdelement öffnet sich in den Mund. Der Mund spielt klarerweise eine wichtige Rolle bei der Nahrungsaufnahme. Die Stärke der Milz zeigt sich auch im Glanz und der Beschaffenheit der Lippen sowie in einem guten Geschmacksinn.

Ordnendes Denken

Wie auch oben besprochen, ist die Milz für eine aufsteigende und klärende Bewegung zuständig. Sie beherrscht alle Transport-und Umwandlungsprozesse im Körper, die auch ganz allgemein als klärende Vorgänge bezeichnet werden können. So ist in einer analogen Betrachtung die Milz auch für das Ordnen und Klären der Gedanken zuständig. Sie spielt eine wesentliche Rolle für alle Denk- und Merkprozesse, für Kombinationsprozesse sowie folgerichtiges, scharfes Denken. Die Milz schärft den Geist, das Herz hält ihn wach, klar und offen.

5.3.4. Energetische Funktion des Magen-Qi in der chinesischen Medizin[30]

Milz und Magen sind in vielerlei Hinsicht nicht voneinander zu trennen. Zusammen sind sie die Wurzel des Nach-Himmels-Qi und in großem Maße für Verdauungsprozesse zuständig.

30 In der Beschreibung der Organenergien beschränke ich mich im Wesentlichen auf die Besprechung der Yin Organe, da die Yang Organe im therapeutischen Qi Gong mit den Yin Organen „mitgenommen" werden. Eine Ausnahme bildet das Yang Organ Magen, da es mit seiner eigenen Symptombildung einen wichtigen Stellenwert im therapeutischen Qi Gong hat. In den folgenden Kapiteln wird daher auch gesondert darauf verwiesen.

Das Magen-Qi steigt ab

Fermentieren, Reifen und Vergären sind die charakteristischen Aufgaben des Magen-Qi. Wesentlich dabei ist die Kontrolle über ein „sicheres“ Absteigen von Qi (was man bei einer Umkehr dieser Bewegung auf sehr unangenehme Art und Weise spürt). Anders als das hebende Qi der Milz muss das Magen-Qi absinken, um die vorverdaute Nahrung an den Dünndarm weiterzuleiten. Aufgabe des Magens ist es, die Abwärtsbewegung des ganzen Verdauungstraktes zu initiieren und zu unterstützen.

Der Magen liebt die Feuchtigkeit

Anders als das Milz-Qi, das ein trockenes Klima liebt, um seiner Aufgabe des Klärens und Filterns gerecht zu werden, brauchen die Fermentierungs- und Reifungsprozesse des Magens viel Flüssigkeit. Herrscht ein zu trockenes Klima, können sich Hitze und Trockenheit im Magen entwickeln, pathogene Faktoren, die sich auf alle weiteren Verdauungsorgane ausbreiten können.

Das Magen-Qi und die Gesundheit

Ein starkes Magen-Qi ist für das Gesundheitsbild eines Menschen ganz generell zuständig. Bildet das Nieren-Qi die Basisenergie und somit quasi den Hintergrund an Gesundheitspotential eines Mensch, ist das Magen-Qi eine starke Konstante des „Hier und Jetzt“ an Gesundheit. Ist das Magen-Qi stark, so heißt es in der chinesischen Medizin, ist der Gesundungsprozess einer Krankheit von guten Vorzeichen gesegnet. Ist das Magen-Qi schwach, stehen die Vorzeichen eher ungünstig.

5.4. Leber/Galle

Besprechung von Leber- und Gallenblasen-Qi aus der Sicht der chinesischen Medizin

Im 5 Elemente Modell der chinesischen Medizin wird die Leber mit ihrem Partner Galle dem Element Holz zugeordnet.

- Qualität: dynamisch, schnell, erfrischend, kreisend.
- Richtung: Das Leber-Qi steigt auf, das Gallenblasen-Qi steigt ab.
- Yin/Yang: Leber = Yin Aspekt, Gallenblase = Yang Aspekt.

5.4.1. Gedankenbild und Metaphorik des Elementes Holz

Holz ist die Kraft des jungen Frühlings, eine sehr lebendige, dynamische und junge Kraft, die sich über sich selber und die Lust zu leben und zu wachsen freut. Jedes Sprießen, Wachsen, Entwickeln, Werden und Wollen lassen sich mit dieser Metaphorik verbinden. Auch symbolisiert dieses Element den Bauplan, dem jedes Wachsen zugrunde liegt. So wie jeder Keimling schon die Idee der reifen Pflanze in sich trägt, stellt die Kraft des Holzes die Freude und das Streben nach Verwirklichung und Entwicklung dar.

Das Element Wasser symbolisiert die gespeicherte Erbinformation, die zur Entwicklung und Fortpflanzung notwendig ist. Das Holz mit seinen Organen Leber und Gallenblase symbolisiert nun Entwicklung als kreativen und dynamischen Akt der Schöpfung. Diese Kraft hat etwas sehr Junges, Schnelles und ein wenig Ungestümes an sich. Sie ist auch das flexibelste unter den chinesischen Elementen, muss diese Kraft doch in ihrem Streben nach Entwicklung und Wachstum auf veränderte Bedingungen sofort reagieren können.

Diese Qualität entspricht der Kraft des jungen Frühlings, der Farbe Grün und einem erfrischenden saurem Geschmack. Weitere Bilder sind: der General einer Armee, die Zeit der Jugend und der Übermut. Die Verwirklichung einer jungen, aufstrebenden und erfrischend-lebendigen Grunddynamik.

5.4.2. Zugeschriebene Thematik

Entwicklung, Ziele, Ideale, Selbstverwirklichung, Mut und Entschlossenheit den eigenen Weg zu gehen, eigene Pläne/Talente zu verwirklichen, „Leben und Leben lassen", Freude an Erfolg und Fortschritt, Kreativität.

- Emotionaler Ausdruck: Freude, Freundlichkeit, Großzügigkeit, Zorn, Ärger, Wut.

5.4.3. Energetische Funktion des Leber-Qi in der chinesischen Medizin

Die Leber speichert das Blut

Blut und Leber sind zwei Begriffe, die in der chinesischen Medizin stark miteinander verbunden sind. Die Leber speichert das Blut und reguliert das Blutvolumen. Zur richtigen Zeit am richtigen Ort die richtige Menge an Blut zur Verfügung zu stellen, ist einer der Hauptaufgaben der Leber. Ist der Mensch in Ruhe, fließt das Blut zur Leber zurück, bei Bewegung fließt es in den Körper hinaus. Durch seine blutregulierende Wirkung hat die Leber auch einen wichtigen Einfluss auf die Menstruation und reguliert den Blutfluss während der Regelblutung.

Die Leber sorgt für einen guten Qi-Fluss

Die Nieren stellen die Basisenergie (Jing, Ursprungs-Qi) zur Verfügung und sind sozusagen die Eltern jeder „Qi-Art". Die Lunge herrscht über das Qi, da sie über die Atmung die Verbindung zum universalen Qi herstellt und die Qi-Zirkulation in den Meridianen „beaufsichtigt". Die Milz filtert die reinen Essenzen aus der Nahrung, die zur Bildung von Blut und feinstofflicher Substanzen benötigt werden. Die Leber sorgt nun für einen harmonischen, geschmeidigen Qi-Fluss, und zwar in allen Meridianen, in allen Organen, im ganzen Körper. So hat jeder Qi-Stau in der chinesischen Medizin mit Leber und Gallenblasenaspekten zu tun. Das Leber-Qi sorgt für die nötige Geschmeidigkeit und Flexibilität, um dem energetischen Gesamtsystem ein Funktionieren, Bestehen und Wachsen zu sichern. Jede Form von Qi benötigt diesen Aspekt, um ein harmonischer Teil des „Großen Ganzen" zu sein.

Die Leber herrscht über die Sehnen und Gelenke

Milz und Magen sind für den Zustand der Muskulatur zuständig, die Leber nun sorgt für Geschmeidigkeit und Beweglichkeit, was sich in einem körperlichen Sinne ja auch in der Beschaffenheit der Sehnen und Gelenke ausdrückt. Auch die Nägel, die als Produkt der Sehnen betrachtet werden, werden dem Leber-Qi zugeschrieben. Störungen auf dieser Ebene können auf Leber-Qi-Stagnationen ganz allgemein hinweisen. Flexibilität, Beweglichkeit und Bewegungsfreude sind Themen, die in dieser Sichtwiese mit dem Leber-Qi eng verwoben sind.

Die Augen

Die Leber öffnet sich in die Augen. In der chinesischen Medizin hat das Leber-Qi viel mit der Sehkraft zu tun. Leber-Qi Probleme können Rötungen verursachen, das Augenlicht trüben, zu verschwommener Sicht führen und die Sehkraft ganz allgemein beeinträchtigen. Die Nieren stellen die Basiskraft für alle Sinnesorgane zur Verfügung. Das Herz-Qi sorgt für die Klarheit und den Ausdruck der Augen als kommunikative Sinnesorgane. Die Leber nun ermöglicht den Augen „zu sehen", die Kraft des Augenlichtes. In einer analogen Betrachtungsweise auch die „Weitsicht" sowie die Fähigkeit, etwas fixieren zu können – den Mut, „hinzusehen", und die Entschlossenheit darauf zu reagieren.

Emotionale Aspekte

Da die Leber für einen harmonischen Qi-Fluss generell sorgt und die nötige Energie für Wachstum und Entwicklung zur Verfügung stellt, hat sie auch einen engen Bezug zur „Gefühlswelt". Das Leber-Qi stellt die Lust am eigenen individuellen Ausdruck und an der kreativen Kraft der Selbstverwirklichung dar.

Das Gallenblasen-Qi liefert den Mut und die Entschlossenheit, Pläne und Vorstellungen auch umzusetzen. Einschränkung und Begrenzungen können Enge und somit gestautes Qi verursachen. Vor allem gestauter Zorn und verdeckter Ärger schaden dem Leber-Qi ganz außerordentlich und verursachen Blockierungen. Einerseits treten diese in Leber-Qi-typischen Stellen, wie im Unterbauch, Rippenbogen und in der Kehle auf, andererseits führen diese zu einem ganz allgemeinem „Zusammenziehen" der Körperstruktur, einer eingeschränkten Bewegungsfähigkeit und Flexibilität sowie zu Ängsten, Unlustgefühlen, Frustration und Depression.

Wind

Das Leber-Qi hat einen engen Bezug zum pathogenen Faktor Wind. Unberechenbar wie diese junge Kraft oft ist, ist es auch dem Wind in der Natur zu eigen, manchmal ganz plötzlich und heftig aufzutauchen. Wind kann von außen eindringen, wie z. B. bei einer Verkühlung. Wind kann aber auch innerlich verweilen, sich „festsetzen" und zu Problemen führen. So sind nach der chinesischen Sicht der medizinischen Wirklichkeit plötzlich auftretende und wechselnde Symptome einem inneren Wind zuzuschreiben. Auch Krämpfe und plötzlich auftretende Versteifungen sind Wind-Symptome.

Das Leber-Qi steigt auf

Das Leber-Qi hat die natürliche Tendenz, aufzusteigen und für die Verteilung von Blut und Qi zu sorgen. Ist dieses „Aufsteigen" aufgrund einer Disharmonie zu heftig, kann es zu einem Überschießen des Leber-Yang kommen, was Kopfschmerzen, rotes Gesicht, Schwindel, Tinnitus und Augenprobleme hervorrufen kann. Die gegenläufige Bewegung des Leber-Qi ist ein „zuviel“ an dynamischem Aufsteigen.

5.4.4. Energetische Funktion des Gallenblasen-Qi in der chinesischen Medizin

Die Gallenblase hilft bei der Verdauung

Die Gallenblase hilft bei der Verdauung, indem sie Gallenflüssigkeit speichert und diese bei Bedarf ausscheidet. Die Leber sorgt für einen harmonischen Fluss von Qi und Blut, die Gallenblase für einen harmonischen Verdauungsprozess. Milz und Magen, die beiden aus der Sicht der chinesischen Medizin primär für die Verdauung zuständigen Organe, halten dadurch eine enge Verbindung zum Gallenblasen-Qi. Sind Leber und Galle in ihrem „Fließen“ behindert, ist auch der Fluss von Milz- und Magen-Qi und somit der Verdauungsprozess beeinträchtigt.

Mut und Urteilskraft

In der chinesischen Medizin kommt der Gallenblase eine große emotionale Rolle zu. Sorgt das Leber-Qi für die Lebensplanung, so ist die Galle für die Ausführung zuständig, für den Mut, „Geplantes“ auch in die Tat umzusetzen. Mut und Entschlossenheit werden der Galle zugeschrieben. Ihre Aufgabe ist die Kraft zur Entscheidung, was nun von den „Leberplänen“ in die Tat umgesetzt wird und was nicht. Auch der Mut, sich zur Wehr zu setzen, Eigeninitiative und persönliches Engagement brauchen nach der chinesischen Sicht der Welt ausreichend Gallenblasen-Qi, um Wirklichkeit zu werden.

Flexibilität

Sehnen und Bänder werden mit Gallenblasen-Qi versorgt, um flexibel und geschmeidig zu werden. Die Nieren sorgen für die notwendige Körperwärme, um Qi in jede Muskelfaser und bis in die Extremitäten zu bringen, Magen und Milz sorgen für einen guten Muskeltonus, die Leber versorgt die Sehnen mit Blut, die Gallenblase mit Geschmeidigkeit. Die Lunge wiederum beherrscht den Raum zwischen Muskeln und Haut und schützt mit ihrem „Abwehr-Qi“ (Wei-Qi) vor „äußerem Eindringen“.

5.5. Herz / Dünndarm

Besprechung von Herz- und Dünndarm-Qi aus der Sicht der chinesischen Medizin

Im 5 Elemente Modell der chinesischen Medizin wird das Herz mit seinem Partner Dünndarm dem Element Feuer zugeordnet.

- Qualität: verteilend, in alle Richtung kraftvoll pulsierend, ausdehnend, klärend.
- Richtung: das Herz-Qi hat eine nach außen fließende und kreisende Bewegung, das Dünndarm-Qi führt nach unten.
- Yin/Yang: Herz = Yin Aspekt, Dünndarm = Yang Aspekt.

5.5.1. Gedankenbild und Metaphorik des Elementes Feuer

Das Element Feuer ist auch aus unserer westlichen Perspektive leicht zu verstehen. Das Lodern und Leuchten des Feuers entsprechen einer aufwärtsstrebenden, sich ausdehnenden Kraft. Eine Kraft, die hinaus-, sich ausbreiten und sich zeigen will. Die Chinesen verbanden mit diesem Element ganz generell die Freude und die Lust am „Sein". Dieses Element symbolisiert die Freude der Natur über sich selbst, mit all dem Überschwang des Blühens und Gedeihens. Die Stärke des Feuers ist seine große Kraft, seine Helligkeit und natürlich seine Wärme. Auch das sich Be-Geistern- und Er-Wärmen-Können für das Leben und die Welt ganz allgemein entsprechen dieser Grundkraft.

Diese Qualität entspricht dem Sommer als Zeit des Reifens und des Überschwangs, der Farbe Rot und einem bitteren Geschmack. Weitere Bilder wären: der Monarch über die Organe, Kaiser und Herrscher. Die Verwirklichung einer pulsierenden, sich ausdehnenden und freudig-anregend lebensfrohen Kraft.

5.5.2. Zugeschriebene Thematik

Schöpferische Freude am Tun und Handeln, Klarheit, Bewusstheit, gut im Kontakt mit sich und anderen zu sein, Freude und Stärke in Kommunikation und Austausch.

- Emotionaler Ausdruck: Freude, Liebe, Überschwang, Stress, Hektik, Ungeduld,

5.5.3. Energetische Funktion des Herz-Qi in der chinesischen Medizin

Das Herz reguliert den Fluss des Blutes

„Sind Herzblut und Herz-Qi reichlich vorhanden, schlägt das Herz ruhig" heißt es in alten Schriften. Hauptaufgabe des Herzens in der chinesischen Medizin ist, das Blut und die Blutgefäße zu regieren und zu kontrollieren, für einen ruhigen, stetigen Fluss des Blutes zu sorgen. Auch der Impuls zum Schlagen wird über das Herz-Qi initiiert.

Die Milz filtert die reine Essenz (Qi) aus der Nahrung und wandelt sie in einer Aufwärtsbewegung zu dem um, was Lunge und Herz brauchen, um ihren Funktionen nachzukommen. Die Nieren wiederum stellen als Basiskraft sicher, dass einerseits genug Antriebskraft (Yang), anderseits genug Ruhe (Yin) zur Verfügung stehen. Milz- und Nieren-Qi sind für einen guten ruhigen Fluss des Herz-Qi's und somit des Blutes unabdingbar.

Das Herz ist der Sitz des Shen

„Shen" wird oft mit Bewusstsein oder mit Geist übersetzt. Shen ist aber auch die höchste Intelligenz, das „Gewahrsein" des Menschens über sich selbst sowie Geisteskraft und mentale Fähigkeiten, die sich im Ausdruck nach außen spiegeln.

Der Sitz des Shen ist im Herzen. Mit dem Herz-Qi steigt es hinauf zu den Augen und zum Bereich zwischen den Augen (drittes Auge). Ein starkes Shen zeigt sich in einem klaren Gesicht, im Glanz der Augen und in einer klaren Aussprache. Bei starkem Herz-Qi, und somit einem klaren Shen, ist der Geist ruhig, wach und klar, der Schlaf erholsam.

Das Herz ist der Sitz der Emotionen

Das Herz wird in der chinesischen Sichtweise oft als Kaiser, Monarch oder Regent über die Emotionen bezeichnet. Auch in unserem westlich-analogen Denken wurde und wird das Herz mit Gefühlen in Verbindung gebracht. Gut mit sich selber und anderen im Kontakt zu sein hat einen starken Zusammenhang mit dem Herz-Qi. Die Lunge sorgt für ein Gefühl der Nähe und Distanz. Auf welche Weise man jedoch in Begegnung und Kommunikation seine Gefühle zeigt, in welchem Maße dies für die jeweilige Persönlichkeit auch wichtig ist, dürfte stark dem Herzen zugeschrieben werden.

Das Herz öffnet sich in die Zunge

Das Herz öffnet sich in die Zunge und kontrolliert die Sprache. Starkes Herz-Qi zeigt sich in einer klaren und deutlichen Aussprache sowie im Glanz des Gesichtes.

Schlaf

Da das Herz eine enge Beziehung zum Geist (Shen) hat, ist es auch für einen gesunden, ruhigen und erholsamen Schlaf zuständig. Das Herz-Qi hat eine starken Bezug zum „Zur-Ruhe-Finden" in der Nacht, dem Rückzug des Alltagsbewusstseins nach innen.

Schwitzen

Sorgt das Lungen-Qi generell für die Haut und für deren Befeuchtung, so ist das Herz-Qi für einen gut funktionierenden Kreislauf von Blut und Körperflüssigkeiten sowie für einen harmonischen „Fluss der Emotionen" zuständig. Spontanes Schwitzen und Nachtschweiss können auf eine Herzthematik hinweisen.

5.5.4. Energetische Funktion des Dünndarm-Qi in der chinesischen Medizin

Nahrung und Flüssigkeiten werden vom Magen fermentiert und an den Dünndarm weitergegeben. Brauchbares, essentielles Qi wird durch die Milz herausgefiltert. Unreines wird zu Blase und Dickdarm weiter transportiert. Dem Dünndarm kommt die Aufgabe des Unterscheidens und des Entscheidens zu (rein und unrein). In der chinesischen Medizin wird dies auch in emotionaler Hinsicht thematisiert. Die Aufgaben des Dünndarms stehen in enger Verbindung mit Magen und Milz, da diese wesentlich mit der Verdauung in Beziehung stehen. Die notwendige Wärme und Energie zur Dünndarmtätigkeit werden wesentlich auch von den Nieren geliefert, die durch ihre Aufgabe des Wärmens einen großen Beitrag zum Verdauungsprozess leisten.

5.6. Lunge/Dickdarm

Besprechung von Lungen- und Dickdarm-Qi aus der Sicht der chinesischen Medizin

Im 5 Elemente Modell der chinesischen Medizin wird die Lunge mit ihrem „Partner-Organ Dickdarm dem Element Metall zugeordnet.

- Qualität: Lunge: fein, leicht, zart, besprühend, öffnend, zerstäubend, kreisend, verdichtend.
- Richtung: Das Lungen-Qi beschreibt eine verteilende, absinkende sowie eine das Innen und Außen verbindende Bewegung. Das Dickdarm-Qi führt nach unten.
- Yin/Yang: Lunge = Yin Aspekt, Dickdarm = Yang Aspekt.

5.6.1. Gedankenbild und Metaphorik des Elementes Metall

Metall ist wahrscheinlich das am schwierigsten zu verstehende Element, da wir in unserem westlichen Verständnis keinen derartigen Elementsbezug haben. Metall ist das einzige Element, das erst vom Menschen durch Abbau und Gewinnung erzeugt wird. Anders als Erde und Feuer, Wasser und Holz, Elemente,die aus der Natur selber geboren werden, stellt das Metall einen Aspekt dar, der erst durch die unterstützende, förderne Kraft des Menschen gewonnen werden kann. Metall wird aus rohen Erzen gewonnen und muss geschmolzen oder eingeschmolzen werden. Eine verdichtende, nach innen ziehende Kraft ist notwendig, um diesen Rohstoff zu bergen und freizulegen. Auch die Jahreszeit des Herbstes entspricht der Bewegung der Natur nach innen, eine Konzentration auf die innersten Strukturen und Anlagen. Diese Qualität entspricht dem Herbst, einer weißen hellen Farbe und einem scharfen Geschmack sowie dem Rückzug der Natur nach der Ernte. Die Verwirklichung einer verdichtenden, strukturbildenden Grunddynamik.

5.6.2. Zugeordnete Thematik

Wie das Metall aus den Bergen, aus dem Innersten, geborgen wird, steht dieses Element für die Bewegung nach innen, auch in innere geistige Räume und Welten. Es symbolisiert Strukturen, Regeln, Glaubenssätze, Werte und

Überzeugungen, die der Mensch erst in seiner gedanklichen Welt erschaffen muss. Diese gedanklichen Strukturen zu formen durch Konzentration, Intelligenz und mentale Kraft ist die Stärke des Lungen-Qi. Diese andererseits als selbsterschaffene und selbstgewählte Strukturen zu erkennen und zu gegebener Zeit wieder aufzuheben ist ihre Freiheit.

Weiters steht diese Qualität für die Verbindung mit dem universalen Qi. Man könnte auch sagen, jeder Atemzug erinnert an eine universale Ordnung, an die Anbindung an ein größeres Ganzes.

- Emotionaler Ausdruck: Freiheit, Freude an angemessenen Veränderungen und Entwicklung, Trauer, Abschied.

5.6.3. Energetische Funktion des Lungen-Qi in der chinesischen Medizin

Die Lunge, das „zarte Organ", herrscht über das Qi und die Atmung

Der Austausch, die ständige Erneuerung von Qi über die Atmung ist natürlich eine der Hauptfunktionen der Lunge. Über die Luft nimmt sie mit jedem Atemzug kosmisches/universales Qi auf. Im Brustkorb verbindet sich das Qi der Lunge mit den verfeinerten Qi-Essenzen aus der Nahrung (Milz). Aus diesen feinstofflichen Extrakten wird dann Blut und Qi gebildet, das über die Leitbahnen und Blutgefäße im ganzen Körper kreist (hierbei ist natürlich auch das Qi des Herzens eingebunden).

Die Lunge kontrolliert ganz allgemein den Kreislauf aller Qi-Qualitäten in den Meridianen und sorgt dafür, dass der ganze Körper ausreichend mit frischem Qi und Körperflüssigkeiten versorgt wird. Da die Lunge ständig mit Qi von außen kommuniziert, ist sie das Organ mit „dem größten Außenkontakt". Sie steht sozusagen in ständigem Austausch mit der Welt, mit jedem Atemzug wieder aufs Neue. Es ist schon bemerkenswert, dass ein Organ, das äußeren Einflüssen so stark ausgesetzt ist, derartig zarte und feine materielle Strukturen aufweist.

Die Lunge kontrolliert Verteilen und Absinken

Wie wir schon gesehen haben, ist die Lunge an der Verteilfunktion von Organ-Qi maßgeblich beteiligt. Sie produziert darüber hinaus aber auch noch eine andere Art von Qi, das sogenannte Abwehr Qi (Wei Qi). Dieses Wei Qi schützt uns vor äußeren Einflüssen und befindet sich in der Schicht zwischen Muskeln und Haut. Die Lunge regiert über die Atmung, so auch über die Hautatmung und kontrolliert Öffnen und Schließen der Hautporen. Normales Schwitzen, eine gute reinigende Hautfunktion weisen auf ein starkes Lungen-Qi hin.

Das Lungen-Qi hat eine absteigende Tendenz, vor allem zu den Nieren, die ihre Befeuchtung für die Wärmefunktion brauchen. Die Verdauungsorgane wiederum benötigen diese absinkende Kraft, um ausreichend mit Körperflüssigkeiten versorgt zu sein. Steigt das Qi nicht genügend ab, kommt es zu Asthma, Atemnot, Erkrankungen der Atemwege und Verstopfung. Das Qi der Lunge bewegt sich dann sozusagen gegenläufig.

Wie ein feiner Nebel

Wie ein feiner Nebel wird das Lungen-Qi beschrieben. Ein feiner Nebel, der überall hin gesprüht wird und für eine ausgeglichene Feuchtigkeit im ganzen Körper sorgt. Ein immerwährender Sprühregen, der Qi überallhin gleichmäßig verteilt und vor allem auch sanft und natürlich absinken lässt.

Haut und Haar

Eine gute, normale Befeuchtung der Poren, eine gute Hautatmung sorgt für ein schönes Hautbild und für glänzendes Haar.

5.6.4. Energetische Funktion des Dickdarm-Qi in der chinesischen Medizin

Lunge und Dickdarm haben beide eine enge Verbindung zu „Ausscheidungsvorgängen“. Sorgt der Dickdarm für die Endausscheidung der über die Nahrung in den Körper gelangten Stoffe, so scheidet die Lunge Giftstoffe über die Haut aus. Der Dickdarm braucht zu seiner „Arbeit“ von seinem Yin Partner ausreichend absinkendes Lungen-Qi, das ihn bei seiner umwandelnden und ausscheidenden Funktion unterstützt. Ist das Lungen-Qi schwach, kann es nicht richtig absinken, so kann es zu Verstopfung und Völlegefühlen kommen. Die Verdauung an und für sich mit all ihren Krankheitssymptomen wird in der chinesischen Medizin allerdings eher der Milz zugeordnet und als Milz-Qi-Muster behandelt.

Emotional wird der Dickdarm mit der Thematik des „Loslassens“ in Verbindung gebracht.

6.

Der Weg in ein Qi Muster – Spuren im Sand

Wege einer inneren Dynamik

6.1. Der Weg in ein Qi Muster – Spuren im Sand

Ein chinesischer Energetiker (Praktiker, Behandler) denkt in Yin und Yang Wechselwirkungen/Interaktionen der immerwährenden Dynamik des gesamten Qi-Systems. Energetische fühl-, spür- und fassbare Zustände sind völlig reale Phänomene seiner Weltsicht.[31] Tritt eine Störung auf, z.B. ein energetisch wie auch immer gearteter Mangelzustand, so prägen sich sogenannte *Qi Muster* aus. Qi Muster werden ganz automatisch als psychisch/physische Zustände betrachtet bzw. eine Trennung in Psyche und Körper wäre völlig a-typisch für das chinesische Qi-Konzept. Leichtes Energieungleichgewicht ist wohl jedem, oft einfach tagesbedingt, bestens bekannt. Diese energetischen Mankozustände gleichen sich oft fast von selber nach einer Phase der Regeneration wieder aus. Ist der Stress für das System nicht allzu groß, kann intern ausgeglichen werden (bzw. durch eine Zufuhr heilender, ausgleichender Substanzen, wie Kräuter, Ernährung usw.). Auch durch rechtzeitige Behandlung können die Qi-Kräfte wieder für Ausgleich sorgen. Nach einer Phase der Regeneration ist der Qi Zustand wieder in Ordnung. Auch eine Phase der Ruhe und/oder der persönlichen, körperlich/psychischen Regeneration sorgt für Erholung und baut Qi wieder auf.

Auf leichten Stress oder kurzfristige Belastungen kann der Organismus mit Ausgleich, Regulation und Anpassung reagieren. Dringt der Störfaktor in weiterer Folge in den Körper/ins Innere ein, bildet sich ein sogenanntes

---

31 Dieses Qi-System ist oft auch mit einer Landschaft verglichen worden, in der sich ständig Wechselwirkungen in Form von Naturgeschehen (klimatischen Bildern) vollziehen.

„Qi Muster“ aus. In der ersten Phase kann aber, wie oben erwähnt, oft durch Behandlung und/oder eine Zeit der Regeneration eine völlige Ausheilung erreicht werden. Ist der Stress jedoch zu groß, zu intensiv, immer wiederkehrend oder anhaltend, beginnt sich ein somatischer Wandel zu vollziehen. Der Organismus leitet den Stress nachhaltig nach innen und bildet ein „Qi Muster“. Dieses Qi Muster wird im Organismus nun auf tieferer Ebene abgespeichert und integriert. Ein Subsystem bildet sich aus und wird zu einem Teil des Gesamtsystems. Das Qi Muster konnte „Wurzeln schlagen“, die sich im System nun gut und sicher verankern und etablieren.

Der abgelagerte Stress, sei er emotionalen, körperlichen Ursprungs oder einfach umweltbedingt, wurde durch diesen somatischen Wandel im Qi-System eingebettet. Das Qi Muster hinterlässt seine Spuren im Qi-Gesamtbild. Dem System erscheint es jetzt wohl schlauer und weiser, den Stress, die Störung, zu integrieren (zu einem Teil von sich selber zu machen) als gleich zu kapitulieren. Das Gesamtsystem ist nach diesem Vorgang auch nach wie vor funktionsfähig, jedoch ein wenig eingeschränkter als zuvor. Es hat von seiner ureigenen Flexibilität und Individualität nun schon etwas eingebüßt. Dieser Vorgang ist auch wieder umkehrbar, aber zu berücksichtigen bleibt, dass das Muster seine eigene Dynamik, seine eigenen „Strukturen“ entwickelt hat.

Wie ein ungebetener Gast hat sich die Qi-Störung im System eingenistet und ein eigenes Untersystem gebildet. Geht der Weg weiter in diese Richtung, werden die Muster meistens auch immer starrer und hartnäckiger. Fast als ob die eingedrungenen „ungeliebten“ Gäste nach einiger Zeit nicht mehr als „fremd und unliebsam“ erkannt würden. Der Organismus ist darauf bedacht, immer weiter zu funktionieren und eine Einheit zu bleiben. Um als solche weiter zu bestehen, wurde der Qi-Stress integriert. Dieser Vorgang hinterlässt die Spuren eines Weges und prägt ein Qi Muster.

Somatischer Wandel schlägt sich immer als energetisches Muster feinstofflicher Art nieder, der Ausdruck nach außen kann eine körperliche Erkrankung, eine Blockierung und/oder eine psychische Störung sein. Auch eine wie immer geartete beeinträchtigte Beziehung zur Umwelt wäre eine Spielart. Es bieten sich viele Wege des Ausdrucks „nach innen und außen“ an. Also wird sich jeder Qi-Stress als energetisches Muster abzeichnen. Der Ausdruck kann psychisch, körperlich oder auch beides sein. Selbst wenn das Qi Muster keine sichtbaren körperlichen Symptome zeigt, kann die Wurzel dennoch erhalten bleiben. Wird z.B. auf eine Verkühlung nachhaltig nicht reagiert oder ist der Organismus schon im Vorfeld z. B. durch einen

Qi-Mangel geschwächt, kann die eindringende Kälte den Körper auf tieferer Ebene in Mitleidenschaft ziehen. So entsteht z.B. ein Lungen-Qi Muster mit all seinen zugehörigen Symptomen. Diese „eingelagerte" Störung wird zu einem Teil des Gesamtsystems und prägt das Gesamtbild des Qi-Systems nun nachhaltig mit. Als Subsystem raubt dieses Muster dem Gesamtsystem Energie und Flexibilität und mindert die Belastbarkeit (chinesisches Muster: Lungen-Qi Schwäche, Lungen Yin Mangel etc). Symptome: z. B. Reizhusten, immer wiederkehrende Erkältung und Erschöpfung.

Natürlich ist jemand mit diesen Symptomen weiter lebens- und arbeitsfähig und nach unserem Verständnis nicht einmal richtig krank. Auf kommende Belastungen wird er aber schon als „*Mensch mit Lungen-Problem*" reagieren bzw. werden genau diese Symptome ganz schnell auf Druck und Belastung in Erscheinung treten.

Auf ähnliche Auslöser sind jetzt die Schaltstellen schon vorprogrammiert und die Spuren sind *breite Wege* geworden. Diese Wege in die Muster der Symptomatik sind bald gut eingefahrene Reiz-Reaktionsmuster geworden. Das Subsystem, der integrierte Störfaktor, hat nun seine eigene Dynamik und als eigenes kleines System, als Qi Muster, sein Eigeninteresse zu bleiben, entwickelt. Die Situation ist nun nicht mehr so leicht wieder aufzulösen. Symptome haben sich verselbständigt und schon geringere Auslöser reichen dann oft aus, die Symptomatik zu erzeugen. Solange die Wurzel, also das ursächliche „Zuviel" an Belastung, nicht erkannt und der integrierte Störfaktor nicht ausgeheilt wird, bleibt das energetische Muster erhalten.

Das vorläufige Endergebnis der Störung wäre das Qi Muster, der Weg dorthin, wie Spuren im Sand, und das wiederum ist individuell völlig verschieden. Jedoch der Mensch trägt das Wissen um den Weg zurück in sich, den Weg in die Umkehr des somatischen Wandels und das Bewusstsein darüber.

Ein weiterer Schritt wäre nun natürlich, die Interaktion der Organe bzw. des gesamten Qi Systems weiter zu betrachten. Ein Organ-Qi reagiert ja nicht alleine, sondern die Veränderung bezieht sich immer aufs „Ganze".

Aber Vorsicht, wir befinden uns auf östlichem Boden und somit auf der Basis subjektiver Beschreibungen. Dies ist eine Art, diese Strukturen zu beschreiben und man sollte uns vor dem westlichen „*So ist es Denken*" tunlichst hüten.

6.1.1. Das chinesische Bild / Spuren im Sand als prägende Wege

Ausgangspunkt Qi-Stress	generell als Bezeichnung für Überforderung, Belastung.
Reaktion – Ausgleich	bei nicht allzu langer Dauer und individuell „verdaubarer" Stärke.
Reaktion Kampf	Hier tritt z. B. das Wei-Qi in Aktion und versucht, ein Eindringen von außen, z. B.einen pathogenen Faktor (Hitze/ Kälte) abzuwehren.
Reaktion Integration	das energetische System sucht sich einen von vielfältigen Wegen, den Stress nach „innen" zu leiten und zu integrieren.
Qi Muster	die Prägung, die die Störung bei ihrer Integration hinterlässt
Symptom	der nach außen hin sichtbare Audruck: physisch/ psychisch
Wurzel	der ursprüngliche Stress, die Belastung als im Qi-System verankerte/gespeicherte Information
Die Spuren	der Weg, den das System gegangen ist

Zwei ganz einfache Beispiele sollen dieses „Bild" verdeutlichen:

z.B. Qi-Stress	länger anhaltende Kälte
Symptome	Husten, Erkältung, Müdigkeit, Lustlosigkeit
Die Spuren, der Weg	eindringende Kälte als pathogener Faktor, Qi Mangel, eingedrungene Kälte attackiert die Lungen, Lungen-Qi wird geschwächt
Chinesisches Muster	Lungen-Qi Mangel
Die Wurzel	der Qi-Stress als eingelagerte „Urinformation" des Qi Musters
z.B. Qi-Stress	psychische Überforderung / Druck
Symptome	Kopfschmerzen, depressive Verstimmung
die Spuren, der Weg	Qi Mangel, Yang Kräfte werden attackiert, Leber Yang reagiert und steigt krankhaft auf, Yin wird geschwächt
Chinesisches Muster	aufsteigendes Leber Yang
Die Wurzel	der Qi-Stress als eingelagerte „Urinformation" des Musters

6.2. Traumatische Erlebnisse

Ein Erlebnis, eine Situation, eine Bedrohung oder eine Einwirkung äußerer Gewalt usw. stellt eine immense Überforderung für das Gesamtsystem dar. Traumatische Erlebnisse verursachen sozusagen als „immenser Qi-Stress" sofort Qi- Stagnationen, Qi-Blockierung. Der entstandene Stress sucht sich einen Weg ins „Innere". Dieses „erstarrte Qi" wird ein Qi Muster ausbilden und seinen Abdruck/ seine Spuren auf jeden Fall hinterlassen und somit das Verhalten, die Gesundheit usw. des Individuums prägen.

Es gibt Hinweise darauf, dass Qi-Stagnationen, die aus traumatischem Erleben resultieren, ins „Innerste" des Gesamtsystems abgegeben werden. Dieses Innerste bezieht sich hier auf die außerordentliche Gefäßstruktur und die fließende Energie des Jing, den Essenzkräften, welche wiederum einen engen Bezug zum Qi der Nieren haben. Die alten Chinesen schrieben den Nieren die Emotion der Angst und des Willens (auch Überlebenswillen) zu. Das Muster wird sich nach außen hin in Symptomen welcher Art auch immer äußern. Hier wird dann oft von psychosomatischen Symptomen gesprochen, welche auf oft recht „undurchschaubare" Weise in Erscheinung treten. Die Situation bzw. die Information oder das Wissen über die ursächliche „Wurzel" bleiben aber im Organismus erhalten, wenn auch in – dem Alltagsbewusstsein nicht zugänglichen – Strukturen.

Das Interessante an diesem Prozess (an den Spuren im Sand) ist der Weg, den das Energiesystem in seinem Bemühen um Integration wählt. Ist die erste interne Reaktion, z.B. Erschöpfung bei Überforderung oder Angst, Lähmung bei traumatischem Erleben usw., wohl bei jedem noch ähnlich, sind die darauf folgenden Wege, die „Spuren im Sand", völlig verschieden. Es können die Yin oder Yang Kräfte zuerst reagieren, und so gut wie jede Organenergie kann Teil des gesamten Qi Musters werden. Wenngleich, wie oben erwähnt, anzunehmen ist, dass je größer die Belastung für das Qi System wird, um so eher ist die Möglichkeit gegeben, dass sich der „Stress" ins Innerste (außerderordentliche Gefäße) „zurückzieht". Je stärker ursprünglicher Stress, ursprüngliche Belastung sind, desto tiefer und weiter nach innen scheinen die Spuren des Qi Musters zu dringen, und umso schwerer ist diese Information dem Organismus wieder zugänglich.

Das heißt, eine große Chance in der therapeutischen Arbeit mit QiGong liegt eventuell darin, Qi soweit aufzubauen, um Stabilisierung zu erreichen, um bis zur Wurzel von Symptomen vorzudringen. Es gibt tatsächlich so etwas wie energetische Schmerzen und fühlbare Qi Strömungen, die Blockierungen zutage bringen. Die Wurzel des Qi Musters lädt sich mit heilendem

Qi auf und die Information ist nach längerer Zeit und Übung bereit, von unbewussten Anteilen ins Bewusstsein zu *marschieren*, um transzendiert zu werden.

6.3. Über Generationen erlernte Wege als prägende Muster

Ich denke, dass der Weg, die Spuren im Sand, die der Stress auf seiner Reise nach innen geht, und die Art der Symptome, die sich dann nach außen zeigen, über Generationen erlernte Wege sind, über die man so gut wie keine allgemein gültigen Vorannahmen machen kann. Der Ausdruck nach außen können dann, z. B. wie bei einer Involvierung des Leber-Qi, wiederkehrende unzuordenbare Kopfschmerzen sein, aber auch Rückzug und ein energetisches Herz-Schwächemuster wären individuelle Reaktionen und Wege der Integration. Auch das Ausmaß an Stress, welches ein Organismus als für gerade noch ausgleichbar erachtet, ist völlig verschieden. Jeder Mensch hat wohl seine eigene Weisheit, auf das „Außen" zu reagieren.

Jeder Qi-Stress (ob leichter oder schwerer) schlägt sich aber auf jeden Fall energetisch nieder und sucht sich aufgrund der Individualität der Persönlichkeit und der individuellen Umwelt/Umgebung den Weg in eines von vielen differenzierten Qi- Mustern. Gute konstitutionelle Anlagen und fördernde Umweltbedingungen sind daher wohl eine wünschenswerte „Grundgeschichte".

Das Konzept der Wechselwirkungen von Organenergien mit in Resonanz dazu schwíngenden Gefühlen und Emotionen besteht in der chinesischen Medizin zwar seit vielen Jahrhunderten (siehe Organenergien), den Inhalt der Wurzel aber auch kognitiv zu verstehen und die z. B. dazugehörigen familiären Muster zu erkennen und zu bearbeiten, wird wenig mit einbezogen. Vielleicht einfach auch deshalb, weil der gesellschaftliche Status von Familiensystemen sicherlich eine noch größere Bedeutung hat als bei uns.

6.4. Yin und Yang

Verschiedenst interpretiert, sind sie fast schon ein wenig verbraucht und abgenutzt, diese zwei Begriffe. Um den Weg in die differenzierte Qi Muster-Symptomatik aber besser und leichter verstehen zu können, ist es wahrlich klug, dieser chinesischen Betrachtungsweise zu folgen. Ich werde hier auf eine geschichtliche oder philosophische Erklärung verzichten und beschränke mich auf die Unterscheidung qualitativer Aspekte.

6.4.1. Polare Unterscheidung

In Gegensätzen zu denken scheint den Menschen immer schon sehr nahe gewesen zu sein. Eine Form, ein Begriff, wird klarer, wenn wir ihn zu seinem Gegenteil hin abgrenzen können. Ich weiß, wie es sich anfühlt, einen Menschen zu mögen, im Gegensatz zu dem Gefühl, jemanden nicht zu mögen. Ich weiß, wie ich einen Sonnentag spüre, im Gegensatz zum Gefühl, das ein trüber Tag oft mit sich bringt. Dinge, Gefühle, Formen, lassen sich scheinbar leichter und schneller in Bezug zu ihrem Gegenteil erfassen. Wir machen uns ein Bild, ein Gefühl, eine Erinnerung, und fügen eine Qualität, die wir sinnlich erfasst haben, hinzu.

Wenn wir davon ausgehen, dass die Chinesen in Qi-Qualitäten gedacht, über diese Dinge geforscht und sich um deren Beschreibungen bemüht haben, wird der Drang zum Unterscheidungsdenken vielleicht nachvollziehbar. Qi, das aufsteigt, hat eine andere Dynamik, ein anderes Anliegen, fühlt sich anders an, als Qi, das absteigt.

Qi, das ein sehr schnelles Fließen ausmacht, vermittelt eine andere Botschaft als Qi, das sehr langsam und träge fließt. Qi, das die Tendenz hat, sich auszubreiten, grenzt sich zu Qi ab, das sich verdichten und Strukturen ausbilden will. Ordneten sie dem Himmel die Yang Kräfte und der Erde die Yin Kräfte zu, so wird beispielsweise nachvollziehbar, warum aufsteigendes Qi mehr Yang ist im Gegensatz zu absteigenden Yin-Kräften.

6.4.2. Nach dem Himmel streben – zur Erde zurückkehren

Ich bezeichne Yang gerne als „das Wollen" des Lebens in aufsteigender, extensiver Dynamik und Yin als „das Wollen" des Lebens in absteigender, bewahrender Dynamik. Zwei Grundtendenzen des Leben, die als Gegensatzpaar eine wichtige Rolle spielen. Jeder Prozess des Aufbaus ist Yang, ein nach oben und nach außen strebender Prozess, im Gegensatz zu Abbau, ein nach unten und nach innen ziehender Prozess und somit Yin (zur Erde zurückkehren).

Ausdehnung, Erweiterung und Extension ist Yang. Verdichtung, Abbau,

Bewahrendes ist Yin. Zwei Kräfte, die pulsierend nach außen und innen streben und sich ergänzen. Jedes Wachstum, jede Entwicklung ist sowohl ein dynamischer, nach außen strebender als auch ein verdichtender, bewahrender Vorgang. Entwicklung setzt sowohl dynamische Wachstumsimpulse (Yang) als auch strukturbildende Prozesse (Yin) voraus. Materielle Strukturen auszubilden als formbildender Vorgang ist im chinesischen Bild ein verdichtender und bewahrender Prozess. Somit ist alles, was mit Materie und Form an und für sich zu tun hat, Yin, im Gegensatz zu feinstofflichem Qi, zur feinstofflichen Idee, die Yang ist.

6.5. Yin und Yang Strukturen

Ohne jetzt viele Spekulationen anzustellen, wieso und warum dies oder jenes Yin und nicht Yang ist, kann man versuchen, ein intuitives, qualitatives und höchst „unwissenschaftliches Gespür" für diese Unterscheidungsbilder zu entwickeln.

	YANG	YIN
Tempo und Rhythmus	schnell, wechselnd, sprunghaft, kraftvoll	langsamer, kontinuierlich–fließend
äußere Richtung	nach oben, nach außen, Expansion, vorwärts	nach innen, nach unten, zurück
Die „Richtung" eines Prozesses	feinstoffliche Konsistenz, Zerstreuung, von Materie zu feinstofflichem Qi als Prozess	materielle Konsistenz, von feinstofflichem Qi zur Bildung von Materie (Strukturbildung) als Prozess, von Materie zum Zerfall von Materie als Prozess
Temperatur	warm, ein Prozess der Wärme entwickelt	kühl, kalt, ein Prozess, der Kälte als Endprodukt entwickelt
Licht	hell, aufhellend	dunkel, verdunkelnd
Klima	ein heißes, trockenes Klima und eine Entwicklung zu solch einer klimatischen Situation	feucht, kühl, abkühlend und die Entwicklung in solch eine klimatische Situation

Feinstoffe – Materie	Interessant vielleicht die Unterscheidung zwischen feinstofflichem Qi (Yang) und materiellem substanzhaftem Qi (Yin). „Feinstoffe kommen vom Himmel und alle Form von der Erde" hieß es in alten Schriften. So wurden die Feinstoffe – oder das „Feinstoffliche im Qi" – dem Himmel zugeordnet und Materie – oder alles Materielle – der Erde. Jeder Prozess der Strukturbildung ist immer Yin, im Gegensatz zu einem Prozess, der sich von Materie wieder zu feinstofflicher Energie wandelt (Yang).

6.5.1. Für die Qi Gong Praxis

Diese Yin und Yang Betrachtungsweise ist einer ganz eigenen Logik unterworfen und lässt sich auch immer wieder zum Ursprung dieser alten Weltbilder zurückverfolgen (dem entsprechende Literatur siehe Anhang). Wenn wir den Sprung schaffen, diese gegensätzlichen Kräfte als in der Natur wirkende Tendenzen zu betrachten und sie als Hilfe zur Unterscheidung gebrauchen, wird das ein weiterer Schritt in der Entwicklung unseres Qi-Denkens sein. In der Qi Gong Praxis ist aber ein „vages" qualitatives und intuitives Aufspüren der Yin oder Yang Dynamik sicher besser als ein striktes Einteilen.

6.6. Wege in die Yang Dynamik

Nachfolgend ein kleiner Überblick auf die Entstehung von Mustern im Sinne einer Yin und Yang Dynamik. Ausgangspunkt jeder Musterbildung ist ein „Qi Stress", das heißt, übermäßige, dem Qi-System nicht zuträgliche Einflüsse und Belastungen.

Qi Mangel

Grundsätzlich kann man sagen, dass jede Form von Qi Mustern zuerst einen Mangel als Beschreibung eines ersten Ungleichgewichtes aufweist. Ein Mangel im großen Qi-System ist eine generelle Erstreaktion auf einen Störfaktor von außen. Dieser „Mangel" kann sich schließlich in einen ausgepägten und schon nach außen sichtbaren Qi Mangel (Yang) entwickeln. Dieser

„Qi-Mangel" wird zur Yang Symptomatik gezählt, da Qi als feinstoffliche Kraft mehr Yang Charakter hat (im Gegensatz zum Blutmangel – Yin). Ein Qi Mangel kann in weiterer Folge wiederum Yang als auch ein Yin-Syndrom nach sich ziehen.

– Symptome: müde, matt, blass-glänzendes Gesicht, flache Atmung.

Qi Stau

Ein Qi Stau ist generell eine verdichtete Ansammlung von feinstofflichem Qi. Ein Stau, der den Qi-Fluss z. B. in den Meridianen behindert und erschwert. Ein Qi-Stau kann rein energetisch, eventuell als Unbehagen an einer bestimmten Körperstelle oder auch als muskuläre Verspannung wahrgenommen werden.

– Symptome: Verspannungen, diffuse unangenehme Empfindungen im Körper, emotionales Unbehagen und Verstimmung. Am Qi Stau ist das Leber-Qi gerne beteiligt.

Yang Fülle

Bei einer Yang Fülle reagieren die Yang Kräfte als erstes auf die Belastung (den Qi-Stress), das Yang schießt über sein Ziel hinaus und geht ins Übermaß. Wie ein sehr dominanter Partner zeigt das Yang nun seine krankhaft übersteigerte Seite. Zuviel des Wärmens, Expandierens und Aufsteigens – in Folge beginnt der Yin Partner unter der Dominanz zu leiden und sinkt ab.

– Symptome: fahrig im Verhalten, dabei aber behäbig, plump, schwer, polternd, Rötung des Gesichtes. Diese Dynamik kann ein Yang Fülle Muster der Leber, des Herzens und des Magens entwickeln.

Yang Mangel

Das Yang setzt sich als Antwort auf übermäßige Belastung ab und erschöpft sich. Da die Yang Kräfte kapitulieren und absinken, wird Yin sichtbarer. Die Yin Kräfte ziehen die Aufmerksamkeit auf sich. Der Schrei zurück zum Fließen tritt als Yin-Anschein in Erscheinung. Was nach außen sehr „yinig" wirkt, ist nur der verzweifelte Versuch der Yin Kräfte, irgendwie die Leere des geschwächten Partners zu ersetzen.

– Symptome: Anschein von Kälte, langsam, fahl, aschig, kraftlos. Diese Dynamik entwickelt gerne Muster der Milz und der Nieren.

6.7. Wege in die Yin-Dynamik

Ausgangspunkt: Qi-Stress, nicht zuträgliche Einflüsse und Belastungen.

Blut Mangel

Blut als strukturelles Qi ist aufgrund dieser Beschaffenheit mehr Yin als Yang. Gemeint ist hier nicht Blutmangel in unserem westlichen Verständnis, sondern ein Angriff auf die substanziellen Kräfte und auf die blutbildende Qi-Dynamik. Vor allem Milz, Leber und Herz- Qi Schwäche Muster sind die Folge.

– Symptome: stumpf-blasses Gesicht, matt, zittrig, verzagt, Selbstwertmangel, blasse Lippen.

Blutstau

Blutstau ist hier der Ausdruck einer Ansammlung von strukurellem Qi, einer Stagnation der blutbildenden Qi Dynamik.

– Symptome: bohrende, stechende und fixierte Schmerzen, dunkle Färbung des Gesichtes, violette Lippen. Blutstau kann die Leber, das Herz, die Lunge und den Magen betreffen.

Yin Fülle

Bei der Yin Fülle reagieren die Yin Kräfte als erstes auf die Belastung, indem sie über die normalen Grenzen hinaus, in einen übervollen Zustand, „empor schnellen“. Yin zieht in der Folge den Yang Partner hinunter. Der Yang Partner versucht, der Dominanz zu entfliehen und sinkt ab. Die Yin Kräfte treten nun krankhaft sichtbar in Erscheinung. Zuviel an Verdichtung (Steifheit), des Auskühlens, des Bewahrens (Stagnieren), des Rückzuges nach innen und der Strukturbildung (Ansammlung krankhafter Substanzen, wie Schleim, Nässe, usw.) Diese Dynamik entwickelt gerne Muster der Milz und der Lunge.

– Symptome: frösteln, frieren, langsam, steif, Ansammlung yiniger Substanzen im Körper wie Schleim, Nässe und Feuchtigkeit.

Yin Mangel

Das Yin setzt sich als Antwort auf die Belastung ab und erschöpft sich. Die

Yin Kräfte können nicht mehr ausgleichen und kapitulieren in der Folge. Sie sind so geschwächt, dass sie ihren Aufgaben des Kühlens, Beruhigens, Bewahrens und Verdichtens nicht mehr gerecht werden können. Da Yin nun abgesunken ist, wird Yang verstärkt sichtbar. Als ob die Basis, der Boden der Yin-Kraft, entzogen wurde, wird das System immer fahriger und schneller. Der Schrei zurück zum Fließen tritt als Yang-Anschein in Erscheinung. Was nach außen hin sehr yangig wirkt, ist nur die Folge des Yin-Absinkens und wird auch als falsche Hitze (leeres Qi-Feuer) bezeichnet.

– Symptome: schnell, fahrig, hektisch, nervös, rastlos, unruhig.
  Fünf heiße Herzen: heiße Handflächen, Fußsohlen; Hitzegefühle im Bereich des Brustbeins, gerötete Wangen, Fiebergefühle am Nachmittag.

6.8. Spuren im Sand: das Organ-Qi und seine Wege in eine Yin- oder Yang-Dynamik

Die Organ-Qi-Qualität zeigt aufgrund seiner individuellen Qi-Dynamik in einem Muster seine krankhafte Seite und entwickelt dadurch seine ganz spezielle und individuelle Symptomatik. Die Musterentwicklung bzw. Anzeichen krankhafter Entwicklung können eine Yin oder Yang dynamische Form annehmen.

6.8.1. Färbung

Je nach „individueller Vorliebe" nimmt das Organ-Qi eine Yin oder Yang dynamische Richtung, z. B. stellt das Herz in der chinesischen Medizin den Hauptsitz, die Zentrale der Emotionen, dar.

Das Herz Yin sorgt für emotionalen Ausgleich, für Ruhe (auch für den Schlaf) und für einen guten Zugang zu den eigenen Gefühlen. Die Yin-Kraft des Herzens ist somit eine ruhige, zentrale und stabilisierende Kraft.

Das Herz Yang stellt die feurige Kraft dar, die befähigt, zu den eigenen Gefühlen zu „stehen". Die Yang-Kraft des Herzens ist somit der Antrieb, das Feuer, der Impuls zu emotionalen Bewegungen.

So wird beispielsweise ein Herz Yang Mangel eine introvertierte emotionale Seite zeigen, wie Rückzug und Distanz, da der Antrieb und das Feuer fehlen. Ein Herz Yin Mangel wird dagegen eher eine fahrige und hektische emotionale Seite wie Nervosität, Angst und Stress zeigen, da die ruhende, bewahrende Kraft fehlt. Durch die Entfaltung der Herz Symptome in Yin oder Yang Mustern nimmt das Organ-Qi seine entsprechende „Färbung“ an.

Um ein Muster als organtypisch herauszufiltern, muss der Organcharakter erkannt werden. Es müssen nicht alle herztypischen Symptome in einem Herzmuster enthalten sein, es sollte aber die Charakteristik klar erkennbar sein. Organmuster kommen natürlich selten alleine vor, sondern koppeln sich gerne mit anderen Organ-Qi-Mustern. Mit der Zeit entwickelt man ein Gespür für Ausdruck und Zusammenhänge der jeweiligen „Muster-Richtung”.

A. Beispiel 1

Das Herz-Qi reguliert das Blut, hat eine enge Verbindung mit psychischen Aspekten, beherbergt nach der chinesischen Medizin das Bewusstsein (Shen), kontrolliert das Schwitzen, öffnet sich in der Zunge usw.

Krankhafte Form: Kreislaufprobleme, Palpitationen, Engegefühle im Brustkorb, übermäßiges Schwitzen, Schlafstörungen, emotionale Probleme, Ängstlichkeit, Panikgefühle, Beklemmungen, Überforderung, Stress, unklare Sprache.

Herz Muster Symptome allgemein	Palpitationen, Schwitzen, Engegefühle im Brustkorb usw. (siehe auch Kapitel: Organ-Qi-Qualitäten).
Yang Mangel Symptome	Kältegefühle, müde, leuchtend-blasses Gesicht, lustlos.
Herz Yang Mangel Symptome	Verbindung von Herz-typischen und Yang Mangel Symptomen: Palpitationen, Schwitzen, Engegefühl, müde, leuchtend-blasses Gesicht, Kälteempfindungen.
Yin Mangel Symptome	Unruhe, Stress, Nervosität, rastlos, fahrig, hektisch, heiße Fußsohlen und Handflächen, gerötete Wangen.
Herz Yin Mangel	Verbindung von Herz-typischen und Yin Mangel Symptomen: Palpitationen, Schwitzen, Engegefühl, Unruhe, Stress, Nervosität, rastlos, fahrig, hektisch, heiße Fußsohlen und Handflächen, gerötete Wangen.
„Färbung" des Organ-Qi bei Herz Yang Mangel	Erschöpfung, überfordert, lust- und antriebslos, psychisch instabil, unsicher, das Herz Yang Feuer fehlt.

„Färbung" des Organ-Qi bei Herz Ying Mangel	Durch das Aufsteigen von leerer Hitze kommt es zu Unruhe, Stress, Ängstlichkeit Schreckhaftigkeit, Vergesslichkeit, (das Shen ist beeinträchtigt), rastlos, hektisch, Schlafstörungen, das Herz Yin ist gestört.

B. Beispiel 2

Nieren Muster Symptome allgemein	Rücken-Beschwerden, vor allem im Bereich der Lendenwirbelsäule, Schwindel, Ohrenprobleme, Tinnitus, Knieprobleme, Haarausfall, Schwäche der Knochen usw.
Nieren Yin Mangel	Verbindung von Nieren-typischen und Yin Mangel Symptomen: rastlos, hektisch, unruhig, heiße Fußsohlen und Handflächen, gerötete Wangen, Rückenbeschwerden, Schwindel usw.
Das Aufsteigen von leerer Hitze (Yin Mangel) kann sich z. B. auch in den Ohren, den „Nieren-Sinnesorganen" als hochfrequenter Tinnitus zeigen.	

6.9. Das Qi-Muster als Landschaft

6.9.1. Pathogene Faktoren

Zur Beschreibung von Prozessen, die ein Qi Muster bilden, wurden klimatische Faktoren, wie sie in der Natur wirksam sind, herangezogen. Diese pathogenen Faktoren veranschaulichen den Prozess und die Tendenzen des Krankheitsbildes sehr anschaulich. Normalerweise kann sich der Körper gegen das „Eindringen" äußerer, schädigend-pathogener Einflüsse zur Wehr setzen. Doch wird der „äußere Einfluss" zum Krankheitsgrund, wenn das Gleichgewicht zwischen Körper und Umgebung zusammenbricht. Entscheidend ist also das Verhältnis von der Stärke der klimatischen Faktoren zur Stärke des Abwehr-Qi (Wei-Qi). Jeder pathogene Faktor kann mehr außen, also noch nicht sehr weit ins Innere eingedrungen, oder innen – und somit eher chronisch sein.

Äußere klimatische Faktoren dringen über die Haut, die Nase oder den Mund in den Organismus ein. Bleibt der schädigende Einfluss in den äußeren Schichten wie Haut oder Muskeln „liegen", spricht man von dem entstehenden Muster als „äußerem Syndrom". Dringt der pathogene Faktor in die inneren Organe ein, entwickelt sich ein „inneres Muster". Innere Organe werden vor allem dann mitbetroffen, wenn in einem Organ bereits eine Disharmonie besteht. Ist der pathogene Faktor einmal in den Körper eingedrungen, so kann er dort sein Wesen völlig verändern. Wind-Kälte und Feuchtigkeit kann sich in Hitze sehr leicht in Hitze verwandeln, Feuer und Hitze können Trockenheit, starke Hitze kann Wind verursachen. Außerdem ist es erwähnenswert, dass pathogene Faktoren im Körperinneren klinische Erscheinungsformen hervorbringen können, die solchen durch äußere Klimafaktoren verursachten Symptome sehr ähnlich sein können.

Klimatische Faktoren sind einerseits als Krankheitseinflüsse bedeutungsvoll (vor allem aus Gründen der Vorbeugung), andererseits erzeugen sie auch Krankheits-Muster, die in ihren Erscheinungsformen ihren Urhebern gleichen. So verursacht beispielsweise eine Wind-Hitze eine Symptomatik, die sich in Form von Wind-Hitze manifestiert. Nachfolgend ein ganz kurzer Überblick. Für detaillierte Ausführungen sei der Leser/die Leserin auf die klassische Literatur der chinesischen Medizin verwiesen.

6.9.1.1. Wind – ein Yang Prozess

Wind ist seinem Wesen nach Yang und neigt dazu, Blut und Yin zu verletzen und transportiert oft andere klimatische Faktoren wie Hitze als Wind-Hitze oder Kälte als Wind-Kälte „mit" in den Körper. Die klinischen Erscheinungen der Wind-Erkrankungen ahmen das Wesen des Windes in der Natur nach. Der Beginn ist plötzlich, Krankheitszeichen ändern sich rasch, die Symptome im Körper wandern. Der Wind kann Zittern, Krämpfe, Lähmungen oder Steifheit verursachen, den oberen Teil des Körpers befallen und Juckreiz erzeugen. Da Wind durch die Haut eindringt, blockiert er das Wei-Qi, wodurch Frösteln, Zittern und eine Abneigung gegen Kälte entstehen. Auch die absenkende und verteilende Funktion der Lunge wird beeinträchtigt, was ein Niesen und Husten bewirkt. Der Betroffene entwickelt eine rinnende Nase mit reichlich weißem Sekret. Der Kampf des Wei-Qi mit dem pathogenen Wind bestimmt den weiteren Verlauf des Geschehens. Behält das Wei-Qi die Oberhand, verschließt es die Poren, was ein Schwitzen verhindert (äußeres Fülle-Muster), unterliegt es jedoch, so kommt es durch die offenen Poren zu leichter Schweißsekretion (äußeres Leere-Muster). Bevorzugt befällt Wind zunächst die Tai Yang-Schicht (mit Steife und Schmerzen im Nacken), aber auch die anderen Yang-Leitbahnen (Lähmung der

Gesichtsmuskulatur, Steifheit und Schmerzen in den Gelenken) sowie die Leber (mit der Neigung zu Kopfschmerzen und Migräne).

Schließlich vereint sich der Wind mit anderen pathogenen Faktoren und führt zu:
- Wind-Kälte: Erkältungszeichen ohne Fieber, ohne Schwitzen, ohne Durst,
- Wind-Hitze: wie bei Kälte, jedoch mit Fieber, leichtem Schwitzen und Durst,
- Wind-Feuchtigkeit: mit Fieber, Schwitzen, Hautjucken, geschwollenen Gelenken, und
- Wind-Wasser: mit Ödemen im Gesicht, Schwitzen, kein Durst, schleimiger Husten.

Wind im Körper beschreibt einen sehr wechselhaften Prozess. Ein Prozess und ein Zustand, der nicht gut zu erfassen ist, und der erstmal in kein Schema zu passen scheint. Wie der Wind ist dieser Krankheitsverlauf unberechenbar und wechselt ständig sein Erscheinungsbild. Wind macht müde, matt oder lässt aufgrund seiner Unberechenbarkeit verzweifeln. Innerer Wind (mit Krämpfen, Schwindelgefühl, Taubheitsgefühl, Lähmungen etc.) hat immer einen Bezug zu Leber-Disharmonien (wie aufsteigendes Leber-Yang oder Leber-Blut-Mangel).

6.9.1.2. Kälte – ein Yin Prozess

Kälte gehört als pathogener Faktor der Yin-Kategorie an und neigt zu Schädigung des Yang. Sie zieht im besonderen das Gewebe zusammen, verhindert so – neben dem Schwitzen – die Zirkulation des Qi und des Blutes. Kälte verursacht somit Frösteln, Steifheit, Verhärtungen und vor allem Schmerzen. Häufigste Lokalisation sind Hände und Arme, Knie und Füße, Schultern und unterer Rückenbereich. Die Kälte kann aber auch Organe wie den Magen, den Darm und die Gebärmutter direkt befallen. Kälte löst Prozesse aus, die zusammenziehend, steif und unbeweglich machen, Kälte kann Flüssigkeiten ansammeln und in jede Körperschicht eindringen. Wenn äußere Kälte die Meridiane oder innere Organe befällt, dann wird von einer inneren Fülle-Kälte gesprochen, die aber nicht allzu lange bestehen bleibt, da sie das Yang der Milz verbraucht. Somit wandelt sich Fülle-Kälte in ein Leere-Kälte-Syndrom um. Innere Kälte kann aber auch primär innerlich entstehen, nämlich dann, wenn ein Yang Mangel der Milz, der Niere oder der Lunge eingetreten ist.

6.9.1.3. Feuchtigkeit / Nässe – ein Yin Prozess.

Feuchtigkeit (Nässe) ist ein klimatischer Faktor vom Yin-Typ und beeinträchtigt das Yang. Entsprechendes Wetter, feuchte Wohnbedingungen, Arbeit in feuchter Umgebung etc. sind auslösende Ursachen. Typisch für Feuchtigkeit ist ihre klebrige Hartnäckigkeit, die Verlangsamung aller Abläufe, das Absinken im Körper gemäß ihrer Schwere und die Neigung zu Rezidiven. Feuchtigkeit macht dumpf, schwer und träge. Sie dringt bevorzugt in die Beine ein, wandert hoch ins Becken und setzt sich meist in den dortigen Organen fest. Ausfluss aus der Scheide, weiche Stühle, vermehrter und/oder schmerzhafter Harndrang sind Hinweise auf einen Befall von Nässe. Allgemeine Feuchtigkeitssymptome sind Schweregefühl von Körper und Kopf, Appetitlosigkeit, Brustkorbenge, Völlegefühl, klebriger Mundgeschmack, klebriger Zungenbelag und schlüpfriger Puls. Äußere Nässe kann die Meridiane befallen und sich in den Gelenken festsetzen (dumpfe Schmerzen und Gelenkschwellungen) oder sie beeinträchtigt die Milz mit ihren Funktionen des Transports und der Transformation, was zu noch mehr Nässe führt. Eine Unterscheidung zwischen äußerer und innerer Nässe ist dann nicht mehr möglich. Innere Nässe entsteht durch eine Schwäche der Milz und gelegentlich der Niere.

Die klinischen Erscheinungsformen sind denen der äußeren Nässe sehr ähnlich, ihr Beginn verläuft langsamer, der Zungenbelag ist ebenso klebrig, aber dünner. Auch der Puls ist feiner. Innere Nässe kann auch zu Schleim werden, der sich hauptsächlich in den mittleren (Brustkorbenge) und den oberen Körperregionen (Kopfschwere, Benebelung, Schwindel) festsetzt.

6.9.1.4. Trockenheit – ein Yang Prozess

Zugehörig zur Yanggruppe verletzt die Trockenheit das Yin und das Blut. Trockenes Wetter oder künstliche Klimabedingungen rufen die Trockenheit hervor, deren klinische Äußerungen ebenso charakterisiert sind. Trockenheit löst Prozesse des Eintrocknens und Zustände der Dürre aus, ein Flüssigkeitsmangel ist die Folge. Alle klimatischen Faktoren, die in den Körper eindringen, sind erst einmal Fülle-Zustände. Trockenheit dagegen wird als

Mangel an Feuchtigkeit beschrieben. Während andere klimatische Faktoren zu Beginn die Energie (energetische Arbeit) im Körper erhöhen, verbraucht Trockenheit Flüssigkeiten, woraufhin ein Yin Mangel entsteht. Man könnte demzufolge Trockenheit als Yang Fülle Zustand bei ursächlicher Yin Leere beschreiben. Eine innere Trockenheit entsteht durch Yin Mangel des Magens (etwa durch hastiges, unregelmäßiges oder spätabendliches Essen) oder der Niere, sie kann aber der Yin Schwäche auch vorausgehen. Trokkenheit verhärtet und zieht nach innen

6.9.1.5. Hitze und Feuer – Yang Prozesse

Hitze und Feuer lösen schnelle und heiße Prozesse aus. Hitze steigt auf, kann zu funktionellen Störungen wie Kopfschmerzen, Rötungen oder Migräne führen bzw. einen Hitzestau auslösen. Diese Prozesse trocknen aus und ziehen Flüssigkeitsmangel nach sich. Feuer ist eine extreme Form von Hitze, die entweder im Körperinneren oder aus anderen äußeren, schädigenden Einflüssen entsteht.

Feuer wirkt bewegender und ist „fester" und austrocknender als Hitze. Es lodert empor (Entstehung von Mundgeschwüren), schädigt die Blutgefäße (führt zu Blutungen) und beeinträchtigt den Geist (Ängstlichkeit, Getriebenheit, Schlafstörungen, Geisteskrankheiten). Feuer wird als Fülle-Typ (Yang Fülle) beschrieben, Hitze kann als Fülle (Wind-Hitze) oder als Leere auftreten (Yin Mangel). Feuer und Hitze vermag Herz, Lunge, Magen, Leber und Niere zu befallen.

6.9.1.6. Sommer-Hitze – ein Yang Prozess

Diese hat natürlich Yang-Qualität mit einer Neigung zur Schädigung des Yin. Sie kommt praktisch nur im Sommer zum Tragen und befällt in schweren Fällen den Herzbeutel. Die Hitze benebelt dann das Shen und zieht Symptome wie verwaschene Sprache, Verwirrtheit bis zum Bewusstseinsverlust nach sich.

6.9.1.7. Schleim – ein Yin Prozess

Schleim hat eine Sonderstellung, da er ja kein klimatischer Faktor ist, aber sehr anschaulich einen Zustand verdeutlichen kann. Er tritt oft auch als Gegenreaktion auf den Befall von Hitze (Wind-Hitze) auf. Bei einer Verkühlung kann z. B. zuerst ein trockener Husten auftreten, woraufhin der Organismus versucht, Feuchtigkeit zu produzieren um die Hitze zu lindern. Durch das Verdampfen der Feuchtigkeit wird schließlich Schleim produziert, was sich dann durch diesbezügliche Symptome auch recht deutlich zeigt. Schleim ist aber nicht nur in unserem westlichen Sinne Sustanz-Schleim, sondern beschreibt auch eine feinstoffliche Qi-Ansammlung sowie einen geistigen Zustand. Schleim ist also nicht nur Schleimsubstanz im Körper, sondern auch ein Ausdruck von Prozessen und Zuständen, die sich wie Schleim anfühlen. Es gibt in der chinesischen Medizin tatsächlich so etwas wie „geistigen" (shen) Schleim, der den Kopf verwirrt. Schleim vernebelt, verwirrt, ist träge und zäh, alles was unklar und diffus ist. Ein krankhafter „yiniger" Verdichtungsprozess.

6.9.2. Außen – Innen

Wie schon erwähnt, kann eine Disharmonie, eine Störung als Qi Muster in äußeren oder inneren Schichten des Körpers auftreten. Eine äußere Störung befällt die Haut, die Muskeln und die Meridiane, wobei das dadurch entstehende klinische Bild dann auch als „äußeres Muster" bezeichnet wird. Es wird zwischen zwei Arten von äußeren Mustern unterschieden. Einerseits jene, die durch das Eindringen von beispielsweise Wind-Kälte oder Wind-Hitze in die Haut oder die Muskulatur akut hervorgerufen werden, und andererseits solche, die langsamer beginnen und die Leitbahnen betreffen.

Typisch für ein „äußeres Muster" ist das Eindringen eines äußeren, schädigenden Einflusses in Haut und Muskulatur mit einem charakteristischen gleichzeitigen Auftreten von Fieber und Abneigung gegen Kälte (der äußere Faktor behindert die Zirkulation des wärmenden Qi). Akuter Beginn, oberflächlicher Puls, Körperschmerzen und ein steifer Nacken sind ebenfalls Hauptsymptome. Bei Wind-Kälte sind das Kältegefühl, fehlendes Fieber, fehlender Schweiß und Durst bei gespanntem, oberflächlichem Puls und dünnem, weißem Zungenbelag kennzeichnend, bei Wind-Hitze ist das leichte Schwitzen bei Fieber mit Durst, einem oberflächlichen, schnellen Puls und dünnem, gelbem Zungenbelag diagnosesichernd.Von seiner Definition her ist ein äußeres Muster immer ein Fülle-Muster, das den Kampf des Wei-Qi mit dem äußeren, krankheitsverursachenden Einfluss beschreibt. Allerdings kann von der Kondition des Betroffenen her gesehen eine weitere, relative Unterscheidung des äußeren Musters zwischen Fülle und Leere getroffen werden.

Die zweite Art eines äußeren Musters stellt den Befall der Leitbahnen durch einen äußeren Faktor wie Kälte, Nässe, Wind oder Hitze dar. Durch sein Eindringen in die Meridiane blockiert er auf schmerzhafte Weise die Zirkulation des Qi, gegebenenfalls mit Taubheit, Steifheit oder Prickeln entlang des Meridianverlaufes. Äußere Einflüsse setzen sich gerne in den Gelenken fest, die zum einen Orte sind, an denen sich Qi und Blut konzentriert und sammelt, und zum anderen Qi vom Inneren an die Oberfläche und umgekehrt wechselt. Hier ändern die pathogenen Faktoren das Gleichgewicht von Yin und Yang, bedingen eine Stagnation von Qi und Blut und lösen Schmerzen aus. Bei Kälte ist meist ein Gelenk betroffen, bei Wind springt der Schmerz von Gelenk zu Gelenk (er wandert), bei Nässe kommt es zu Schwellungen, bei Hitze sind die geschwollenen Gelenke ausgeprägt schmerzhafter und heißer. Da die inneren Organe und ihre entsprechenden Meridiane eine untrennbare Einheit bilden, beeinträchtigen sie sich im Problemfall oft gegenseitig. Es kann aber im Erkrankungsfall ebenso nur der Meridian ohne Organmitbeteiligung betroffen sein.

Eine Erkrankung, welche die inneren Organe betrifft, wird als „inneres Muster" bezeichnet, unabhängig davon, ob „innen" entstanden oder von äußeren Faktoren verursacht. Als „innere Disharmonie" wird sie auch dementsprechend behandelt. Ihre klinischen Erscheinungsformen hängen natürlich vom einem oder mehreren betroffenen Organsystemen ab und des weiteren von der Zuordnung zu einem Hitze- Kälte-, Fülle- oder Leere Muster. Für weiterführende Beschreibungen einer Diagnostik nach den sogenannten acht Leitkriterien (Fülle-Leere, Hitze- Kälte, Innen-Außen, Yin-Yang) sei der Leser /die Leserin auf die klassische Literatur der chinesischen Medizin verwiesen.

7.

Qi Gong als Bestandteil der chinesischen Medizin – medizinisches Qi Gong

Die Kunst des „Betrachtenden“ (ÄrztInnen, TherapeutInnen, LehrerInnen) in der chinesischen Medizin liegt im Begreifen und Erahnen des vorliegenden Qi Musters. Er versucht, zu erkennen und zu verstehen, welche Richtung der „Qi Stress“ auf seiner Reise nach innen genommen hat. Er versucht, den Spuren zu folgen und zu verstehen, welches Muster sich gebildet hat oder eben gerade dabei ist, sich zu bilden. Aufgrund dieser Betrachtungen wird mit der Behandlung oder Therapie begonnen. Wie aber unterscheidet sich ein „Behandler“, z.B. ein chinesischer Arzt, von einem Qi Gong Therapeuten? Was macht den Unterschied zwischen Behandlungs- und Übungstherapie aus?

Der eine arbeitet mit Akupunktur, Kräutermedizin und anderen traditionellen chinesischen Behandlungsmethoden und muss die Kunst beherrschen, durch äußeres „Unterstützen“ das Energiesystem bestmöglichst auszugleichen. Der andere wählt ein optimales Übungsprogramm, und seine Kunst besteht darin, den jeweiligen Klienten ganz individuell in die Qi Gong Methode einzuführen. Beide begleiten den Patienten mit ihrer jeweiligen therapeutisch stimmigen Methode. Was wäre wünschenswerter, als dass sich beide „Künste“ ergänzen? Wird ein Patient z. B. auf seine Nieren Yin Schwäche behandelt, kann er über die Qi Gong Therapie sein „Muster“ kennenlernen. Er wird lernen, sein Nieren-Qi zu stärken und könnte sich auch mit den „Inhalten“ der Qi-Schwäche nach und nach auseinandersetzen. Bei gravierender Erkrankung wird es unerlässlich sein, sowohl durch „äußeres Unterstützen“ als auch durch eigens „Tun“ den individuellen Weg zur Gesundheit zu finden.

In der Qi Gong-Therapie, und ich beziehe mich hier nicht auf die „Qi Behandlung“, bei der der Therapeut Qi auf den Patienten überträgt, sondern auf eine Übungstherapie, bei welcher ein Klient selber Qi Gong oder

Teile daraus erlernt, um seinen Heilungsprozess zu unterstützen, ist es wichtig, dass der aktive Part beim Klienten bleibt. Der Übende lernt sich selber mittels der Qi Gong Methode zu helfen. Der Therapeut entscheidet, in Absprache mit dem Klienten, wie und auf welche Weise geübt werden kann. Da der Klient aber selber der „Ausübende" ist, das heißt, jeglicher Erfolg ist von seiner Konsequenz abhängig, wird es sehr wichtig sein, dass das Übungsprogramm auch zum Klienten passt. Autoritäre Zuschreibungen und der „autoritär wissende Blick" des Qi Gong Lehrers oder Therapeuten erzeugen zwar oft Gehorsam und einen braven Übenden, der wesentlich wünschenswertere Zustand ist aber vielleicht doch, dass Übung und Tun und der Wunsch nach Veränderung aus dem Klienten heraus entstehen und der Therapeut eine Art Begleiter darstellt.

7.2. Qi Gong Therapie – ein Prozess

Hat man sich entschieden, wie und mit welchen Übungen begonnen werden sollte, ist der Qi Gong Therapeut jemand, der sozusagen den Spuren folgen können muss. Zeigt sich eine Symptomatik zu Beginn sehr klar, z. B. als Herz-Qi Muster, kann sich das schnell verändern. Vielleicht taucht ein dahinter liegendes Nieren-Symptom auf und will beachtet werden. Gerade in inneren Übungen kann dann sehr rasch reagiert werden, und die sich zeigende Qi Qualität sollte ins Praktizieren mit eingebunden werden. Dabei können keine Vorannahmen getroffen werden, was sich zeigen wird, und welchen Weg der Heilungsprozess einschlagen wird. Der Therapeut sollte den Klienten dazu ermuntern, sich mit seinen individuellen Mustern nach und nach selber auseinanderzusetzen.

Das heisst, es gibt kein Erfolgsrezept. Erfahrung und praktisches Wissen, welches der Therapeut zur Verfügung stellt, bieten die Basis, auf der Übende mittels der Qi Gong Methode zu ihren eigenen Forschern werden können. Es geht in diesem „Tun" in erster Linie darum, mit den betroffenen Organ-Qi-Qualitäten Kontakt herzustellen, anregend zu wirken und dem Prozess, der dabei entsteht, zuhören zu lernen. In weiterer Folge wird man mit der Unterstützung eines guten Lehrers lernen, den Spuren zu folgen. Wenn man davon ausgeht, dass nur der Mensch selber letztlich das Wissen über Heilung in sich trägt, dann bietet es sich an, diesen Umstand in der Therapie auch zu nutzen und die Kompetenz über dieses Wissen beim Klienten zu lassen. Die Selbstheilung nimmt schon ihren Weg, mit viel eigener Übungsinitiative wird Veränderung eintreten.

8.

Den Spuren folgen – Therapeutische Prinzipien im medizinischen Qi Gong

Im medizinischen Qi Gong, genauso wie in jeder Therapie auf der Basis der chinesischen Medizin, steht am Anfang eine Art Diagnose. Es gilt herauszufinden, mit welcher Organ-Qi-Qualität man beginnen und wie man diese Energiequalität am besten ansprechen kann. Unumgänglich dabei ist natürlich, die Hauptsymptome der Qi-Qualitäten „im Kopf“ zu haben und die Meridianverläufe, Qi-Qualitäten und Energiezentren zu kennen. Nachfolgend eine Art Auswahl an diagnostischen Kriterien, wie sie in China im medizinischen Qi Gong vermittelt werden. Symptome, Qi Muster und Qi-Qualitäten stehen in vielfältiger Beziehung zueinander. Ein Qi- Muster existiert nie alleine. Manche Muster stehen in enger Verbindung zueinander oder treten häufig gekoppelt auf. So zieht ein Nieren Yang Mangel gerne eine Milz-Qi-Schwäche nach sich, und ein Herz-Muster beeinträchtigt oft auch das Lungen-Qi.

Nachfolgende Kriterien stellen einfach verschiedene Betrachtungen oder Überlegungen dar, wie der rote Faden einer Therapie am besten gefunden werden kann. Es ist, als ob man sich erst einmal auf verschiedene Standpunkte begeben würde, bevor man eine Entscheidung trifft und mit der Therapie beginnt. Veränderungen brauchen Zeit. Qi-Gong Therapiebeschreibungen sind in keiner Weise ein „Rezept“. Es handelt sich vielmehr um langfristige „Wegbeschreibungen“, wie man den Spuren eines Musters zurück zur Gesundheit folgen kann.

8.1. Symptom sehen – Organ behandeln

Dies ist wohl der häufigste Ausgangspunkt der Qi Gong Therapie. Die Symptome beziehen sich auf die klassischen Organsymptome der chinesischen Qi Muster Diagnostik (siehe Organ-Qi Muster).

8.1.1. Anwendung

Bei auffälligen Organ-Qi Symptomen, bei akuten Beschwerden. Mit der Stärkung der betroffenen Organ-Energie zu beginnen, ist immer eine gute Ausgangsbasis.

Beispiel 1

Auffällige Rückenprobleme in der Lendenwirbelsäule mit einem Leere- oder Kältegefühl, der Klient fühlt sich matt und erschöpft. Nach der westlichen Diagnose z.B. Abnutzungserscheinungen in der Wirbelsäule. In der chinesischen Sichtweise entspricht die Schilderung einer Nieren-Qi Problematik, in diesem Fall geht es in die Richtung eines Nieren Yang Mangels.

Qi Gong Therapie: Stärkung des Nieren-Qi. Nach einer Zeit der Übung mittels Vorstellungsübung und Meridianmeditationen, „Schlechtes Qi" (Kälte) über den Nierenmeridian ausleiten. In weiterer Folge das Nieren-Qi regulieren und stärken.

Beispiel 2

Hektik, Unruhe, Stress, Schlafstörungen und übermäßiges Schwitzen, Kreislaufbeschwerden legen die Diagnose eines Herz Yin Mangels nahe.

Qi Gong Therapie: Über Vorstellungsübungen und Meridianmeditation die falsche Hitze (leeres Qi-Feuer) ableiten. In weiterer Folge dann das Herz-Qi regulieren, ausgleichen und harmonisieren.

8.2. Das Modell der 5 Elemente

Die jeweiligen Organ-Qi Kräfte entsprechen Bildern der Natur. Bilder, die man betrachten kann, um eine analoge Beziehung zur menschlichen Qi-

Dynamik aufzubauen.Wie auf den Herbst der Winter folgt, also auf das Element Metall das Element Wasser, so folgt auf das Qi der Lungen im zykliyschen Ablauf der Jahreszeiten das Qi der Nieren. Das Lungen-Qi stellt die Mutter Energie dar, das Nieren-Qi ihr Kind. Auf den Winter folgt wiederum der Frühling. So folgt auf das Qi der Nieren das Qi der Leber, die Nieren nähren ihr Kind, die Leber, und sorgen sich um ihr Wohlergehen. In der Praxis der chinesischen Energielehre schulen diese Bilder von zyklischen Abfolgen den Blick für Zusammenhänge. In der Behandlungsweise kann eine Diagnose nach der 5-Elemente-Lehre einen guten Anfang darstellen. Und es wäre nicht chinesische Medizin, würde diese Betrachtungsweise im Gesamtbild fehlen.

8.2.1. Ernährungszyklus, Hervorbringung der nachfolgenden Qi-Qualität

Wird aufgrund einer entsprechenden Symptomatik eine bestimmte Qi Schwäche einem Organ zu geordnet, kann es sinnvoll sein, die Symptomatik im Gesamtbild der Ernährungssequenz zu betrachten. Metall ernährt das Wasser, das Qi der Lungen ernährt das Qi der Nieren. Dieses wiederum ernährt im Zyklus weiter das Leber-Qi, das dem Element Holz und der Jahreszeit des Frühlings entspricht. Die ernährende Energie wird als Mutter bezeichnet, die hervorgebrachte Qualität ist das Kind. Ist das Kind schwach, kann es gut und sinnvoll sein, erst die Mutter zu stärken. Ist die Mutter übervoll, kann über das Kind abgeleitet werden. Nachfolgend die Ernährungssequenzen im Überblick.

Die Leber ernährt das Herz

Beispiel: Die Leber sorgt für einen geschmeidigen Fluss von Qi und Blut Das Herz beherrscht das Blut. Ist die Leber schwach, kann sie das Herzblut nicht ausreichend ernähren, und es kann zu einer Herz-Qi Schwäche kommen. Das Shen, das dem Herz zugeschrieben wird, der Geist, wird unruhig, was sich in Schlafstörungen und anderen Herz-Qi Symptomen zeigen kann. Ist die Leber übervoll und die aufsteigende Leber Yang-Energie krankhaft übersteigert, beeinträchtigt dies wiederum den Geist (Shen), der in eine zu große Unruhe involviert, das Herz-Qi stört.

Das Herz ernährt die Milz

Beispiel: Das Herz beherrscht das Blut, die Milz filtert die reine Essenz aus der Nahrung, um diese nach oben zu bringen, um die Blutbildung gemeinsam mit der Lunge zu unterstützen. Das Herz ist die Mutter, die Milz das Kind. Ist die Mutter schwach, bleibt für das Kind zuwenig Qi übrig und in der Folge kann eine Milz Schwäche entstehen. Die Milz fördert die Blutbildung, die auf diese Weise beeinträchtigt sein kann. Ist das Herz, die Mutter, aufgrund einer aufsteigenden Hitze übervoll, kann es zu einem Qi Stau kommen, der wiederum die Milz in ihrer ruhigen Arbeit des „Klärens und Filterns" beeinträchtigt. Verdauungsbeschwerden könnten die Folge sein.

Die Milz ernährt die Lungen

Beispiel: Die Milz filtert die reine Essenz aus der Nahrung und bringt sie nach oben zu Herz und Lungen, die Lungen regieren das Qi, das in den Meridianen fließt, und sorgen für ausreichendes Abwehr Qi (Wei Qi), das sich in der Schicht zwischen Muskeln und Haut befindet. Ist die Milz schwach, empfangen die Lungen zu wenig Essenz und haben aufgrund einer entstehenden Schwäche nicht genug Kraft, Qi ausreichend in Bewegung zu bringen. Die Folge können Schwäche, kalte Gliedmaßen, Mattigkeit usw. sein.

Die Lungen ernähren die Nieren

Beispiel: Das Qi der Lungen muss absinken, um Feuchtigkeit und Qi zu den Nieren zu bringen, damit diese ihre Kraft ausreichend entfalten können. Ist die Lunge schwach, kann ihr Qi nicht absinken, und es kann zu Atembeschwerden kommen. Auch die Nieren können nicht ausreichend wärmen, und ein Flüssigkeitsmangel im unteren Organbereich kann entstehen. Ist die Lunge aufgrund von innerem Schleim oder einer stagnierenden Hitze übervoll, sind wiederum die Nieren in ihrer Aufgabe des Wärmens und Nährens beeinträchtigt, da die aufsteigende Wärme der Nieren von den Lungen nicht mehr aufgenommen werden kann.

Die Nieren ernähren die Leber

Die Nieren bringen Wärme nach oben, um den Fluss aller Organ-Qi Kräfte zu gewährleisten. Die Leber braucht die Kraft und das Feuer der Nieren, um ihrerseits für einen ruhigen, harmonischen Fluss von Blut und Qi sorgen zu können. Ist das Nieren- Qi zu schwach, verliert auch die Leber ihre Dynamik.

In der Therapie kann es gut sein, einen Blick auf die nachfolgenden bzw. auf die vorangehenden Energie-Qualitäten im 5 Elemente Zyklus zu achten, um Zusammenhänge zu begreifen und die Symptome im Gesamtbild einordnen zu können.

8.2.2. Kontrollzyklus, Überwindungssequenz und Verachtungssequenz

Eine wichtige Rolle spielen auch die als übernächst folgenden oder zurückliegenden Qi-Qualitäten. Vor der Mutter-Energie liegt die als Großmutter bezeichnete Qualität. Auf die Kind-Energie folgt die als Enkel bezeichnete Qi-Art.

Beispiel: Die Niere ist die Mutter, die Leber das Kind, so wäre die Lunge die Großmutter und das Herz der Enkel. Es stehen sowohl Mutter und Kind als auch Großmutter und Enkel in wechselseitiger Beziehung. Diese Betrachtungsweise entspricht einer sehr alten, analogen Sichtweise.

Die Großmutter unterstützt und kontrolliert den Enkel, der Enkel verachtet die Großmutter. Das Vorgestern kontrolliert und unterstützt das Übermorgen, das Übermorgen verachtet das Vorgestern. Ist die Kontrolle allerdings zu stark, liegt eine Überkontrolle vor. Diese Über-Dynamik der „Großmutter" nennt man Überwindungssequenz. Das heißt, zuviel des Guten verursacht Schwäche und Probleme beim Enkel.

- *Kontrollzyklus:* Leber unterstützt die Milz
- *Überwindungssequenz:* Leber überkontrolliert die Milz
- *Verachtungssequenz:* die Milz verachtet die Leber

Beispiel: Die Leber unterstützt durch ihre Aufgabe der Bereitstellung von Blut und Qi am richtigen Ort zur richtigen Zeit die Milz bei ihrer Aufgabe, die reinen Essenzen aus der Nahrung zu filtern, um sie zum oberen Erwärmer zu bringen, wo später die Blutbildung stattfindet. Beide gemeinsam sind an der Blutbildung beteiligt. Durch einen Leber-Qi Stau allerdings kann es zu einer Blockierung im Oberbauch kommen und die Milz wird beeinträchtigt. Verdauungsstörungen können die Folge sein.

- *Kontrollzyklus:* Milz unterstützt die Nieren
- *Überwindungssequenz:* Milz überwindet die Nieren
- *Verachtungssequenz:* die Nieren verachten die Milz

Beispiel: Die Milz bildet das „Nach-Himmels-Qi“, indem es das Qi aus der Nahrung extrahiert, die Nieren speichern das „Vor-Himmels-Qi“. Durch die Arbeit der Milz wird auch die Niere in ihrer Speicherfunktion und in ihrer Wärmefunktion unterstützt. Ist die Milz schwach, so verliert auch die Niere an Substanz. Müdigkeit, Kälte und allgemeine Qi Schwäche können die Folge sein.

- *Kontrollzyklus:* die Nieren unterstützen das Herz
- *Überwindungssequenz:* Nieren überkontrollieren das Herz
- *Verachtungssequenz:* das Herz verachtet die Nieren

Beispiel: Die Nieren unterstützen durch ihre Funktion des Aufsteigens und des Wärmens sämtliche Funktionen des Herzens. Ist die Niere schwach, so verliert das Herz den starken Rückhalt und es entsteht zum Beispiel ein Yin Mangel.

- *Kontrollzyklus:* das Herz unterstützt die Lungen
- *Überwindungssequenz:* das Herz überwindet die Lungen
- *Verachtungssequenz:* die Lungen verachten das Herz

Herz und Lunge haben als „oberer Erwärmer“ eine sehr enge Verbindung zueinander. Einerseits sind beide an der Blutbildung beteiligt, andererseits regiert die Lunge das Qi in allen Meridianen und versorgt das Herz ausreichend mit Qi, damit auch der Fluss des Blutes in Gang bleibt. Ist das Herz schwach bzw. stagniert das Herz-Qi, so ist auch die Lunge in diese Stagnation eingebunden.

- *Kontrollzyklus:* die Lungen unterstützen die Leber
- *Überwindungssequenz:* die Lungen überwinden die Leber
- *Verachtungssequenz:* die Leber verachtet die Lungen

Beispiel: Die Lunge versorgt die Leber mit ausreichend Qi, damit die Leber wiederum Blut und Qi in ein harmonisches Fließen bringen kann. Ist die Lunge schwach, stagniert auch das Leber-Qi, und es kommt zu Leber-Qi Stagationen.

Die erwähnten Sequenzen sind nicht die einzigen Betrachtungsweisen und Beziehungen zwischen den Organ-Qi-Qualitäten. Natürlich stehen alle Organ-Qi- Qualitäten in Verbindung und das 5 Elemente Modell entspricht der für die chinesische Medizin typischen analogen und metaphorischen Betrachtungsweise. Diese Art, Dinge zu betrachten, schult das Denken für Zusammenhänge, was wiederum gerade bei einer Diagnose wichtig ist.

Vielleicht, weil die zyklische Abfolge der Jahreszeiten ein sehr leicht zu verstehendes Bild ist, sind die 5 Elemente aus der chinesischen Medizin nicht weg zu denken.

8.3. Fünf Organe heilen fünf Sinnesorgane

Jede Organ Energie „öffnet" sich in ein Sinnesorgan. Betrifft die Symptomatik sehr klar eines dieser Sinnesorgane, empfiehlt es sich wiederum, mit dieser Organenergie zu beginnen.

Zunge	Herz-Qi
Ohren	Nieren-Qi
Augen	Leber-Qi
Nase	Lungen-Qi
Mund	Milz-Qi

8.3.1. Anwendung

bei einer sehr klar auftretenden Problematik, die sich auf die Symptomatik der „Öffner" beziehen lässt.

- Beispiel: Rückenschmerzen, Nervosität, Hektik, Ohrengeräusche, Schwindelgefühl, der Klient fühlt sich müde, aber rastlos und gestresst. Die Diagnose geht in Richtung eines Nieren Yin Mangels.
- Therapie: die Mutter (Lungen-Qi) ernähren und regulieren. Nach einer Zeit der Übung über Vorstellung, Meridianmeditation, das Nieren-Qi stärken und das Qi-Feuer (falsche Hitze) ableiten.

Beispiel: Kopfschmerzen, Rötung des Gesichtes und der Augenbindehaut, der Klient klagt über Schwindelgefühle und unangenehme Ohrengeräusche, ist launisch oder reizbar. Die Diagnose geht eindeutig in die Richtung eines Leber-Feuers. Ist der Klient eher behäbig und polternd bzw. extrem reizbar, handelt es sich um ein Fülle- Feuer, ist der Klient eher schwächlich und nervös, handelt es sich um ein sogenanntes leeres Feuer, also um einen Mangelzustand.

- Therapie: innere Übungen, um das Qi-Feuer über das Kind (Herz-Qi) abzuleiten,
- Leber-Qi regulieren und ausgleichen, innere und äußere Leber Qi Gong Übungen.

- Beispiel: Westliche Diagnose Tinnitus
  Nach der chinesischen Sichtweise entspricht nieder-frequenter und anhaltender Tinnitus einer Schwäche der Nierenenergie, hoch-frequenter Tinnitus entspricht allerdings einer Schwäche der Leber Energie. Die niedere Frequenz bedeutet ein zu wenig an aufsteigender Nieren-Energie, die hohe Frequenz entspricht einem Zuviel an aufsteigendem Leber Yang. Damit Tinnitus allerdings der Leber zugeordnet werden kann, müssen noch andere Leber-Qi Symptome vorhanden sein. Hier ist eine „klare" Zuordnung und ein erstes Therapieprinzip anhand des Tinnitus allein nicht möglich.

8.4. Hauptkrankheit getrennt behandeln

Mit Hauptkrankheit ist hier jedes Symptom gemeint, das eindeutig einer bestimmten Organ-Qi-Qualität zugewiesen werden kann. Mit Wurzel ist der Auslöser, gleichsam der Urheber der Qi Muster Entwicklung, gemeint. Hier wird in der Qi Gong Therapie auf ein Behandeln der im Vordergrund erscheinenden Symptomatik verzichtet und mit einem Blick hinter die Kulissen nach der Wurzel gesucht.

8.4.1. Anwendung

Bei diffiziler Organ Symptomatik, bei stark psychischen Symptomen, bei erfolgloser Organ-Qi Therapie.

- Beispiel: Stress, Hektik, Unruhe und Schlafstörungen deuten auf ein Herz-Qi Muster hin. Dahinter verbirgt sich aber möglicherweise großer Kummer über Trennung/und oder Verlustängste. Gespräche und Psychotherapie sowie allgemein stärkende Qi Gong Übungen könnten bedeutend mehr Erfolg bringen, als gleich spezifisches Organ-Qi Gong zu üben. Begleitend dazu könnte man mit der Arbeit an der jeweiligen Emotion, hier z. B. Kummer und Trauer, also mit der Lungenenergie arbeiten und die stagnierende Trauer auflösen. Aber Vorsicht sei hier angebracht und der Klient auf die Möglichkeiten psychischer Therapien hingewiesen.

– Beispiel: Depressive Verstimmung und Spannungsschmerzen weisen einen Weg in die Leber-Qi Symptomatik. Auch hier kann der Klient vielleicht seinen stark beunruhigten Geist erst eher über eine psychische Betreuung stabilisieren. In weiterer Folge kann Qi Gong helfen, zu stabilisieren und den Geist zu beruhigen. Aus westlicher Sicht entspräche dies einer psychosomatischen Behandlungsweise. Natürlich hat jedes Qi Muster seine Wurzel, und die ist nicht zwingend in der nach außen hin auftretenden Problematik zu finden. Andererseits sollte mit jeder Qi Gong Therapie eine psychische Betreuung einhergehen.

Diese Kriterien entsprechen der in China üblichen Behandlungs- und Sichtweise in der Qi Gong Therapie. Nicht jeder Klient ist dafür geeignet, sogleich mit einer auf die Organ-Qi Symptomatik ausgerichteten Therapie zu beginnen. Es kann wesentlich erfolgreicher sein, den Klienten zuerst einmal aus verschiedenen Blickwinkeln heraus zu betrachten.

8.5. Außen und innen gleichzeitig behandeln

In der klassischen Akupunkturlehre wird zwischen den beiden Begriffen Biao und Li- unterschieden.

Biao bezieht sich auf den menschlichen Körper in der Sichtweise eines 5 Schichten Modells. Symptome, die sich auf eine der fünf Schichten beziehen, werden als äußere Symptome bezeichnet. Im chinesischen Bild dringt eine Krankheit von außen über die fünf Schichten ins Körperinnere, bis dies dann zu einer organischen oder chronischen Erkrankung führt.

– Beispiel: Hautausschläge, Muskelverspannungen, Gelenkserkrankungen.

  Li bezieht sich auf das Körperinnere, auf die Organbereiche des Brustkorbes, des Bauch- und Beckenraumes. Alle Bereiche, die durch die dreifache Erwärmerenergie versorgt werden. In der westlichen Medizin sind dies alle der inneren Medizin zugeordneten Krankheitsbilder. Li entspricht eher einem chronischen Krankheitsverlauf.

8.5.1. Anwendung

Symptome, die an der Körperoberfläche auftreten, sind durch einen pathogenen Faktor verursacht, das heißt, die Krankheit ist an der Peripherie dabei, in den Körper einzudringen. Der Körper versucht nun erst einmal, die Krankheit abzuwehren. Entweder ist das Immunsystem stark und die Krankheit, der pathogene Faktor, wird abgewehrt, oder aber die Krankheit dringt in tiefere Schichten, ins „Innere" ein und es kann zu einer organischen Erkrankung kommen. Wenn die Krankheit gerade dabei ist, in den Körper einzudringen, kann Qi Gong das Immunsystem unterstützen.

- Beispiel: Anfängliche Zeichen einer Verkühlung, sowie generell erste Krankheitsanzeichen.
- Therapie: Allgemeine Qi Gong Übungen (Zhan Zuang, Qi Aufbau bzw. Lungen-Qi Gong bei Verkühlung) können das Wei Qi stärken und stabilisierend wirken.

Die an der Körperoberfläche auftretenden Symptome können einem inneren Muster entsprechen, das sich nach außen hin gleichsam spiegelt. Auftretende Symptome entsprechen einem pathogenen Faktor, werden jedoch durch ein inneres Muster verursacht. Das Krankheitsbild hat sich also schon zu einem chronischen Organmuster entwickelt. In der Qi Gong Therapie sollte die Übung dem inneren Muster mitentsprechen. Hier ist die Diagnostik aber schon wesentlich komplexer und der Leser sei auf entsprechende Fachliteratur verwiesen.

- Beispiel: Stark juckende, plötzlich auftretende Hautausschläge (Urtikaria) weisen auf einen inneren Wind hin. Da innerer Wind eine Analogie mit Leber-Qi aufweist, deutet die Diagnose auf inneren Leberwind mit Leberfeuer hin. In der Qi Gong Therapie wird man versuchen, die Leber Energie anzusprechen und so das möglicherweise stagnierende Qi in Bewegung zu bringen.
- Therapie: Harmonisierende innere und äußere Leber-Qi Gong Übungen, das Qi-Feuer über das Kind (Herz) ableiten. Durch Vorstellungsübungen, verbunden mit Bewegung, das Qi beruhigen.

8.6. Außen und innen im Sinne gekoppelter Organ Symptome

Aufgrund der Erfahrung in der chinesischen Medizin stehen manche Organ-Qi-Arten öfter miteinander in Beziehung als andere. Die Leber ist zum Beispiel gerne Auslöser für eine Milz-Qi-Problematik. Durch die Milz-Qi-Schwäche kann man das „hindurchscheinende“ stagnierende Leber-Qi erkennen. Auch Herz und Nieren stehen in einem besonders innigen Verhältnis zueinander. Durch eine Lungenthematik lässt sich z. B. wiederum die weiter innen gelegene Herzproblematik erahnen.

„Außen“ steht für die nach außen hin auftretende Organsymptomatik. Das äußere Symptom steht im Vordergrund, der Verursacher befindet sich aber sozusagen dahinter (innen). Bei der Qi Gong Therapie sollte die gleichsam „dahinterliegende“ Organ-Energie mitbehandelt werden.

8.6.1. Anwendung

Bei gekoppelten Organ-Qi Symptomen mit einer klar erkennbaren Verbindung oder einem klar erkennbaren Zusammenhang mit der nach außen hin auftretenden Problematik.

- Beispiel: Der Klient klagt über Durchfall und depressive Verstimmungen, er erscheint müde, matt und verzweifelt. Durchfall und Müdigkeit könnten auf einen Milz-Qi Mangel hinweisen, Auslöser aber ist stagnierendes Leber-Qi, das bereits die Milz attackiert.
- Therapie: Das Milz-Qi stärken, innere und äußere Milz Qi Gong Übungen. Bei inneren Übungen und Meridianmeditationen Leber und Milz verbinden.

- Beispiel: Die Diagnose der chinesischen Medizin weist aufgrund der Fahrigkeit und Unruhe des Klienten auf einen Herz Yin Mangel hin, aufgrund der mit einhergehenden Schwäche scheint auch die Nierenenergie betroffen zu sein. Durch Schwindelgefühle, Ohrensausen und diffuses Kreuzweh liegt die Diagnose eines Nieren Yin Mangels nahe.
- Therapie: Ausgleichende Herzübungen, bei inneren Übungen (Meridianmeditationen), das Herz und Nieren-Qi miteinander verbinden und stärken.
- Qi-Feuer, falsche Hitze ableiten.

9.

Kriterien der Anwendung: Ping Bu Ping Xie / Bu Fa / Xie Fa

Ping Bu Ping Xie	Bu Fa	Xie Fa
regulierende Methoden	ernährende Methoden	ausleitende Methoden

9.1. Ping Bu Ping Xie Regulieren, harmonisieren, ausgleichen

Ping: ebnen, flach machen
Bu: ernähren
Xie: ausleiten, Übel vertreiben
Ping Bu Ping Xie: ernähren und ausleiten, regulieren und ausgleichen, Gleichgewicht herstellen (neutral).

Anwendung

Allgemeine Qi Gong Übungen
Anwendungen ohne therapeutischen Kontext
Als Teil des Therapieverlaufes (je nach Qi Muster).

9.1.1. Bewegungsübungen

Alle allgemeinen Organ Qi Gong Bewegungs-Übungen.

9.1.2. Meridianmeditationen[32]

- Den Funktionskreis in der Meridianrichtung ansprechen: z.B. über Dickdarmmeridian in die Lunge einatmen, über den Lungenmeridian ausatmen.
- Organenergie ansprechen – in der Meridianrichtung einatmen, gegen die Meridianrichtung ausatmen: z.B. über Lebermeridian zur Lunge einatmen, von der Lunge über den Lebermeridian ausatmen.
- Beispiel: Herz-Qi regulieren: den Funktionskreis ansprechen: Einatmen über Dünndarmmeridian zur Lunge, ausatmen über Herzmeridian, ein- und ausatmen gleich lang.
- Beispiel: Leber-Qi regulieren: Organenergie ansprechen: über Lebermeridian zu Leber 14 einatmen, ausatmen von Leber 14 wieder über den Lebermeridian nach unten, ein und ausatmen gleich lang.

9.1.3. Atmung

- Ein- und Ausatmung gleich lang, ausgleichende und ruhige Atmung, natürliche Atmung.

9.1.4. Weitere innere Übungen/ Vorstellungsübungen

- Alle allgemeinen Qi Gong Entspannungsübungen.
- Alle inneren Übungen, die Ein- und Ausatmung gleich betonen z.B. über die Einatmung heilendes Qi aufnehmen, loslassen beim Ausatmen, Aufmerksamkeit gleichmäßig verteilt. (Anfänger neigen oft dazu, das Ausatmen zu sehr zu betonen, was zu einer großen Ermüdung während des Übens führen kann.)

32 Bei allen Meridianmeditationen immer beidseitig üben, mit einigen Minuten beginnen dann zu 15–20 Minuten steigern – vgl. 4.3. Inneres Üben (Seite 73 ff) sowie vgl. 4.3.1 Übungen zur Wahrnehmung sensibler Bereiche (Seite 78 ff)

9.2. Bu Fa – Ernähren und aufbauen

Bu: ernähren
Fa: machen, tun
Die ernährenden Methoden versuchen, Qi zu stabilisieren und aufzubauen.

Anwendung
- Alle Schwäche Zustände
- Qi Mangel, allgemeine Qi-Mangelzustände und Organ-Qi Schwächemuster
- Blut Mangel (Leber/Herz Blut Mangel)
- Essenz Mangel, (Nieren-Symptomatik)
- je nach Qi Muster, als Teil der Therapieverlaufes.

9.2.1. Bewegungsübungen

Alle allgemeinen Organ Qi Gong Bewegungs-Übungen.

9.2.2. Meridianmeditationen[33]

- Den Qi Fluss eines Funktionskreises in der Meridianrichtung aktivieren bei Betonung des Einatmens: z.B. über den Dünndarmmeridian zur Lunge einatmen, über den Herzmeridian ausatmen, Betonung des Einatmens. (Herz-Qi Mangel)
- Organ-Meridian anregen bei Betonung des Einatmens: z. B. über Lebermeridian zur Lunge einatmen, von der Lunge über den Lebermeridian wieder ausatmen, Betonung des Einatmens (Leber Blutmangel, Milz-Qi Mangel).
- Von der Peripherie über einen Meridian zum entsprechenden Organ einatmen, ausatmen zum Dantian, Betonung des Einatmens: z. B. einatmen über den Lungenmeridian zur Lunge, ausatmen ins Dantian, Betonung des Einatmens (Lungen-Qi Mangel).
- Einen bestimmten, sensiblen, energetischen Bereich über die Vorstel-

33 Bei allen Meridianmeditationen immer beidseitig üben, mit einigen Minuten beginnen dann zu 15–20 Minuten steigern – vgl. 4.3. Inneres Üben (Seite 73 ff) sowie vgl. 4.3.1 Übungen zur Wahrnehmung sensibler Bereiche (Seite 78 ff)

lung aktivieren, dann die Verbindung zum Dantian über die Atmung herstellen: z. B. Konzentration auf Leber 14 bei der Einatmung, ausatmen ins Dantian. (Leber Blut Mangel) Vorstellung: Qi speichern, ernähren, aufnehmen.

- Ernährende Meridianmeditationen, die im Sinne der 5 Elemente dem Organ der Mutter entsprechen, z. B. bei einer Milz-Qi Schwäche durch Herzmeridianmeditationen das Qi stärken.

9.2.3. Atmung

- Einatmung länger als Ausatmung, Betonung der Einatmung.

9.2.4. Weitere innere Übungen

- alle Dantianübungen (siehe Kapitel: allgemeine Übungen)
- Vorstellung: Qi ins Dantian zu speichern
- Konzentration auf allgemein energetische Bereiche (z.B. Laogong KS 8, Yongchuan N 1, Bahui LG 20)
- Konzentration auf Organ-Qi spezifische Bereiche (Leber 14, Niere 27 etc.)
- Konzentration auf die Körperbereiche des Organs.

9.2.5. Vorstellungsübungen

- Alle Vorstellungs- und Meditationsübungen, die den Qi Fluss aufbauen.
- Vorstellungsübungen, die Aufnahme von äußerem Qi beinhalten.
- Organfarben visualisieren und in den Organbereich lenken.

Beispiel: Lungen-Qi Mangel

Das Lungen-Qi ernähren: Organ-Meridian anregen bei Betonung des Einatmens: über den Milzmeridian (Milz ist im 5-Elemente-Zyklus die Mutter der Lunge) zu Milz/Leber einatmen, über den Milzmeridian ausatmen, Betonung des Einatmens.

- Den Funktionskreis Lunge-Dickdarm aktivieren bei Betonung des Einatmens: einatmen über Dickdarmmeridian zur Lunge, ausatmen über Lungenmeridian, Betonung des Einatmens.

- Von der Peripherie über einen Meridian zum entsprechenden Organ einatmen, ausatmen zum Dantian, Betonung des Einatmens: einatmen über den Lungenmeridian zur Lunge, ausatmen ins Dantian, Vorstellung: Qi speichern, ernähren, aufnehmen.
- Vorstellungsübung: heilendes Qi, weißen „Qi tuan“[34] in die Lunge einatmen, ausatmen ins Dantian.

Beispiel: Milz-Qi Mangel
- Das Milz-Qi ernähren: Von der Peripherie über einen Meridian zum entsprechenden Organ einatmen, ausatmen zum Dantian: einatmen über Milzmeridian zum Bereich von Milz und Leber, ausatmen ins Dantian.
- Einen bestimmten, sensiblen, energetischen Bereich über die Vorstellung aktivieren, dann die Verbindung zum Dantian über die Atmung herstellen: beim Einatmen Aufmerksamkeit auf den Bereich des Oberbauches (Milz/Leber), ausatmen ins Dantian.
- Vorstellungsübung: heilendes Qi, gelben „Qi tuan“[35] in die Milz einatmen, ausatmen ins Dantian.

9.3. Xie Fa – Ableiten, Ausleiten

Ableitende, ausleitende Methoden versuchen, stagnierendes Qi in Bewegung zu bringen, und „verbrauchtes Qi“ auszuleiten. Im chinesischen Bild gibt es so etwas wie „schlechtes Qi“, das sich im Körper befindet und Probleme verursacht.

Der chinesische Betrachter schreibt zum Beispiel die Symptome des Yang Mangels dem „schlechtem Qi“, das sich im Körper gebildet hat, zu. Die krankhaften Yin-Substanzen, wie Kälte und Flüssigkeiten, die sich bei einem Yang Mangel im Körper bilden können, sind „Kräfte“, die es gilt, ab- oder auszuleiten. Yin Mangel wiederum entspricht dem Bild eines leeren Qi-Feuers, das sich im Körper festgesetzt hat und Probleme verursacht. Bei Fülle Zuständen heißt es, das „Übermaß“ an pathogenen Yin- oder Yang-Symptomen abzuleiten, wie z. B. Fülle-Kälte, Fülle-Feuer oder auch Schleim.

34 Qi tuan: eine Mischung aus Rauch, Nebel, Wolken.

35 Qi tuan: eine Mischung aus Rauch, Nebel, Wolken.

Anwendungen

- alle Qi-Stagnationen, Qi Stau (Leber-Qi Muster)
- Blutstau (z. B. Leber Blutstau)
- Yin Mangel (z. B. Herz/Lungen/NierenYin Mangel)
- Yin Fülle (z. B: Kälte-Nässe oder Nässe- Hitze befällt die Milz, Schleim verlegt die Lunge)
- Yang Mangel: (z. B. Nieren/Milz Yang Mangel)
- Yang Fülle: (z. B. Leber /Herz-Feuer)
- alle pathogenen Faktoren (Wind, Hitze etc.)
- als Teil des Therapieverlaufes (je nach Qi Muster)

- „Schlechtes“ Qi wird generell abgeleitet. Handelt es sich um einen Leere-Zustand, muss je nach Organ-Symptomatik oft erst ernährt oder reguliert werden. Erst nach einer Stabilisierung kann abgeleitet werden.
- z.B. Nieren Yin Mangel: erst wird das Nieren-Qi ernährt und reguliert, eventuell auch ein gekoppeltes (Mutter-Organ), bzw. mitbetroffenes Organ-Qi gestärkt, erst in der Folge wird „schlechtes Qi“ abgeleitet.

9.3.1 Bewegungsübungen

- Alle Übungen, die durch die Art und Weise von Bewegung, Aufmerksamkeit und Atmung das Ableiten von „schlechtem „Qi“ ímplizieren.
- Siehe bei Übungen zum Ableiten von Fülle-Feuer (Leber-Feuer, Herz-Feuer), Übungen bei hohem Blutdruck etc.

9.3.2 Meridianmeditationen[36]

- In der Merdianrichtung ableiten bei Betonung der Ausatmung und/oder bei Mangelzustände ein- und ausatmen gleich lang, bzw. den Ausatem nur mit entsprechender Vorstellung verbinden:
- z.B. über Lebermeridian zur Lunge einatmen, über Herzmeridan Qi-Feuer ableiten, (Herz Yin Mangel).
- z.B. über Nierenmeridian zur Lunge einatmen, über Herzmeridian aus-

36 Bei allen Meridianmeditationen immer beidseitig üben, mit einigen Minuten beginnen dann zu 15-20 Minuten steigern – vgl. 4.3. Inneres Üben (Seite 73 ff) sowie vgl. 4.3.1 Übungen zur Wahrnehmung sensibler Bereiche (Seite 78 ff)

atmen (Herz Yang Mangel).
Bei beiden Meditationen Betonung der Ausatmung oder ein- und ausatmen gleich lang, (Vorstellung: Hitze, bzw. Kälte ableiten).

- Den Qi Fluss gegen die Meridianrichtung aktivieren bei Betonung der Ausatmung und/oder bei Mangelzustände ein- und ausatmen gleich lang, bzw. den Ausatem nur mit entsprechender Vorstellung verbinden:
- z.B. über den Nierenmeridian zu N 27 einatmen, über den Nierenmeridian ausatmen (Nieren Yang Mangel, Vorstellung: Kälte ableiten).
- z. B. über Lebermeridian einatmen zu Le 14, über Lebermeridian Qi Stagnation ableiten, Betonung der Ausatmung (Leber-Qi Stagnation, Leber Feuer, Vorstellung: Stagnation, bzw. Feuer ableiten)
- Konzentration auf einen organspezifischen Punkt lenken, von dort gegen die Meridianrichtung ableiten:
- z.B. Konzentration auf N 27, einige Male zu diesen Bereichen atmen, dann ausatmen über Nierenmeridian (Nieren Yang Mangel, Vorstellung Kälte ableiten)
- z.B. Konzentration auf Le 14, einige Male zu diesen Bereichen atmen, dann ausatmen über Lebermeridian, Betonung der Ausatmung (Leber-Qi Stagnation)
- Einen bestimmten, sensiblen, energetischen Bereich über die Vorstellung aktivieren, dann die Verbindung zum Dantian über die Atmung herstellen, Betonung der Ausatmung und ableitende Vorstellung: z.B. über den Lungenmeridian zur Lunge einatmen, einige Male in die Lunge atmen, dabei in der Vorstellung weißen Dampf sammeln, ausatmen ins Dantian, wie ins Dantian schieben (Befall der Lunge durch Wind-Kälte/ Wind-Hitze, Schleim)
- Ableitende Meridianmeditationen, die im Sinne der 5 Elemente dem Organ des Kindes entsprechen, z. B. bei einer Leber-Qi Stagnation über Herzmeridianmeditationen ableiten.

9.3.3. Atmung

- Einatmung kürzer, Ausatmung länger, Betonung der Ausatmung, bei Mangelzuständen auch ein- und ausatmen gleich lang, bzw. den Ausatem nur mit entsprechender Vorstellung betonen.

9.3.4. Weitere innere Übungen / Vorstellungsübungen

- Mit der Einatmung frisches Qi aufnehmen, über die Ausatmung verbrauchtes Qi/stagnierendes Qi ausleiten/ableiten etc.
- Organfarben visualisieren und über die Einatmung in den Organbereich schicken, über die Ausatmung stagnierendes Qi/stagnierende Emotion ableiten.
- Alle Vorstellungs- und mentalen Übungen, die eine ausleitende Tendenz aktivieren.
- Generell alle Übungen, die mit oder ohne Bewegung die Vorstellung initiieren, stagnierendes Qi" abzuleiten bzw. wieder in Bewegung, ins Fließen zu bringen.

Beispiel: Leber Feuer
- Fülle-Feuer ableiten: Konzentration auf organspezifischen Bereich, dann Qi-Feuer gegen die Meridianrichtung ableiten: einatmen mit Aufmerksamkeit auf Leber 14, Ausatmung über Lebermeridian um stagnierendes Qi nach unten zu leiten, Betonung der Ausatmung.
- Vorstellungsübung: Einige Minuten lang die Vorstellung aktivieren, man liegt in einem Bach oder Fluss (fließende Vorstellung im Körper).
- Vorstellungsübung: heilendes Qi, grünen Qi tuan[37] in die Leber schikken, mit der Ausatmung die stagnierende Leber-Emotion (Ärger, Groll) ausatmen.

Beispiel: Lungen Yin Mangel
- Leeres Feuer ableiten: In der Merdianrichtung ableiten: über den Dickdarmmeridian zur Lunge einatmen, über den Lungenmeridian ausatmen
- Und/oder: über den Nierenmeridian zur Lunge einatmen, über den Lungenmeridian ausatmen, ein- und ausatmen gleich lang, Vorstellung: Hitze ableiten.

37 Qi tuan: eine Mischung aus Rauch, Nebel, Wolken.

10.

Therapeutisches Qi Gong / Organ Qi Gong

10.1. Nieren Qi Gong / Funktionskreis Niere – Blase

Stichworte zum Nieren-Qi in der chinesischen Medizin: speichert die Essenz (Ying), beherbergt das Ursprungs-Qi, die substanzielle und konstitutionelle Energie, die Basis aller Yin und Yang Kräfte, Aufbau von Struktur, Knochen, Zähne, Haare, das Nieren-Qi öffnet sich in die Ohren.

Emotional: Willensstärke, Einsichten, Angst.

a. Nieren-Qi neigt zu

- Qi Mangel: Entwicklung von Schwächemustern, wobei das Nieren Yin oder Yang angegriffen werden kann, „Mangelnde Festigkeit des Nieren-Qi".
- Yin oder Yang Mangel: das Nieren-Qi ist die Basis aller Yin und Yang Kräfte im Körper, es kann nie ein zuviel an Nierenenergie geben – keine Füllemuster.
- Essenz-Mangel: bei starker Belastung wird die Substanz, die sogenannte konstitutionelle Energie, angegriffen und es kommt zu einem Essenzmangel (Jing).

b. Allgemeine Symptome bei einem Nieren-Qi Muster

- Rücken-Beschwerden, vor allem im Bereich der Lendenwirbelsäule, Knieprobleme, Schwäche der Knochen, Schwindel, Haarausfall, Ohrenprobleme, Tinnitus, „knieschwach" und „lenden-lahm". Die allgemeinen Nierensymptome verstärken und verbinden sich je nach Muster in Richtung der Yin oder Yang Dynamik.

c. Allgemeine Therapieprinzipien

Qi stärken und aufbauen, Basis stärken, Nieren wärmen.

10.1.1. Meridiane und sensible Bereiche

a. Nierenmeridian

Vom Fußballen beginnend innen die Beine hinauf über den unteren Rücken zum Bereich der Lendenwirbelsäule zu den Nieren, zur Blase, über den Unterbauch, die Körpervorderseite bis zum Schlüsselbein, über die inneren Organe nach oben bis zur Wurzel der Zunge.
(> Seite 234)

b. Blasenmeridian

Von den Augen zur Stirn über den Schädel, den Nacken, beiderseits der Wirbelsäule in zwei breiten Bahnen den Rücken hinunter, verbindet sich mit den Nieren, führt die Beine an der Rückseite hinunter, seitlich die Füße entlang bis zu den kleinen Zehen.
(> Seite 235)

c. sensible Bereiche

Unterbauch, Lendenwirbelsäule, Wirbelsäule generell, Knie, Füße/Sohlen, speziell Niere 1 (Fußballen), die Ohren.

10.1.2. Nieren-Qi Fluss anregen

Einige Anregungen:

- Nieren und Blasenmeridian mit den Händen (Laogong) nachziehen, Tendenzen des Fließens visualisieren und Vorstellung üben.
- unteren Rücken reiben, wärmen, massieren.
- unteren Rücken entlang des Blasenmeridians auf und ab massieren.
- Hände reiben und auf Bereich Bl 23 legen, Qi-Fluss visualisieren.

- N 1 (Fußballen) anregen: mit den Füßen auf- und abrollen, etwas springen, etc.

10.1.3. Prinzip der Übungen

Nieren wärmen und stärken

Nieren Yang stärken, Nieren Feuer anregen, unteren Rücken wärmen, Qi in Bewegung bringen, die Grund-/Basiskräfte und auch den Willen stärken.

Oben und unten verbinden

Nieren stärken und Brustkorb-Qi (Herz- und Lungen-Qi) in Bewegung bringen, durch Wärmen und Bewegen des Nieren-Qi für Öffnen und Lösen im oberen Bereich sorgen.

Leere Hitze und leere Kälte ableiten

Stagnierendes Qi ableiten, Hitze lindern, Erstarrungen und Kälte lösen/ableiten.

Verbindung von Nieren / Ming Men und Dantian fördern

Das Lebensfeuer anregen, unteres Dantian kräftigen, stärken und ernähren, daoistisches Qi Gong, Meditationen.

Entspannendes und weiches / kontinuierliches Bewegen fördern

Bewegungsübungen, Taichi etc.

Nieren und zusätzlich betroffenes Organ verbinden

z. B. Nieren- und Herz-Qi stärken, Nieren- und Lungen-Qi ernähren etc.

10.1.4. Allgemeine Bewegungsübung[38]

- Ausgangsposition: Qi Gong-Stand, Füße geschlossen nebeneinander, einmal in Ruhe ein- und ausatmen.
  (Abb. Qi Gong 1)

1. Das linke Bein macht einen großen Schritt nach links (zuerst Fußspitze aufsetzen), dabei beide Arme waagrecht zur Seite heben mit den Handflächen nach vorn, gleichzeitig den Kopf nach links drehen, dabei einatmen.
   (Abb. Nieren 1)

2. Man führt die Hände in einem Kreisbogen nach vorn in Bauchhöhe mit den Handflächen zum Körper (die Arme bilden einen Kreis). Die Hände gleiten mit den Fingerspitzen voran seitlich der Brust nach hinten, mit den Handrücken über die Nierenzustimmungspunkte auf dem Blasenmeridian. Zugleich in die Knie gehen, dabei ausatmen.
   (Abb. Nieren 2, 3)

3. Das Gewicht nach rechts verlagern und dabei beide Arme waagrecht zur Seite heben mit den Handflächen nach vorne, gleichzeitig den Kopf nach links drehen, dabei einatmen.
   (Abb. Nieren 4)

4. Der linke Fuß setzt sich geschlossen neben den rechten, gleichzeitig führt man die Hände neben dem Gesicht mit den Handflächen schräg zum Boden, die Hände senken sich (mit Handflächen zum Boden) vor das untere Dantian, dabei ausatmen.
   (Abb. Niere 5, 6)

38 Organ Qi Gong Bewegungsübungen gibt es viele. Wir wollen in diesem Buch davon exemplarisch eine – für das jeweilige Organ recht typische – Übung vorstellen.

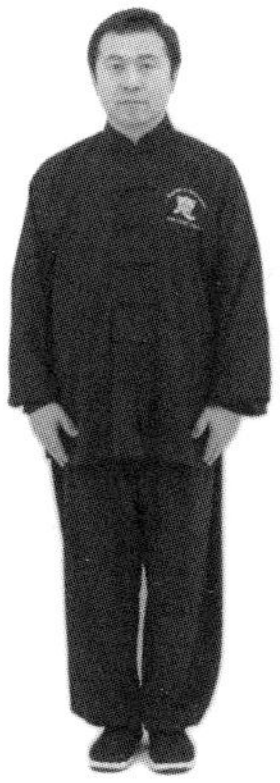

Qi Gong 1

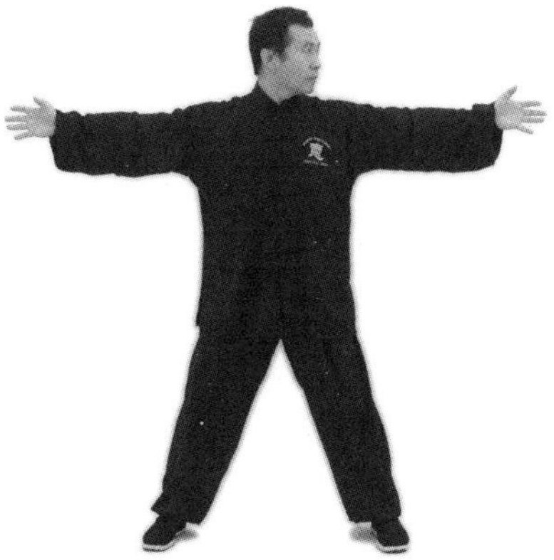

Nieren 1

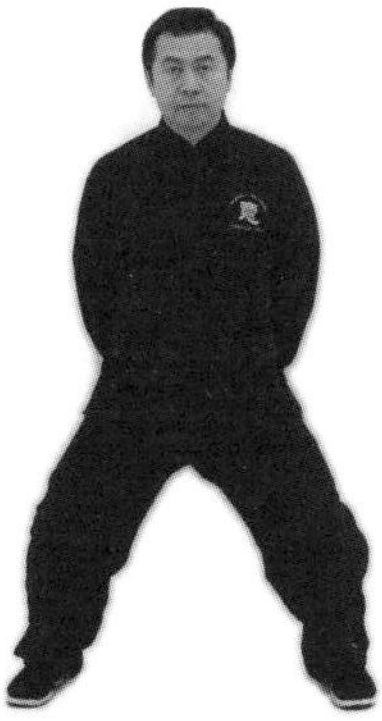

Nieren 2

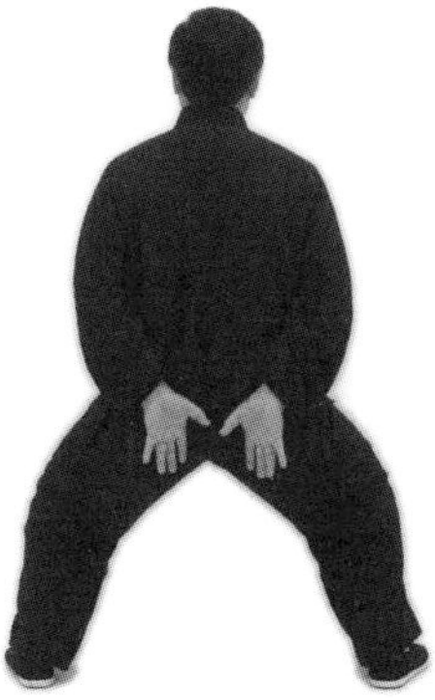

Nieren 3

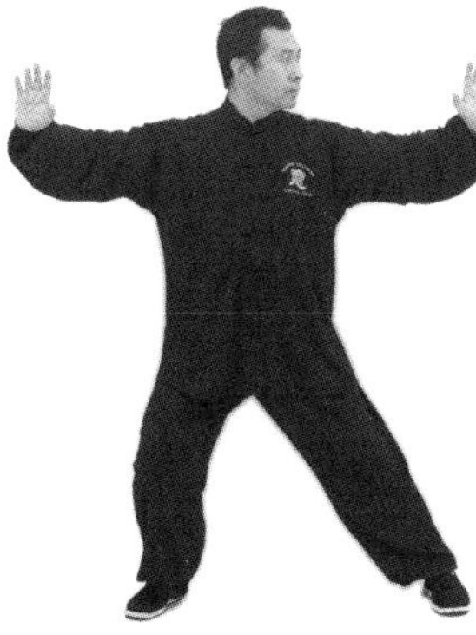

Nieren 4

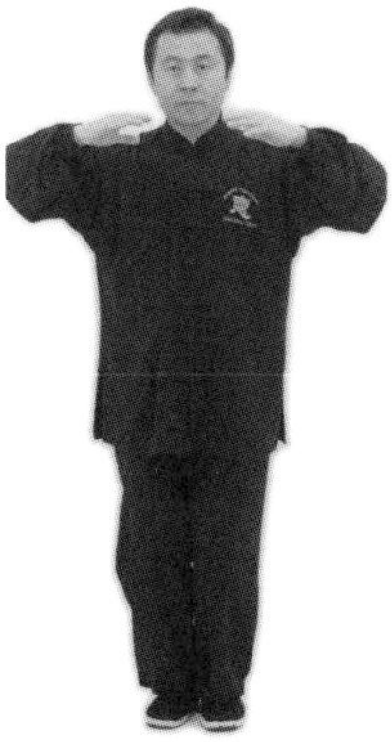

Nieren 5

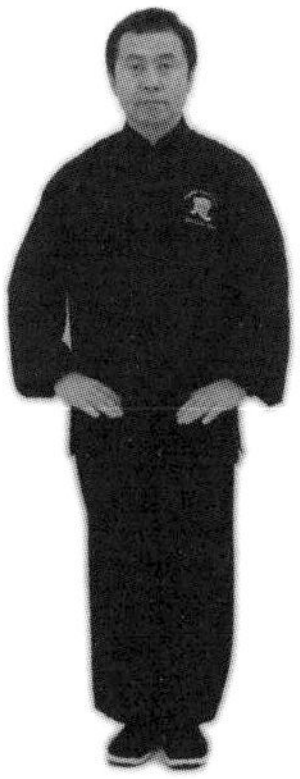

Nieren 6

10.1.5. Kleinere Elemente in Bewegung

Unteren Rücken loslassen / Nieren-Qi ins Fließen bringen

– Beide Hände reiben, auf die Nieren legen, etwas einsinken und dabei einatmen, unten bleiben und dabei ausatmen, wieder aufrichten und normal weiter atmen, einige Male wiederholen.

Blasen-Nieren Schaukel / Nieren-Qi ins Fließen bringen, Unteren Erwärmer stärken

– Beide Hände auf die Nieren legen, Schrittstellung, Gewicht nach vorne verlagern, dabei einatmen und nach hinten schauen, der hintere Fuß liegt im Bereich des Punktes N 1 (Fußballen) am Boden auf, Gewicht wieder zurück verlagern, dabei ausatmen.
– Das Übungselement sollte wie eine schaukelnde Bewegung, fließend ausgeführt werden, den ganzen Körper mit einbeziehen, einige Male praktizieren, dann auf der anderen Seite wiederholen. Bei der Verlagerung werden immer die Bereiche N 1 massiert (diese Vorstellung auch bewusst aktivieren).

10.1.6. Massage

– Bl 23 aktivieren: mit den Handkanten Bl 23 kräftig entlang des Basenmeridians reiben (senkrecht).
– im Stehen Handflächen auf den Bereich der Punkte Bl 23 legen, beim Einatmen etwas nach oben streichen, dabei die Fersen heben, beim Ausatmen Körper wieder senken, Arme loslassen.
– Bl 23 „schlagen“: einatmen und dabei die Fersen heben, beim Ausatmen mit den Handrücken den Bereich der Punkte Bl 23 sanft „schlagen“, dabei federnd auf die Fersen sinken.
– Blasenmeridian-Nierenmeridian-Gürtelgefäß Massage: mit den Handflächen im Sitzen oder Stehen die Beine innen hinauf (Nierenmeridian) bis zum Dantian streifen, dann über die Hüften herum (Gürtelgefäß) und vom Bereich der Nieren hinten (Blasenmeridian) streifen.
– Ohrenmassage: Handflächen über die Ohren legen, mit ein bißchen Druck halten, dann schnell wieder loslassen, einige Male wiederholen.
– Handflächen über die Ohren halten, mit den Zeigefingern den Blasen-

meridian im Verlauf des hinteren Schädelansatzes (siehe Meridianverläufe) schlagen (besonders bei Hörstörungen).
- einen Finger in die Ohren halten, kurz mit ein wenig Druck halten, dann schnell wieder loslassen (bes. bei Hörstörungen).

10.1.7. Vorstellungsübungen[39]

a. und b. Regulierend und ernährend:

- Element aus daoistischer Meditation: durch die Nase einatmen, dabei blauen „Qi tuan"[40] in die Nieren einatmen, ausatmen ins Dantian, einige Minuten praktizieren.
- Aufmerksamkeit auf Laogong (Handflächen) und mit heilender Vorstellung auf Bl 23 legen, auch massieren, kreisen, etc.
- Element aus daoistischer Meditation: vom Dantian bis zu den Nieren einatmen, in der Vorstellung Dantian mit den Nieren verbinden, wie eine Kugel oder ein Ball, der sich ausdehnt etc., ausatmen ins Dantian.

10.1.8. Meridianmeditationen[41]

a. Regulierend:

über N 1 (Fußballen) innen die Beine hinauf zu den Nieren einatmen, ausatmen wieder über N 1 oder auch über Blasenmeridian, Rückseite der Beine, ausatmen, ein- und ausatmen gleich lang.

b. Ernährend:

über N 1 (Fußballen) zu den Nieren einatmen, mit heilender Vorstellung einige Atemzüge lang in die Nieren atmen, dann über den Gürtelmeridian rund um die Taille ins Dantian einatmen, ausatmen über N 1.

---

39 Vorstellungsübungen mind. 5 Minuten üben, langsam steigern bis zu 15/20 Min.

40 Qi tuan: eine Mischung aus Rauch, Nebel, Wolken.

41 Meridianmeditationen immer beidseitig üben – vgl. 4.3. Inneres Üben (Seite 73 ff) sowie vgl. 4.3.1 Übungen zur Wahrnehmung sensibler Bereiche (Seite 78 ff). Bei allen Meridianmeditationen mit ca. 5 Minuten beginnen, langsam steigern bis 15/20 Minuten.

c. Ableitend:[42]

bei Yang Mangel:

- über N1 zu N 27 (Punkt seitlich der Mittellinie in Höhe der Schlüsselbeine – siehe Beschreibung der Akupunkturpunkte) einatmen, über Nierenmeridian wieder ausatmen, Vorstellung: Kälte ableiten.
- Variante: Aufmerksamkeit auf Laogong (Handflächen), Hände über N 27 halten, einatmen mit Konzentration auf N 27, ausatmen über Nierenmeridian, „schlechtes Qi" über N 1 (Fußballen) ausleiten.

- bei Yin Mangel:
  über N 1 zur Lunge einatmen, über Herz- (kleine Finger) oder Lungenmeridian (Daumen), innen die Arme hinunter ausatmen, Vorstellung: Hitze ableiten.

10.2. Milz Qi Gong / Funktionskreis Magen – Milz

- Stichworte zum Milz-Qi in der chinesischen Medizin: filtert die Essenz aus der Nahrung, Blutbildung, Kraft und Qualität der Muskulatur Muskeltonus, das Milz-Qi hält die Extremitäten warm, öffnet sich in Mund und Lippen, mentale Prozesse (das Denken als Vorgang), Konzentration.
- Emotional: Selbstwert, Stabilität.

a. Milz-Qi neigt zu

- Qi Mangel: zur Entwicklung von Schwächemustern, zum „Absinken des Qi".
- Yang Mangel: Wenn des Milz-Yang den Körper nicht mehr ausreichend wärmt, können zu den Zeichen des Milz-Qi Mangels noch Frösteln und Kälteerscheinungen kommen.
- Yin Fülle: Feuchtigkeit mit Kälte und Hitze. Die Milz braucht ein eher trockenes Klima. Durch das Eindringen von pathogenen Faktoren, insbesonders von Feuchtigkeit und Kälte oder Feuchtigkeit und Hitze, können Füllemuster entstehen.

---

42 Bei Mangelzuständen immer zuerst ernährende und regulierende-, erst dann ableitende Meridianmeditationen üben, dabei kann es förderlich sein den Ausatem nur in der Vorstellung zu betonen, d.h. ein- und ausatmen gleich lang zu lassen, anschließend wieder regulierend und ernährend üben.

b. Allgemeine Symptome bei einem Milz-Qi Muster

- müde, blass, Neigung zu Durchfall, Verdauungsstörungen allgemein, Muskelschwäche, kalte Extremitäten, Neigung zu Feuchtigkeits- und Schleimbildung sowie zu Ödemen, Selbstwertmangel, antriebslos, depressiv, Kummer, Sorgen.

c. Allgemeine Therapieprinzipien

- Qi stärken, Qi aufbauen, pathogene Faktoren ableiten (Feuchtigkeit, feuchte Hitze, feuchte Kälte).

- Stichworte zum Magen-Qi in der chinesischen Medizin: nimmt die Nahrung auf, „reift" sie, beginnt die Trennung von „reinen und unreinen", „klaren und trüben" Nahrungsbestandteilen unter dem kontrollierenden Einfluss der Milz, bewegt Nahrung und Flüssigkeit abwärts, spielt eine wichtige Rolle bei der Gewährleistung eines geschmeidigen Qi-Flusses im Mittleren Erwärmer, und wie Milz-Qi: Verdauung, Qualität des Muskeltonus, hält die Extremitäten warm.

a. Magen-Qi neigt zu[43]

- Qi Mangel: zur Bildung von Schwächemustern
- Yin Mangel: Die leere Hitze zeigt sich vor allem in Trockenheit und einem „Austrocknen der Säfte" sowie Schmerzen im Organbereich.
- Yang Fülle: Feuer und Schleim-Feuer
  Die Magen-Hitze kann ein Austreten des Blutes aus den Gefäßen hervorrufen und sich in Zahnfleischbluten zeigen, Magen Feuer und Magen Schleim-Feuer können auch den Geist Shen in Mitleidenschaft ziehen, psychische Symptome hervorrufen und den Schlaf empfindlich unterbrechen. Die Qualität der aufgenommenen Nahrung, die Regelmäßigkeit des Essens und die Bedingungen, unter denen Nahrung aufgenommen wird, spielen bei der Bildung von Magen Mustern natürlich eine große Rolle.

43 Das Magen-Qi wird hier als Yang Organ-Qi gesondert angeführt, da es mit seiner eigenen Symptombildung einen wichtigen Stellenwert im therapeutischen Qi Gong hat. Bei allen anderen Funktionskreisen werden die Yang Organe nicht gesondert angeführt. Der/die Leserin sei daher auf entsprechende Literatur der TCM verwiesen.

b. Allgemeine Symptome bei einem Magen-Qi Muster

- Verdauungsstörungen, kalte Extremitäten, Schmerzen im Oberbauch, Zahnfleischbluten, Neigung zur Bildung von Hitze und Feuer, gestörter Schlaf.

c. Allgemeine Therapieprinzipien

- Qi stärken und aufbauen, leere Hitze oder Fülle Feuer ableiten, Qi regulieren und stabilisieren.

10.2.1. Meridiane und sensible Bereiche

a. Milz Meridian

- Von der Innenseite der großen Zehe innen die Beine hinauf zur inneren Seite des Knies und des Oberschenkels, in den Bauchraum, zu Milz und Magen, über den Bauch zur Brust, ins Innere des Brustkorbes, von dort zur Kehle und zur Wurzel der Zunge, vom Magen zum Zwerchfell und zum Herzen/Brustkorb.
  (> Seite 236)

b. Magenmeridian

- Vom Nasenwinkel zur Nasenwurzel, zum Augenwinkel, in die Mitte des unteren Augenhöhlenrandes, über die Wangen hinunter, ins Zahnfleisch, rund um die Lippen, seitlich zum Kiefer und seitlich wieder hinauf zum äußeren Haaransatz. Vom Unterkiefer hinunter durch Brustkorb, Zwerchfell, zum Magen und zur Milz, vom Magen innen hinunter bis zu den Leisten, vom Unterkiefer über Hals, Brust, Bauchvorderseite hinunter zu den Leisten, vorne an der Außenseite des Beines bis zur äußeren Seite der zweiten Zehe.
  (> Seite 237)

c. sensible Bereiche

- Oberbauch, Bereiche Leber /Milz, der ganze Bereich des Dantians, Mund und Lippen.

10.2.2. Milz / Magen-Qi Fluss anregen

Einige Anregungen
- Milz und Magenmeridian mit den Händen (Laogong) nachziehen.
- Tendenzen des Fließens visualisieren und Vorstellung üben.
- Bereich des Dantians und des Oberbauchs massieren und wärmen.
- Kreisende Bewegungen mit dem Oberkörper ausführen, Atem fließen lassen, im Sitzen, Liegen, Stehen.

10.2.3. Prinzip der Übungen

Milz und Magenmeridian verbinden

- Organbereiche und Oberbauch entspannen, stagnierendes Milz- und Magen-Qi in Bewegung bringen.

Dantian/Mitte stärken, Qi aufbauen

- Unteres Dantian ernähren und aufbauen, das Gefühl für die „Mitte" stärken, kontinuierliche Übungspraxis fördern.

Dantian-Leber-Milz verbinden

- Organbereiche des Oberbauches/Leber und Milz mit unterem Dantian verbinden, Qi ins Fließen bringen.

sensible Bereiche mit Qi anregen

- Oberbauch, Organbereiche und Dantian anregen, auch im Bereich des Mundes, der Lippen und des Zahnfleisch den Qi Fluss fördern/regulieren.

Feuchtigkeit und feuchte Stagnationen ableiten

- Trübe, Nässe, Schleim ableiten, „trübe" Stagnationen auflösen, Qi stärken und ins Fließen bringen.
- zu ausreichend Bewegung motivieren
- Ernährungsgewohnheiten thematisieren
- Strukturaufbau
- Muskulatur stärken, Körperstrukturübungen, Aufwärmübungen etc. Kontinuierliches Bewegen auch in sportlichen Aktivitäten fördern.

10.2.4. Allgemeine Bewegungsübung[44]

Ausgangsposition: Qi Gong-Stand, Füße geschlossen nebeneinander, einmal in Ruhe ein- und ausatmen. *(Abb. Qi Gong 1)*

1. Den Oberkörper diagonal nach links drehen, das linke Bein macht einen Schritt nach vorn (nur Ferse aufsetzen, das Gewicht bleibt auf dem rechten Bein), zugleich heben sich die Hände mit den Handflächen zum Himmel (Finger zeigen mit etwas Abstand zueinander) in Brusthöhe, dabei einatmen. *(Abb. Milz 1)*

2. Gewicht nach vorn auf linkes Bein verlagern und das rechte Knie nach vorn hochziehen (Oberschenkel waagrecht), die rechte Hand dreht sich einmal, so dass die Handfläche zum Himmel schaut und der Arm schiebt sich dabei nach oben (als ob man den Himmel stemmen würde), gleichzeitig dreht sich die linke Hand, so dass die Handfläche zum Boden schaut und schiebt sich nach unten, bis die linke Handfläche das rechte Knie zeigt, dabei ausatmen. *(Abb. Milz 2)*

3. Das rechte Bein macht einen Schritt zurück auf die gleiche Stelle (zuerst mit Fußspitze aufsetzen), Gewicht auf das rechte Bein verlagern, dadurch kommt der linke Fuß auf die Ferse, gleichzeitig die Arme seitlich nach unten sinken lassen und danach heben sich die Hände in Brusthöhe, dabei einatmen. *(Abb. Milz 3)*

4. Das Gewicht nach rechts verlagern und der linke Fuß setzt sich geschlossen neben den rechten, langsam aufstehen; gleichzeitig die Hände mit den Handflächen zum Körper zu den Leisten streichen (ohne den Körper zu berühren), dabei ausatmen. *(Abb. Milz 4, 5)*

44 Organ Qi Gong Bewegungsübungen gibt es viele. Wir wollen in diesem Buch davon exemplarisch eine – für das jeweilige Organ recht typische – Übung vorstellen.

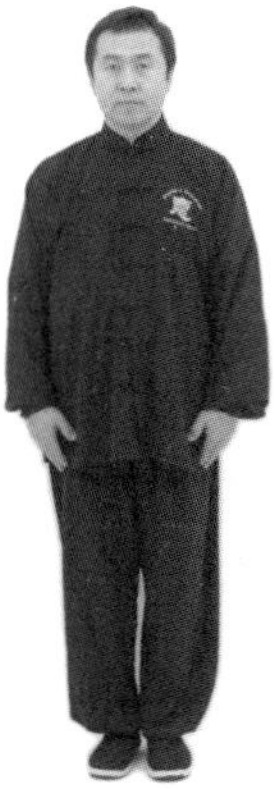

Qi Gong 1

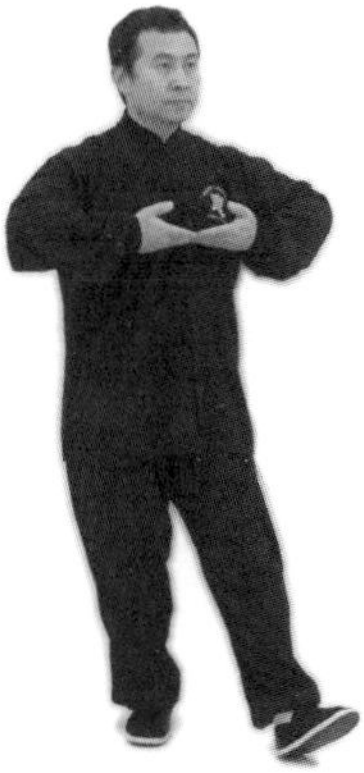

Milz 1

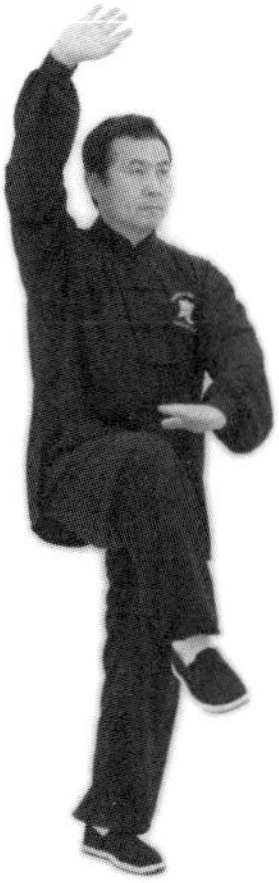

Milz 2

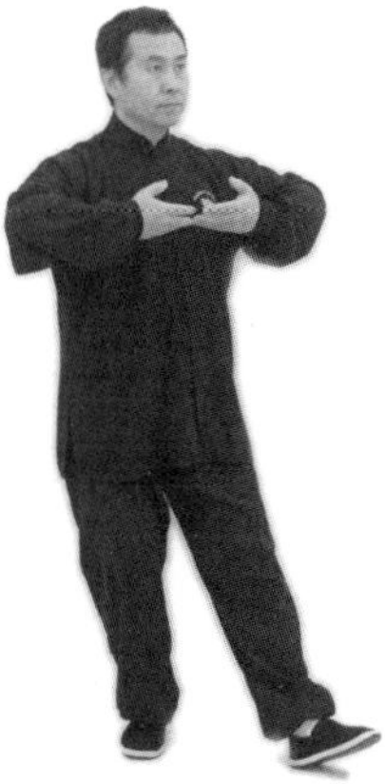

Milz 3

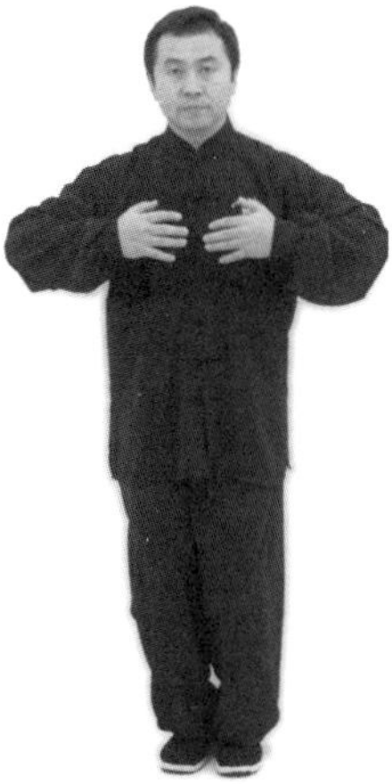

Milz 4

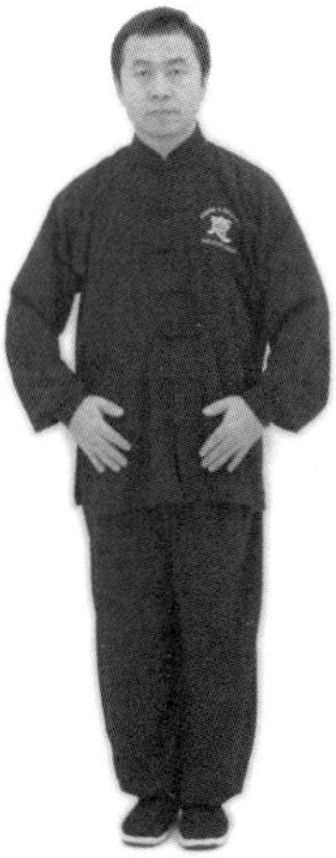

Milz 5

10.2.5. Kleinere Elemente in Bewegung

Verdauung fördern, Magen und Milz stärken

- Grundstellung, Füße zusammen, Schritt schulterbreit, etwas tiefer einsinken, dann mit den Seiten abwechselnd nach vorne schwingen (Zentrum drehen), Hände zu Fäusten schließen und nach vorne mitbewegen.

Dantian, Leber-Milz verbinden, Stagnationen ins Fließen bringen

- Den ganzen Körper gut durchbewegen, Aufmerksamkeit auf Laogong (Handflächen), mit den Händen immer wieder massierende Bewegung von den Organen Milz/Leber ins Dantian ausführen.

Die Bewegung des Milz- und Magen-Qi anregen

- Im Stehen oder Sitzen, hebende und senkende Bewegungen mit den Händen: eine Hand mit der Handfläche nach unten sinken lassen, andere Hand mit der Handfläche nach oben steigen lassen, dabei die Bewegung mit der Vorstellung verbinden: Milz-Qi steigt, Magen-Qi sinkt ab, Hände wie gegen einen leichten Widerstand bewegen, wie Bälle heben etc.

Schrittketten: massieren, wärmen, anregen

- Laogong (Handflächen) aufs Dantian (Zentrum) legen, Schrittstellung, Gewicht nach vorne und nach hinten verlagern, dabei vom Dantian zum Oberbauch massieren und wieder zurück.

Gummibänder: aufbauend, stärkend

- Vorstellung: Fingerspitzen mit den Zehenspitzen verbinden (wie Gummibänder), etwas auseinanderziehen, bewegen, Vorstellung einige Minuten beibehalten, wie Bänder etc.

10.2.6. Massage

- Dantian Massage: Hände übereinander legen und den Bereich des Dantian in beiden Richtungen kreisend massieren.
- Dantian-Milz/Leber Massage: mit den Handflächen von Leber/Milzbereich zum Dantian massieren, Aufmerksamkeit auf Laogong (Handflächen).
- Oberkörper kreisen: Hände auf die Knie legen, den Oberkörper in großen Drehungen kreisen lassen, einige Minuten praktizieren.
- Zähne klopfen: ca. 36 mal die Zähne gegeneinander klopfen,
  Zähne putzen: mit der Zunge innen und außen das Zahnfleisch „putzen“ dann ca. 3 mal den Speichel schlucken.
- Laogong zu KG 12 halten, heilendes Qi zu diesem Bereich lenken, kreisend/drehend massieren.
- KG 4, M 36, und MP 6 kreisend/drehend massieren.

10.2.7. Vorstellungsübungen[45]

a. und b. Ernährend und regulierend:

- Durch die Nase einatmen, dabei gelben „Qi tuan“[46]in die Milz einatmen, ausatmen ins Dantian, einige Minuten praktizieren.
- Element aus daoistischer Meditation: Laogong (Handflächen) über die Milz legen, heilendes Qi zur Milz lenken, einige Atemzüge lang, dann einatmen zur Milz, ausatmen ins Dantian.
- Aufmerksamkeit auf Laogong (Handflächen) lenken, eine Hand über den Bereich der Milz, eine Hand über den Bereich der Leber halten, dabei kreisende oder drehende Bewegungen ausführen, Vorstellung: heilendes Qi zu den Organbereichen lenken.
- Element aus daoistischer Meditation: Aufmerksamkeit auf Dantian, ins Dantian einatmen, über die Ausatmung die Vorstellung aktivieren, Qi ins Dantian zu sammeln.

---

45 Vorstellungsübungen mind. 5 Minuten üben, langsam steigern bis zu 15/20 Min.

46 Qi tuan: eine Mischung aus Rauch, Nebel, Wolken.

10.2.8. Meridianmeditation [47]

a. Regulierend:

- über MP 1 (große Zehe) innen die Beine hinauf zu Leber/Milz einatmen, ausatmen über MP 1, ein- und ausatmen gleich lang.

b. Ernährend:

- über MP 1 zur Lunge einatmen, ausatmen ins Dantian, über MP 1 zu den Organbereichen der Milz und der Leber einatmen, ausatmen ins Dantian, Vorstellung: Qi speichern, ernähren, aufnehmen.

c. Ableitend:[48]

bei Kälte/Feuchtigkeit:

- Laogong (Handflächen) auf Milz/Leber legen, einatmen, dabei Aufmerksamkeit auf Milz und Leber lenken, ausatmen über Milzmeridian, die Beine innen hinunter, Vorstellung: Kälte/Feuchtigkeit ableiten.

bei Hitze /Feuchtigkeit:

- über MP 1 zur Lunge einatmen, über Milzmeridian ausatmen Vorstellung: Hitze/Feuchtigkeit ableiten.

bei Magen Yin Mangel und Magen Feuer:

- Laogong (Handfläche) über den Magen legen, einatmen zum Magen, ausatmen ins Dantian, Magenfeuer nach unten ins Dantian ableiten.

---

47 Meridianmeditationen immer beidseitig üben,– vgl. 4.3. Inneres Üben (Seite 73 ff) sowie vgl. 4.3.1 Übungen zur Wahrnehmung sensibler Bereiche (Seite 78 ff). Bei allen Meridianmeditationen mit ca. 5 Minuten beginnen, langsam steigern bis 15/20 Minuten.

48 Da Milz-Qi zu Schwäche und Mangel neigt, d.h. einem Füllemuster oft ein Schwächemuster zugrunde liegt, kann es wichtig sein, bei Milz Qi Gong zuerst ernährende und regulierende-, erst dann ableitende Meridianmeditationen zu üben, dabei kann es förderlich sein den Ausatem nur in der Vorstellung zu betonen, d.h. ein- und ausatmen gleich lang zu lassen, anschließend wieder regulierend und ernährend üben.

10.3. Leber Qi Gong / Funktionskreis Leber – Galle

- Stichworte zum Leber-Qi in der chinesischen Medizin: Die Leber speichert das Blut, sorgt generell für einen harmonischen Qi-Fluss, herrscht über die Sehnen und Bänder, öffnet sich in die Augen.
- Emotional: Lebensplanung, Ziele, Visionen, Ausdruck von Ärger und Zorn.

a. das Leber-Qi neigt zu

- Stagnation des Qi, des Blutes und der Emotionen: Das Leber-Qi sorgt für einen harmonischen Fluss von Qi und Blut, stagniert dieser, kommt es zu Stau und Spannung, stagnierender Fluss und Ausdruck der Emotionen zeigt sich in vielschichtiger psychosomatischer Symptomatik.
- Blutmangel: Die Leber speichert das Blut, aufgrund der fehlenden Nährung und Befeuchtung durch das Leber-Qi kann es zu Mangelsymptomen kommen
- Yang Fülle und Yin Mangel: Das Leber-Qi sorgt für dynamisch aufsteigendes Qi, in der Musterbildung wird daher auch eine Störung des „Emporsteigens" ein vordergründige Bild sein und kann sich als Fülle-Feuer (Leberfeuer) oder aufsteigendes Leber Yang (leere Hitze) zeigen
- Wind: „windartig" plötzlich auftretende oder wandernde Symptome.
- Nässe-Hitze: Vor allem durch lang andauernden Milz-Qi Mangel, der das Leber-Qi blockiert, kann sich Nässe-Hitze bilden.

b. allgemeine Symptome bei einem Leber-Qi Muster

- Spannungsgefühle, Verspannungen, Schmerzen unter dem Rippenbogen, Schluckbeschwerden, Kloßgefühl in der Kehle, Kopfschmerzen, emotionale Verstimmungen, Stimmungsschwankungen, Depressionen, Übelkeit, Schwindelgefühle, Sehprobleme, Probleme mit der Regelblutung

c. allgemeine Therapieprinzipien

- Qi in Bewegung bringen, gegenläufiges Qi beruhigen oder ableiten, Mitte stärken.

10.3.1. Meridiane und sensible Bereiche

a. Lebermeridian

- Über die großen Zehen innen im Bein nach oben, über Unterbauch, Oberbauch zu Leber und Gallenblase, zum Brustkorb und zur Lunge, über die Kehle nach oben aufwärts zu den Wangen und Augen, von dort über die Stirn zum Scheitel, ein Ast kurvt rund um die Lippen.
  (> Seite 238)

b. Gallenblasenmeridian

- Vom äußeren Augenwinkel, über die Seiten des Kopfes, Schläfen, über den Hals über die Wangen nach hinten zum 7. Wirbel, durch den Brustkorb, zu Leber und Gallenblase, zum Unterbauch und zu den Leisten. Ein Ast führt über die Seiten, die Rippen, die Hüften zu den Leisten und seitlich an den Beinen hinunter bis zu den vierten Zehen.
  (> Seite 239)

c. sensible Bereiche

- gesamter Oberbauch, Rippenbogen, Kehle, Augen, Schläfen, Nacken, Kopf, Hüften – auch durch die Verbindung zum Gürtelgefäß (Meridian rund um die Taille), 7. Wirbel (durch die Verbindung aller Yangmeridiane), die Körperseiten, grundsätzlich: Gelenke, Bänder und Sehnen.

10.3.2. Leber-Qi Fluss anregen

Einige Anregungen:

- Leber und Gallenblasenmeridian mit den Händen (Laogong) nachziehen, Tendenzen des Fließens visualisieren und Vorstellung üben.
- Speziell Gallenblasenmeridian anregen: Atem fließen lassen, Arme rund über den Kopf heben, Laogong (Handflächen) zum Baihui drehen, Laogong seitlich über die Schläfen und die Seiten des Körpers bis zu den Füßen ziehen, dann Hände entlang der Innenseite der Beine nach oben bis zu den Bereichen Le 14, von dort Laogong (Handflächen) zu den Leisten ziehen.
- Bereich des Oberbauchs massieren und wärmen.
- Bereich der Körperseiten massieren und abklopfen.

10.3.3. Prinzip der Übungen

Qi Stau ableiten, Qi ins Fließen bringen

- Verspannungen und Blockierung in Bewegung bringen, gestautes Qi ab- und ausleiten, zu reichlicher Bewegungsübung motivieren, Bewegungsübungen locker und großzügig ausführen, Lust an und auf Bewegung fördern.

Gallenblasenmeridian und Lebermeridian verbinden

- Qi-Fluss innerhalb des Funktionskreises anregen und verbinden (Massage und Meditationen).

Dantian und Organbereiche Leber / Milz verbinden

- Organbereiche entspannen, Organbereiche Leber und Milz mit unterem Dantian verbinden, Qi ins Fließen bringen.

Sensible Bereich mit Qi anregen

- Organbereiche „ernähren", Qi ins Fließen bringen; lösende, entspannende und/oder ableitende Übungen für den Kopf, die Schläfen, die Kehle, den Nacken und oberen Rücken; Qi Fluss im Bereich der Augen stärken und ernähren (Selbstmassage, Vorstellungsübungen).

10.3.4. Allgemeine Bewegungsübung[49]

- Ausgangsposition: Qi Gong-Stand, Füße geschlossen nebeneinander, einmal in Ruhe ein- und ausatmen. *(Abb. Qi Gong 1)*

1. Das linke Bein macht einen Schritt nach links (zuerst Fußspitze aufsetzen), dabei die Arme schulterbreit nach vorne bis über den Kopf heben, dabei einatmen. *(Abb. Leber 1)*

2. Sich langsam wieder auf die Fersen absetzen; dabei die Arme schulterbreit nach unten drücken bis zur Beckenhöhe, dabei einatmen. *(Abb. Leber 2)*

3. Gewicht auf rechtes Bein verlagern, dabei öffnen sich die Arme seitwärts, der linke Fuß setzt sich neben den rechten, gleichzeitig werden die Arme in einem großen Kreisbogen nach vorn vor die Brust geführt, Hände gekreuzt, Handflächen zum Körper, die linke Hand ist dem Körper näher, dabei einatmen. *(Abb. Leber 3,4)*

4. Die Hände auseinander ziehen und zum Körper vor die Leberpunkte Le 14 (Qimen) hinziehen, mit dem Gefühl, als würde man Qi eingießen. Mit den Handflächen nach unten zu den Leisten streichen (ohne den Körper zu berühren), dabei ausatmen. *(Abb. Leber 5, 6)*

49 Organ Qi Gong Bewegungsübungen gibt es viele. Wir wollen in diesem Buch davon exemplarisch eine – für das jeweilige Organ recht typische – Übung vorstellen.

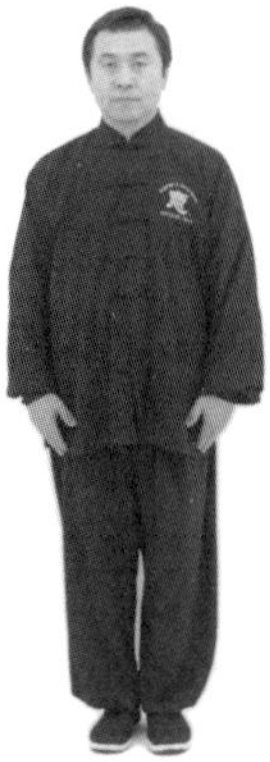

Qi Gong 1

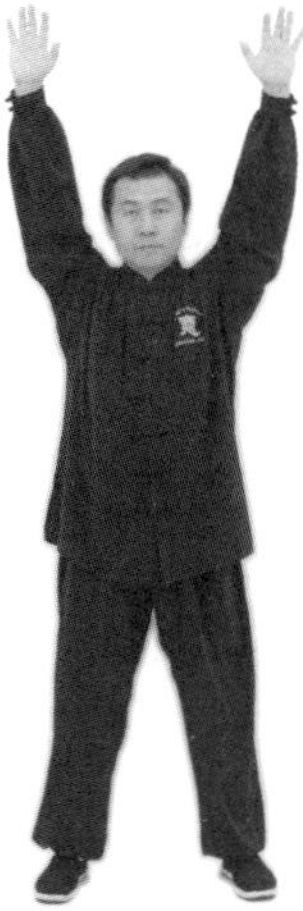

Leber 1

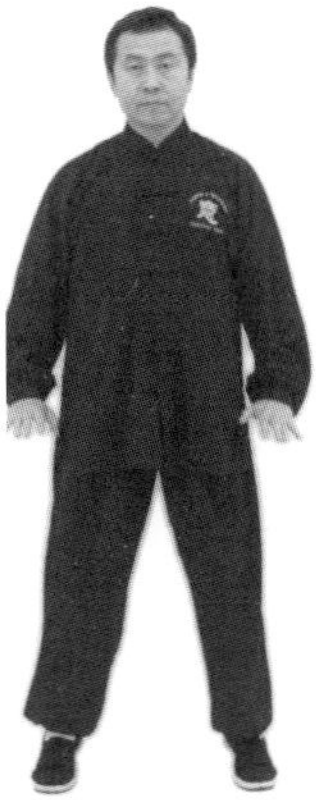

Leber 2

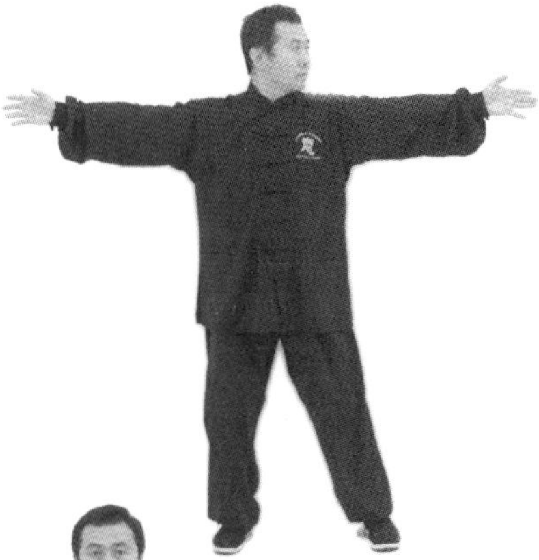

Leber 3

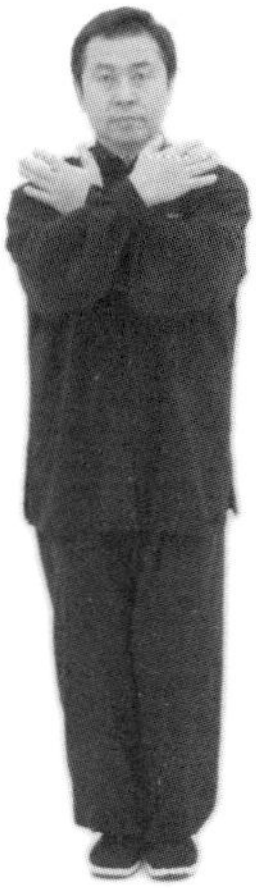

Leber 4

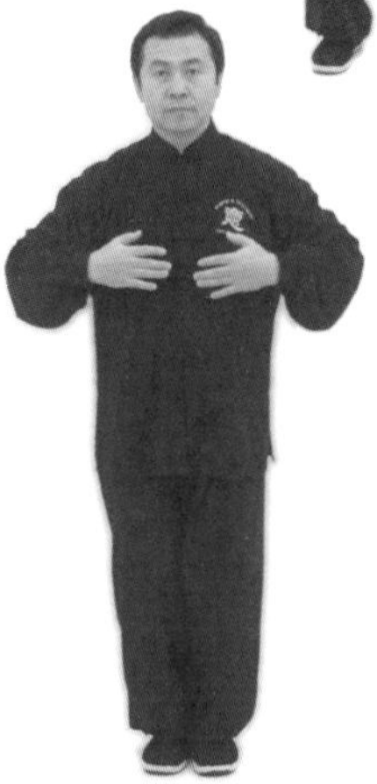

Leber 5

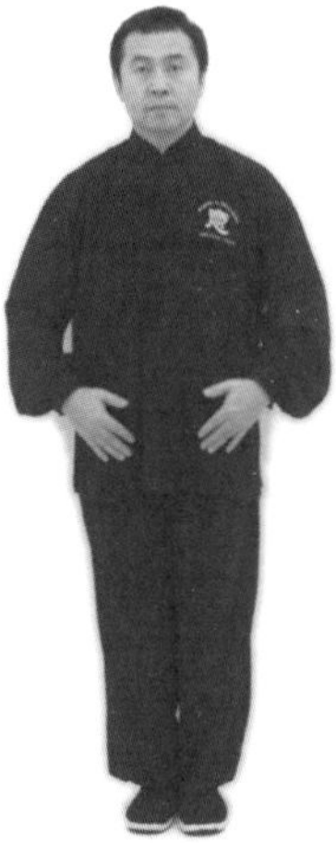

Leber 6

10.3.5. Kleinere Elemente in Bewegung

Von Massage in Bewegung / Qi ins Fließen bringen

- Eine Hand aufs Dantian, andere auf den Bereich der Leber legen, einatmen, beim Ausatmen Leber-Hand zum Dantian, Dantian-Hand zur Milz ziehen, wechselnd massieren, Körper in die Bewegung einbinden.
- Laogong auf Dantian, einatmen, dabei Hände nach oben bis zum Solarplexus ziehen, beim Ausatmen Hände über Leber und Milz wieder nach unten zum Dantian schieben, wie Massageelement, dabei den ganzen Körper in die Bewegung miteinbeziehen, z. B. etwas steigen und sinken, drehen etc.

Räder drehen: Organbereiche anregen

- Grundstellung, mit den Armen drehende, große Bewegungen ausführen, dabei über die Bereiche Le 13 /14 ziehen (siehe Beschreibung der Akupunkturpunkte), Bewegungselement auch im Gehen oder Sitzen ausführen.

Einfache Kranichübung: Stagnationen und Qi-Stau auflösen

- Grundstellung, etwas einsinken, Schritt schulterbreit, Arme zu den Seiten heben, dabei einatmen und den Körper aufrichten, beim Ausatmen Arme wieder sinken lassen, dabei den ganzen Körper wieder in die Bewegung miteinbeziehen, Atem fließen lassen, öffnet den Oberköper, bringt Leber-Qi in Bewegung.

10.3.6. Massage

- Le 14 massieren: drehend diese Bereiche massieren, dabei einige Male die Richtung wechseln.
- Kopfwaschen: mit den Fingernägeln vom Haaransatz flächig seitlich über die Schläfen (Gallenblasenmeridian) nach hinten bis zum Ansatz des Nackens (Blasenmeridian) massieren, öfter wiederholen.
- Le 2 drehend in beide Richtungen massieren.
- Laogong zu Le 8 halten, heilendes Qi zu diesen Bereichen lenken.
- Le 3 kreisend massieren, auch einige Atemzüge lang drücken.

- Gb 43 drehend in beide Richtungen massieren.
- Augenmassage und Vorstellungsübung: Daumen auf die Schläfen legen (Tayang), mit den Fingerknöcheln abwechselnd über die Augenbrauen und über den unteren Augenrand von innen nach außen ausstreifen. Mit den Zeigefingerkuppen den Punkt M 2 kreisend in beide Richtungen massieren, dann auf gleiche Weise den Punkt Bl 1 massieren, die Handflächen/Laogong über die Augen legen, sodass die Augenhöhlen zugedeckt sind, einige Atemzüge lang „rasten", dann Laogong (Handflächen) vor den Augen etwas nach vor und zurück bewegen, auch kreisende Bewegung vor den Augen ausführen, wie eine Massage der Augenhöhlen ohne Berührung, Augenhöhlen wieder zudecken und die Farbe grün visualisieren und aufnehmen.

10.3.7. Vorstellungsübungen[50]

a. und b. Regulierend und ernährend:

- Aufmerksamkeit auf Laogong (Handflächen), Hände über Bereich Le 14 legen, heilende Vorstellung, Laogong kreisend bewegen.
- Einatmen über den Lebermeridian zu Le 14 (Punkt unter der Brust – siehe Beschreibung der Akupunkturpunkte), einige Male mit heilender Vorstellung in den Bereich Le 14 atmen und wieder nach unten über den Lebermeridian ausatmen.
- Im Liegen: einige Minuten lang die Vorstellung aktivieren, man liegt in einem Bach oder Fluss (fließende Vorstellung im Körper).
- Rechte Hand auf die Leber, linke Hand auf die Milz legen, durch die Nase grünen „Qi tuan"[51] in die Leber einatmen, ausatmen ins Dantian, einige Minuten praktizieren.
- Element aus daoistischer Meditation: Aufmerksamkeit auf Leber und Milz, einige Atemzüge lang, dann ins Dantian atmen, Vorstellung: Qi ins Dantian sammeln, bei ernährendem Aspekt die Einatmung betonen.

c. Ableitend:

- Dusche visualisieren, Laogong über Baihui halten, diese Vorstellung einige Atemzüge halten, dann Handflächen nach unten senken, in der Vorstellung verhaftetes Qi unten ableiten.
- Einatmen, dabei grünen Qi tuan, heilendes Qi, in die Leber einatmen, stagnierendes, blockiertes Qi ausatmen, loslassen.

---

50 Vorstellungsübungen mind. 5 Minuten üben, langsam steigern bis zu 15/20 Min.

51 Qi tuan: eine Mischung aus Rauch, Nebel, Wolken.

- Im Sitzen: tief und ruhig atmen, Aufmerksamkeit nach innen lenken, Vorstellung: wie unter einer Dusche, beim Ausatmen fließt Wasser über den Kopf, über die Seiten, über den ganzen Körper hinunter. Die Vorstellung einige Minuten aufrechterhalten.

10.3.8. Meridianmeditationen[52]

a. Regulierend:

- einatmen über Le 1 (große Zehe) nach oben zu Le 14 (Punkt unter der Brust – siehe Beschreibung der Akupunkturpunkte) ausatmen wieder über Le 1, ein- und ausatmen gleich lang.

b. Ernährend:

- einatmen über Le 1 nach oben zu Le 14, ausatmen wieder über Le 1, einatmen über Le 1 zu Le 14, ausatmen ins Dantian, Betonung der Einatmung, Vorstellung: Qi ernähren, stärken.

c. Ableitend:

bei Leber-Qi Stagnation, Leber-Feuer:

- Aufmerksamkeit auf Le 14, dann stagnierendes Qi über Lebermeridian nach unten leiten, Betonung der Ausatmung.
  Aufmerksamkeit auf Laogong (Handflächen) Hände über Baihui halten, einige Atemzüge halten, über den Lebermeridian (von Baihui über Körpervorderseite, über Le 14 bis zu den großen Zehen) oder Gallenblasenmeridian (von Baihui über die Körperseiten) ableiten, Atem fließen lassen bei Betonung der Ausatmung oder einatmen über Baihui, ausatmen über Leber- oder Gallenblasenmeridian.

bei aufsteigendem Leber Yang[53]:

- Einatmen über Le 1 zur Lunge, Hitze/Stagnation über den Lungenmeridian, innen die Arme hinunter über die Daumen, oder über Herzme-

---

52 Meridianmeditationen immer beidseitig üben – vgl. 4.3. Inneres Üben (Seite 73 ff) sowie vgl. 4.3.1 Übungen zur Wahrnehmung sensibler Bereiche (Seite 78 ff), bei allen Meridianmeditationen mit ca. 5 Minuten beginnen, langsam steigern bis 15/20 Minuten.

53 Liegt diesem Muster eine Qi-Stagnation zugrunde, so sollte vor ableitenden Meridianmeditationen regulierend geübt werden, ist vordergründig eine Yin Schwäche die Ursache, so ist zuerst ernährendes Üben von Vorteil. Bei ableitenden Merdianmeditationen Betonung der Ausatmung, bzw. bei starker Schwäche ein- und ausatmen gleich lang, den Ausatmen nur in der Vorstellung betonen.

ridian (kleine Finger) ausatmen, Vorstellung: Hitze, aufsteigendes Qi ableiten.

10.4. Herz Qi Gong / Funktionskreis Herz – Dünndarm

Stichworte zum Herz-Qi in der chinesischen Medizin:

- Das Herz regiert das Blut, beherbergt den Geist (im Sinne von Bewußtsein/Shen), öffnet sich in die Zunge, reguliert den Schweiß, sorgt für einen guten Schlaf.
- Emotional: das Herz als Sitz der Emotionen ist generell für den Ausdruck nach außen, für Kommunikationsfähigkeit, für Freude, Liebesfähigkeit und emotionale Stabilität zuständig.

a. Herz-Qi neigt zu

- Qi und Blut Mangel: Das Herz-Qi regiert das Blut und beherbergt den Geist. Überforderung kann Schwäche und Mangel nach sich ziehen.
- Yang Fülle/Yin Mangel: Ist das Herz-Qi erschöpft und der Geist beunruhigt, können leere Hitze (Yin Mangel) und/oder Fülle-Feuer (Yang Fülle) die Folge sein.
- Yang Mangel: Stagnationen können auch innere Kälte nach sich ziehen, die „Wärmefunktion" des Herzens wird beeinträchtigt und es zeigen sich typische Yang Mangelsymptome (leere Kälte). .
- Schleim/Schleim-Feuer: Eine Beschreibung geistiger Verwirrtheit bis hin zu Rastlosigkeit und einer Vielzahl (schwerer) psychischer Symptome.
- Generell zu emotionaler Problematik: Emotionale Belastungssymptome, emotionale Instabilität, Gefühl der Überforderung, Trauer, Ängstlichkeit, Gefühl von Leid, Verzweiflung, Vergesslichkeit, Störungen des Herz-Qi werden in der westlichen Diagnose stark mit psychosomatischen Krankheitsbildern verknüpft. (Stress, Angstzustände, Panik usw.).

b. Allgemeine Symptome bei einem Herz-Qi Muster

- Schwitzen, Kreislaufprobleme, Entwicklung von Engegefühlen/Beklemmungen im Brustkorb, Sprachprobleme, Schlafstörungen, Stottern.

- Palpitationen: subjektiv erlebte Herzsensationen, auch Herzstolpern oder Herzrasen ohne nachweisbare organische Grundlage.

c. Allgemeine Therapieprinzipien

- Qi aufbauen und ernähren, Hitze ableiten, den Geist beruhigen, Nieren stärken (bei leerem Feuer).

10.4.1. Meridiane und sensible Bereiche

a. Herz Meridian

- Der Herz Meridian entspringt in der Brustmitte, fließt nach unten zum Dünndarm und zum unteren Erwärmer, ein Ast nach oben über die Kehle zu den Augen. Ein anderer Ast führt vom Brustkorb/Lunge über die Achselhöhle innen im Arm hinunter zum kleinen Finger.
  (> Seite 240)

Herz-Kreislauf Meridian

- Der Herz-Kreislauf Meridian entspringt in der Brustmitte, fließt zum unteren Erwärmer, verbindet oberen, mittleren und unteren Erwärmer, ein weiterer Ast führt vom Herzen durch den Brustkorb zur Achsel über die Innenseite des Armes zum Mittelfinger.
  (> Seite 241)

b. Dünndarm Meridian

- Vom kleinen Finger hinauf über den Bereich des Schulterblattes zum 7. Wirbel, über die Schulter nach unten durch die Organe Herz, Zwerchfell, Magen zum Dünndarm und zum unteren Erwärmer. Vom 7. Wirbel über den Hals, über die Wangen zum/ins Ohr, von der Wange zum Augenwinkel.
  (> Seite 242)

c. sensible Bereiche

- Brustkorb, oberer Rücken, Nacken, Bereich der Schulterblätter, Achseln, Schultergürtel und Arme.

10.4.2. Herz-Qi Fluss anregen

Einige Anregungen

- Herz- und Dünndarmmeridian mit den Händen (Laogong) nachziehen. Tendenzen des Fließens visualisieren und Vorstellung üben.
- Arme massieren, Armmeridiane anregen: an den Armen außen hinauf und innen hinunter streifen.
- Hände übereinander halten, Aufmerksamkeit auf Laogong, Hände über die Armmeridiane zum Brustkorb und wieder zurückziehen, dazwischen weite schwingende Armbewegungen ausführen, einige Male wiederholen.

10.4.3. Prinzip der Übungen

Stagnierendes Qi / Emotionen ins Fließen bringen

- Das Herz – als Sitz der Emotionen – stärken und den Geist (Shen) beruhigen, Gespräch/Kommunikation fördern, zu ausreichend Bewegung motivieren.

Oben und unten verbinden

- Herz-Qi nach unten verwurzeln (Nieren, Zentrum) und nach außen/oben (Brustkorb, Arme, Baihui) öffnen/verbinden. Nieren stärken und das Herz-Qi in Bewegung bringen.

Brustkorb-Qi, Herz-Qi öffnen, weiten

- Ausreichend Bewegung fördern (großzügig, weit), sanftes Dehnen, Emotionen und Gefühlen genügend Raum geben, Lust an- und auf Bewegung fördern.

Herz Feuer beruhigen, Herz Feuer ableiten

- Leere Hitze oder Fülle Feuer ableiten, vor inneren Übungen ausreichend lockern, dynamisches Bewegen fördern.

den Geist / Shen beruhigen

- Sicherheit in der Übungspraxis geben, zu Meditionen und Vorstellungsübungen motivieren.

Bei Meridianmeditationen nie direkt ins Herz atmen, sondern immer zur Lunge!

10.4.4. Allgemeine Bewegungsübung[54]

- Ausgangsposition: Qi Gong-Stand, Füße geschlossen nebeneinander, einmal in Ruhe ein- und ausatmen. *(Abb. Qi Gong 1)*

1. Das linke Bein macht einen großen Schritt nach links (zuerst Fußspitze aufsetzen), dabei die Arme waagerecht zur Seite heben mit den Handflächen nach hinten, gleichzeitig den Kopf nach links drehen, dabei einatmen. *(Abb. Herz 1)*
2. Die Hände nach oben drehen und danach seitlich im Bogen nach oben vor die Brust führen, Handflächen zeigen schräg nach unten. In die Knie gehen und die Hände – mit Handflächen zum Boden, Finger zeigen zueinander – vor das untere Dantian senken (leicht nach unten drückend), dabei ausatmen. *(Abb. Herz 2, 3)*
3. Handflächen nach vorn drehen, beide Arme parallel (waagrecht) nach vorn in Schulterhöhe heben, die Arme sind dabei leicht gestreckt mit flachen Händen (kleine Finger leicht nach oben drehen), dabei einatmen. *(Abb. Herz 4)*
4. Das Gewicht nach rechts verlagern und der linke Fuß setzt sich geschlossen neben den rechten, langsam aufstehen; gleichzeitig die Hände zu Fäusten schließen, (Daumen über den Fingern) und so drehen, dass die Handflächen nach unten zeigen (Aufmerksamkeit auf die Laogong-Punkte – KS 8). Beide Fäuste nach unten mit leicht gestreckten Armen zu den Seiten ziehen, dabei ausatmen. *(Abb. Herz 5, 6)*

54 Organ Qi Gong Bewegungsübungen gibt es viele. Wir wollen in diesem Buch davon exemplarisch eine – für das jeweilige Organ recht typische – Übung vorstellen.

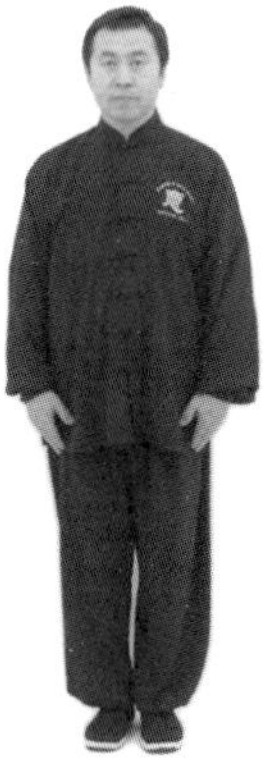

Qi Gong 1

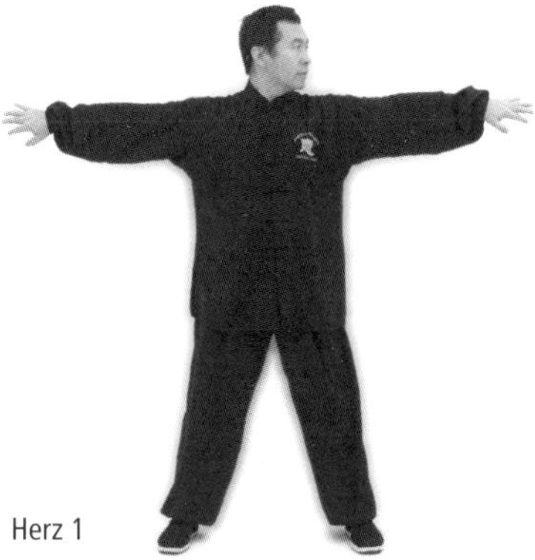

Herz 1

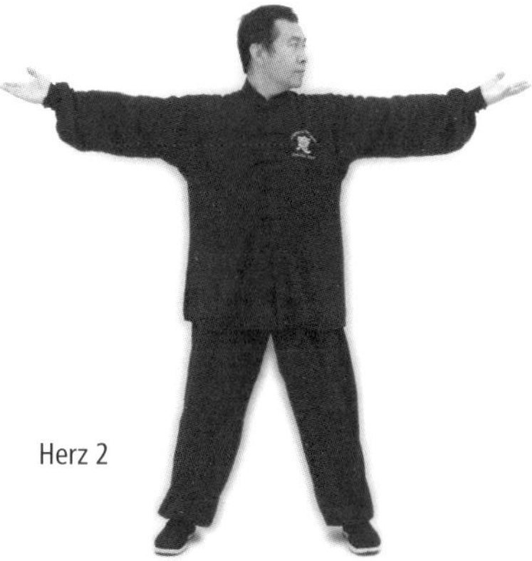

Herz 2

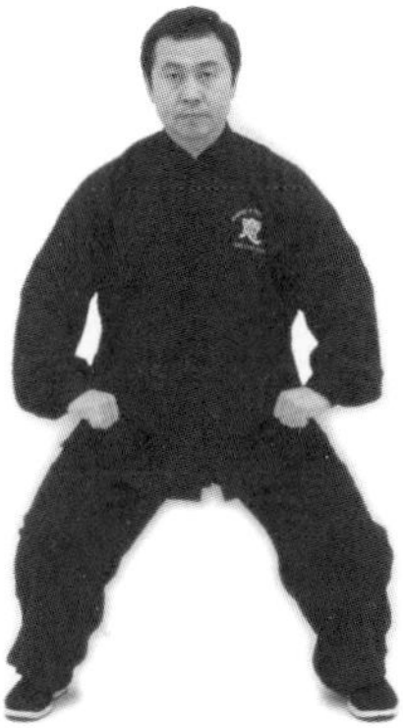

Herz 3

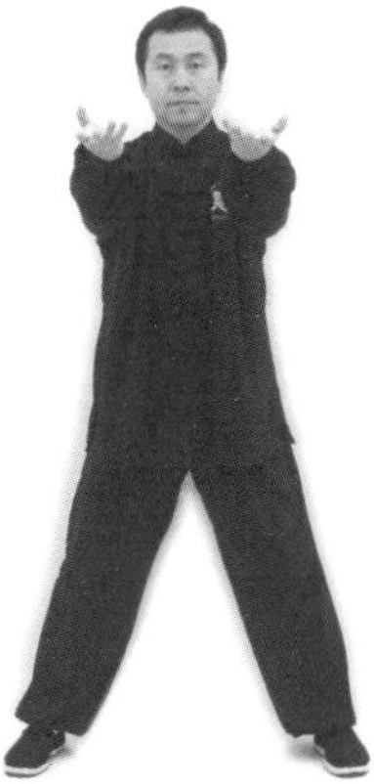

Herz 4

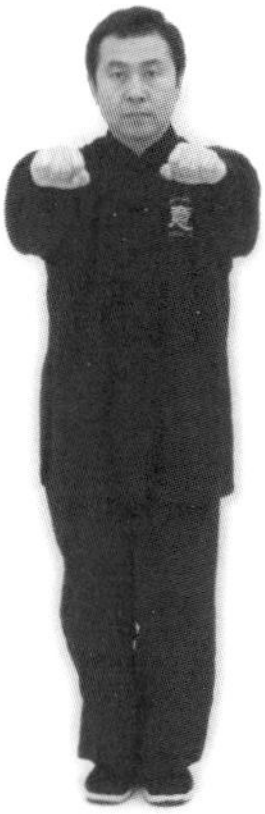

Herz 5

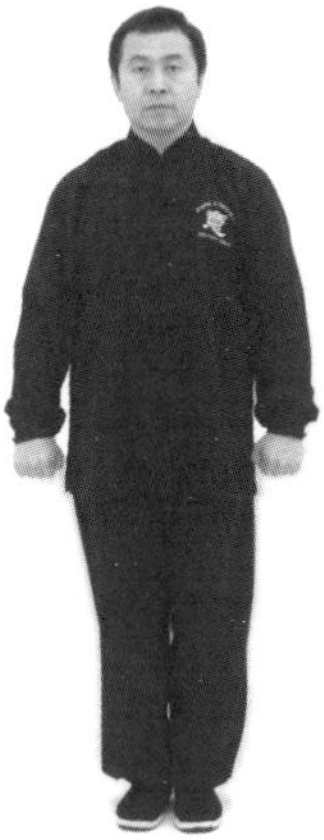

Herz 6

10.4.5. Kleinere Elemente in Bewegung

Herz-Qi regulieren

- Grundstellung schulterbreit, Arme vor dem Körper heben und senken. Beim Heben die Handflächen nach oben drehen und einatmen, beim Senken Handflächen nach unten drehen und eine lockere Faust bilden, dabei Aufmerksamkeit auf die Bereiche Laogong lenken. Den ganzen Körper etwas in die hebende und senkende Bewegung miteinbeziehen.

- Gleiche Übung auch mit seitlicher Armbewegung ausführen, Arme „locker gestreckt", auf den eigenen Atemrhytmus achten.

Herz und Nieren verbinden

- Grundstellung schulterbreit, Arme zu den Seiten öffnen, weiten, einatmen, Laogong zum Bereich zwischen den Nieren (Mingmen) ziehen, dabei ausatmen, Hände wieder zu den Seiten öffnen, einatmen, Laogong zum Dantian ziehen und ausatmen.

Schrittketten – die Nieren stärken

- Schrittstellung, Gewicht nach vorne und nach hinten verlagern, Laogong (Handflächen) auf den Bereich der Nieren legen, vom Nierenbereich nach unten zum Gesäß (entlang des Blasenmeridians) massieren, dabei ausatmen, wieder zurück verlagern, Laogong zu den Nieren ziehen, dabei einatmen.

10.4.6. Massage

- Gesicht waschen: Hände reiben, Gesicht flächig massieren (auf und ab streifen, wie Gesicht waschen).
- Kopf klopfen: sanft mit den Fingern abklopfen.
- Gb 20 mit den Daumen kräftig auf und ab (Richtung Scheitel und Nakken) reiben.
- Baihui reiben (in beide Richtungen).
- KG 17 kreisend massieren, mit den Fingern massieren, in beide Richtungen.
- H 7 mit Daumen reiben (erst an der linken Hand)

- KS 6 gegen Schwäche, mäßig stark mit Fingerkuppe pressieren, leicht vibirieren.

- Gesichtsmassage:
- Mit den Zeigefingern/Mittelfingern beider Hände folgende Massage durchführen: von der Spitze des Kinns rund um den Mund über die Nasenseiten bis über den Bereich zwischen den Augenbrauen zum Haaransatz hoch. Dann teilen sich die Finger: seitlich am Haaransatz entlang vor den Ohren hinunter, am hinteren Haaransatz bis zum Nacken (die Finger treffen sich), dann über beide Seiten des Halses nach vorne.
- Ein paar Mal wiederholen.

10.4.7. Vorstellungsübungen[55]

a. Ernährend und regulierend:

- Ausatmen, loslassen, einatmen roten „Qi tuan"[56], heilendes Qi in das Herz einatmen, einige Minuten praktizieren.
- Element aus daoistischer Meditation: linke Hand über das Dantian, rechte Hand über den Herzbereich (mittleres Dantian) halten, dabei roten Qi tuan visualisieren, in beide Dantians atmen.
- Weitere Vorstellungen: angenehme Stimmungen, wohltuend wirkende Landschaften, visualisieren usw.

a. und c. Ernährend und ableitend:

- Element aus daoistischer Meditation: Aufmerksamkeit auf den Bereich der Kehle lenken, dabei einatmen, ausatmen über das Konzeptionsgefäß (vordere Mittellinie) ins Dantian, dann einige Male ins Dantian ein- und ausatmen, mit der Vorstellung Qi sammeln ins Dantian.
- Variante: Aufmerksamkeit auf die Brustmitte (mittleres Dantian) lenken, weiter wie oben.
- ableitend: Hände über den Kopf heben, Aufmerksamkeit auf Laogong, Hände mit ausgleichender und beruhigender Vorstellung, langsam vor dem Körper abwärts senken.

---

55 Vorstellungsübungen mind. 5 Minuten üben, langsam steigern bis zu 15/20 Min.

56 Qi tuan: eine Mischung aus Rauch, Nebel, Wolken.

c. Ableitend:

- Einatmen, dabei roten Qi tuan, heilendes Qi, in das Herz einatmen, verhaftetes, blockiertes Qi ausatmen, loslassen.
- Im Stehen: Einatmen, beim Ausatmen Zentrum senken, normal weiteratmen, wieder aufrichten. Vorstellung: beim Ausatmen verhaftetes, blockiertes Qi ableiten und loslassen.
- Dusche visualisieren, Laogong über Baihui halten, diese Vorstellung einige Atemzüge halten, dann Handflächen vorne nach unten senken, in der Vorstellung verhaftetes Qi über Thanzhong KG 17 (zwei Finger oberhalb der Brustbeinspitze) nach unten ableiten.
- Im Sitzen: tief und ruhig atmen, Aufmerksamkeit nach innen lenken, Vorstellung: wie unter einer Dusche, beim Ausatmen fließt Wasser über den Kopf, über die Seiten, über den ganzen Körper hinunter. Die Vorstellung einige Minuten aufrechterhalten.

10.4.8. Meridianmeditationen[57]

a. Regulierend:

- „Flügelatmung": über die ganze Außenseite der Arme einatmen zur Lunge[58], über die Innenseite der Arme ausatmen.
- Variante: über den Dünndarmmeridian, kleinen Finger, außen die Arme hinauf einatmen bis zur Lunge, über Herzmeridian innen die Arme hinunter über die kleinen Finger ausatmen, ein- und ausatmen gleich lang.

b. Ernährend:

- über den Dünndarmmeridian, kleinen Finger, außen die Arme hinauf einatmen bis zur Lunge, über Herzmeridian innen die Arme hinunter über die kleinen Finger ausatmen, einatmen länger als ausatmen, über Herz- (kleiner Finger) oder Herz-Kreislaufmeridian (Mittelfinger) innen die Arme hinauf einatmen zur Lunge, zum Dantian ausatmen.

---

57 Meridianmeditationen immer beidseitig üben – vgl. 4.3. Inneres Üben (Seite 73 ff) sowie vgl. 4.3.1 Übungen zur Wahrnehmung sensibler Bereiche (Seite 78 ff), bei allen Meridianmeditationen mit ca. 5 Minuten beginnen, langsam steigern bis 15/20 Minuten.

58 Bei Herzmeridianmeditationen nie direkt ins Herz atmen, sondern immer zur Lunge.

c. Ableitend:[59]

bei Yin Mangel:

- über Lebermeridian: über Le 1 innen die Beine hinauf einatmen, über Herz- oder Herz-Kreislaufmeridian innen die Arme hinunter ausatmen, Vorstellung: Hitze ableiten.
- über Nierenmeridian: über N 1 innen die Beine hinauf einatmen zur Lunge und über Herz- oder Herz-Kreislaufmeridian innen die Arme hinunter ausatmen, Vorstellung: Hitze ableiten.

bei Yang Mangel:

- einatmen über N 1 zur Lunge, über über Herz- oder Herz-Kreislaufmeridian innen die Arme hinunter ausatmen, Vorstellung: Kälte ableiten.

bei Herz Feuer:

- Aufmerksamkeit auf KG 17 (zwei Finger oberhalb der Brustbeinspitze), dann über Konzeptionsgefäß (Mittellinie) ausatmen ins Dantian (wie ins Dantian schieben), Vorstellung: Qi-Feuer nach unten leiten, Betonung der Ausatmung.

59 Bei Mangelzuständen immer zuerst ernährende und regulierende-, erst dann ableitende Meridianmeditationen üben, dabei kann es förderlich sein den Ausatem nur in der Vorstellung zu betonen, d.h. ein- und ausatmen gleich lang zu lassen, anschließend wieder regulierend und ernährend üben.

10.5. Lungen Qi Gong / Funktionskreis Lunge – Dickdarm

Stichworte zum Lungen-Qi in der chinesischen Medizin:

- Die Lunge herrscht über Qi und Atmung, bildet das Abwehr Qi/ Wei- Qi, Verbindung zum kosmischen Qi/Universum Qi, Befeuchtung der Haut und der Haare,
- emotional: Freude, Freiheitsgefühl und Freiheitssehnsucht, Gefühl für Nähe und Distanz, stellt generell die Fähigkeit zu großer Sensibilität zur Verfügung,

a. Lungen-Qi neigt zu

- Qi Mangel: Die Lunge regiert das Qi, bei psychischer und physischer Erschöpfung kommt es zu Schwäche und Mangel.
- Trockenheit: Die Lunge braucht ein feuchtes Klima, kommt sie aus dem Gleichgewicht kann es zu einem „Austrocknen“ und somit zu Trockenheitssymptomen kommen.
- Yin Mangel: Das Lungen-Qi neigt zu Trockenheit und Hitze. Länger andauernde Mangelzustände können zur Bildung von leerer Hitze führen.
- Befall durch Wind-Kälte/Wind-Hitze: Als „äußerstes Organ“ ist die Lunge besonders leicht durch äußere pathogene Faktoren beeinflusst. Wind-Kälte und Wind-Hitze beschreiben den Zustand bei Verkühlungen, grippalen Infekten und dergleichen.
- Schleim: Eine Ansammlung von Nässe-Schleim und Schleim-Hitze entsteht zumeist auf der Basis eines Milz Yang Mangels, die Milz bildet den Schleim, den die Lunge speichert.

b. Allgemeine Symptome bei einem Lungen-Qi Muster

Alle Symptome, die die Atemwege betreffen, Hautprobleme, übergroße Sensibilität, kränklich nagender Kummer, Ausdruck verdrängter Trauer.

c. Allgemeine Therapieprinzipien

Lungen-Qi stärken und aufbauen, pathogene Faktoren ableiten, Lungen-Qi in Bewegung bringen, Nieren stärken.

10.5.1. Meridiane und sensible Bereiche

a. Lungenmeridian

Vom mittleren Teil der Bauchhöhle zum Unterbauch (Dickdarm, unterer Erwärmer), nach oben durch Zwerchfell zur Lunge, weiter zur Kehle und zu den Atmungsorganen, von der Lunge bis zum Bereich unter den Schlüsselbeinen, von dort innen die Arme hinunter zum Daumen.
(> Seite 244)

b. Dickdarmmeridian

- Von der Spitze des Zeigefingers außen die Arme hinauf zum höchsten Punkt der Schulter, von dort nach unten durch das Zwerchfell zum Dickdarm und zum unteren Erwärmer, von der Schulter nach oben über den Hals zur Wange, zu den Zähnen, zum Zahnfleisch und über die Oberlippe zum gegenüberliegenden Nasenwinkel.
(> Seite 245)

c. sensible Bereiche

Atmungsorgane, Mund, Nase, Hals, Wangen, Brustkorb und Schultern.

10.5.2. Lungen-Qi Fluss anregen

Einige Anregungen:

- Lungen- und Dickdarmmeridian mit den Händen(Laogong) nachziehen, Tendenzen des Fließens visualisieren und Vorstellung üben.
- leichte Aufwärmübung: Arme kreisen lassen: Schrittstellung, Zentrum ein wenig senken, Arme in alle Richtungen rund kreisen lassen, dabei Gewicht verlagern.
- Brustkorb öffnen/sanftes Dehnen: hüftbreite Stellung: Arme, Oberkörper nach vorne sinken lassen, loslassen, aufrichten, Arme zu den Seiten und nach oben öffnen, dabei Vorderseite und Brustkorb etwas dehnen.

10.5.3. Prinzip der Übungen

Brustkorb / Lungenraum öffnen

- Oberkörper lockern u. entspannen, sanftes Dehnen, fließendes Bewegen fördern (Taichi etc.), zu großzügigen, weiten Bewegungen anregen.

Atmungsorgane anregen

natürlichen Atemfluss fördern, sanfte Atemübungen, Meridianmeditationen mit Atmungsorganen verbinden.

Oben und unten verbinden

Lungen-Qi ins Fließen bringen und das „Absinken" des Lungen-Qi zu den Nieren fördern.

Mitte stärken

Bei Lungen-Qi Schwäche zusätzlich die Milz, die „Mitte" ernähren, unteres Dantian stärken und ernähren.

Qi stärken und beruhigen

Grundätzlich Qi aufbauen und stärken, Entspannungsübungen, den Geist beruhigen, kontinuierliches Üben fördern, kein Leistungsdruck!!

10.5.4. Allgemeine Bewegungsübung[60]

- Ausgangsposition: Qi Gong-Stand, Füße geschlossen nebeneinander, einmal in Ruhe ein- und ausatmen. *(Abb. Qi Gong 1)*

1. Das linke Bein macht einen großen Schritt nach links (zuerst Fußspitze aufsetzen), dabei die Arme waagerecht zur Seite heben mit den Handflächen nach unten, bis die Arme über den Kopf sind und zum Schluss bilden sie einen ungeschlossenen Kreis, dabei einatmen. *(Abb. Lunge 1)*

60 Organ Qi Gong Bewegungsübungen gibt es viele. Wir wollen in diesem Buch davon exemplarisch eine – für das jeweilige Organ recht typische – Übung vorstellen.

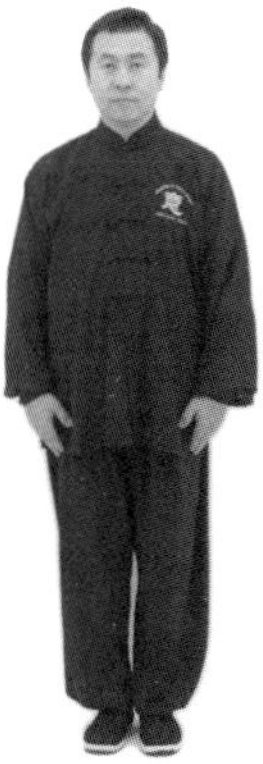
Qi Gong 1

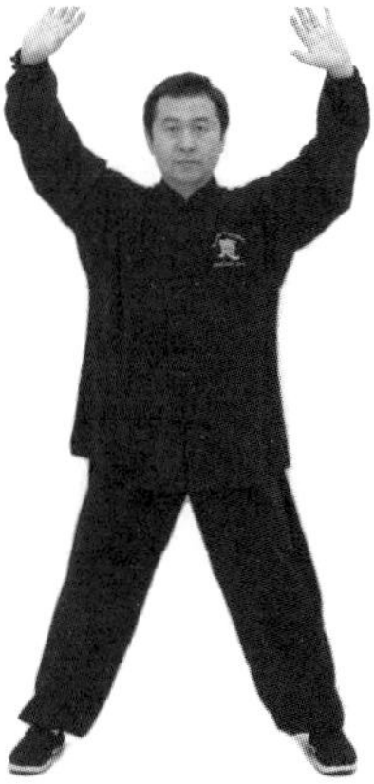
Lunge 1

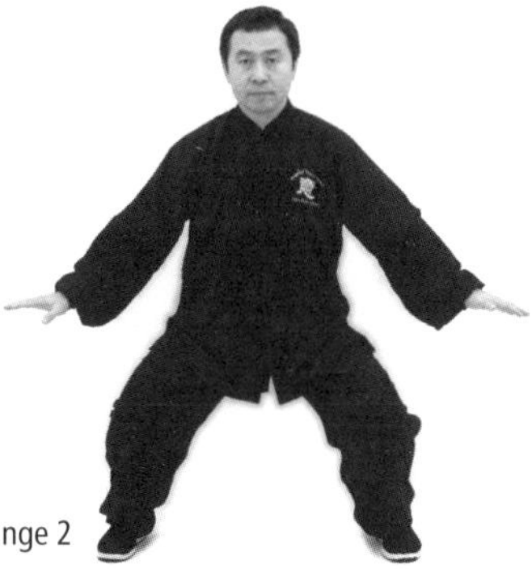
Lunge 2

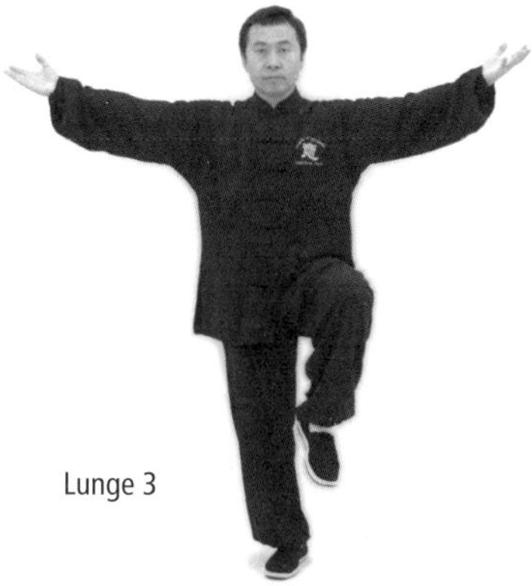
Lunge 3

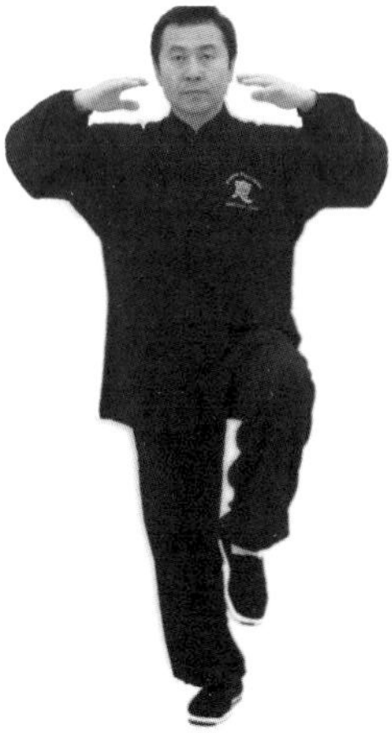
Lunge 4

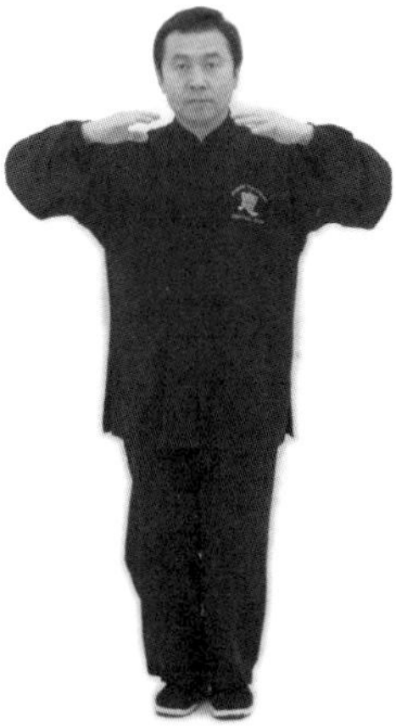
Lunge 5

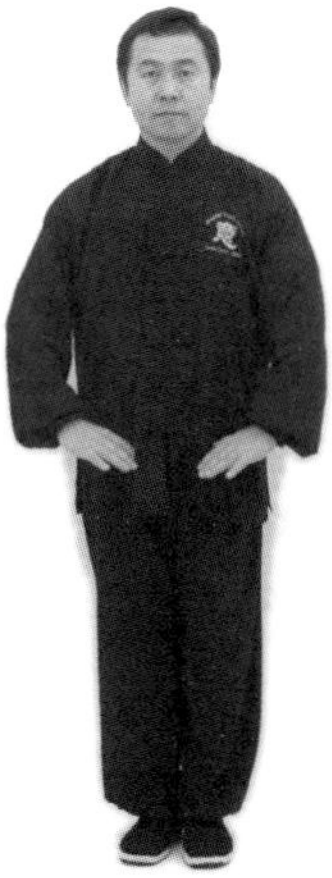
Lunge 6

2. Die Arme nach unten bis zur Beckenhöhe senken (Handflächen zum Boden, Finger zeigen zur Seite), zugleich in die Knie gehen, dabei ausatmen. *(Abb. Lunge 2)*
3. Gewicht nach vorn auf rechtes Bein verlagern und das linke Knie nach vorn hochziehen (Oberschenkel waagerecht), dabei die Arme waagerecht zur Seite heben mit den Handflächen nach oben, bis die Arme zur Kopfhöhe sind. *(Abb. Lunge 3)*
4. Der linke Fuß setzt sich geschlossen neben den rechten, gleichzeitig führt man die Hände neben dem Gesicht mit den Handflächen schräg zum Boden, die Hände senken sich (mit Handflächen zum Boden) vor das untere Dantian, dabei ausatmen. *(Abb. Lunge 4, 5, 6)*

10.5.5. Kleinere Elemente in Bewegung

Lungenkreise: Lungen-Qi anregen

- Weite Kreise mit den Armen ausführen, runde offene Bewegungen, im Stehen, Gehen auch im Sitzen, dabei Aufmerksamkeit auf Daumen und Zeigefinger lenken.

Die Himmelssäule drehen: Lungen öffnen und Nieren stärken

- Grundstellung, schulterbreit, Zentrum drehen, dabei Arme öffnen, wie Schirm aufspannen, zurückdrehen, dabei Laogong über die Nieren hinunterstreifen, dann zur anderen Seite, einige Male wiederholen.

Die Schwingen öffnen

- Schulterbreit, einatmen und die Arme wie Schwingen öffnen (mit weiter Vorstellung), dann Zentrum senken, „Flügel“ senken, ausatmen, einige Male wiederholen, dann gleiche Übung mit Gewicht auf einem Bein ausführen.
- Variante: wie oben, nur die Arme nach oben und unten zu einem vollen Kreis ausschwingen.

10.5.6. Massage

- Di 21 kreisend massieren, beide Richtungen.
- Nasenrücken reiben: mit den Daumenknöcheln von den Punkten Di 20, an den Unterrändern der Nasenflügel nach oben bis zum Nasenansatz streifen, dabei einatmen, ausatmen wieder zurück.
- Atemwege reinigen: einatmen, dabei den Kopf nach links drehen und das linke Nasenloch über den Punkt Di 20 verschließen, ausatmen wieder zurück drehen, abwechselnd auf beiden Seiten praktizieren.
- Lu 7 mit den Fingerkuppen mit mittlerem Druck kreisend in beide Richtungen massieren.
- Di 4 masssieren, einige Atemzüge halten und loslassen.

10.5.7. Vorstellungsübungen[61]

a. und b. Regulierend und ernährend:

- Durch die Nase einatmen, dabei weißen „Qi tuan"[62] in die Lunge einatmen, ausatmen ins Dantian.
- Im Stehen, Gehen, Liegen oder Sitzen: mit den Armen weite, kreisende Bewegungen ausführen, dabei Aufmerksamkeit auf Daumen und Zeigefinger lenken.
- Im Liegen oder Sitzen: Aufmerksamkeit auf Daumen und Zeigefinger, eine Verbindung der beiden Finger visualisieren, dabei die Finger kreisen, drehen, auseinander- zusammenziehen usw.
- Aufmerksamkeit auf Laogong (Handflächen) lenken, dann Laogong zur Lunge drehen, heilende Vorstellung zur Lunge.
- Element aus daoistischer Meditation: einatmen zur Lunge, ausatmen ins Dantian (Lunge und Dantian verbinden).
- Alle inneren Übungen zur Ernährung des Dantians.

61 Vorstellungsübungen mind. 5 Minuten üben, langsam steigern bis zu 15/20 Min.

62 Qi tuan: eine Mischung aus Rauch, Nebel, Wolken.

10.5.8. Meridianmeditationen [63]

a. Regulierend:

- über den Dickdarmeridian, vom Zeigefinger außen die Arme hinauf, zur Lunge einatmen, über den Lungenmeridian, innen die Arme hinunter über die Daumen ausatmen.
- Über den Dickdarmeridian, vom Zeigefinger außen die Arme hinauf einatmen zu den Atmungsorganen Nase und Mund, ausatmen über das Lenkergefäß (entlang der Wirbelsäule) zum Steißbein, dann wieder einatmen zur Lunge, über den Lungenmeridian innen die Arme hinunter über die Daumen ausatmen.

b. Ernährend:

- über den Dickdarmmeridian, vom Zeigefinger außen die Arme hinauf zur Lunge einatmen, über den Lungenmeridian, innen die Arme hinunter über die Daumen ausatmen, Betonung der Einatmung.
- Einatmen über den Lungenmeridian zur Lunge, ausatmen ins Datian.

c. Ableitend:[64]

bei Yin Mangel:

- über Lebermeridian: über Le 1 innen die Beine hinauf einatmen, über Lungenmeridian innen die Arme hinunter über die Daumen ausatmen. Vorstellung: Hitze ableiten.
- über Nierenmeridian: von N 1 innen die Beine hinauf einatmen zur Lunge und über Lungenmeridian innen die Arme hinunter über die Daumen ausatmen. Vorstellung: Hitze ableiten.

bei Wind- Kälte, Wind-Hitze, Schleim:

- über den Lungenmeridian (Daumen) innen die Arme hinauf einatmen zur Lunge, einige Male in die Lunge atmen, dabei in der Vorstellung weißen Dampf sammeln, ausatmen ins Dantian (wie ins Dantian schieben).

---

63 Meridianmeditationen immer beidseitig üben – vgl. 4.3. Inneres Üben (Seite 73 ff) sowie vgl. 4.3.1 Übungen zur Wahrnehmung sensibler Bereiche (Seite 78 ff), bei allen Meridianmeditationen mit ca. 5 Minuten beginnen, langsam steigern bis 15/20 Minuten.

64 Bei Mangelzuständen immer zuerst ernährende und regulierende-, erst dann ableitende Meridianmeditationen üben, dabei kann es förderlich sein den Ausatem nur in der Vorstellung zu betonen, d.h. ein- und ausatmen gleich lang zu lassen, anschließend wieder regulierend und ernährend üben.

11.

Organ Qi Muster und therapeutisches Qi Gong[65]

11.1. Nieren-Qi Muster und therapeutisches Qi Gong[66]

11.1.1. Nieren-Qi Mangel

Beim Syndrom „Mangelnde Festigkeit des Nieren-Qi" kann die Niere einerseits der Blase nicht genügend Qi zur Transformation zur Verfügung stellen, was mit zu häufigem Harnlassen, Harnverlusten, schwachem Harnstrahl und Tröpfeln nach dem Harnlassen einhergeht. Andererseits kann der männliche Samen nicht gehalten werden und führt zu Spermaverlusten, nächtlichen Samenergüssen (ohne erotische Träume), vorzeitiger Ejakulation und bei Frauen zu chronischem Scheidenausfluss. Westliche Diagnose: Schließmuskelschwäche (Enddarm, Harnblase), nächtliches Harnlassen, Scheidenausfluss.

A. Therapeutisches Qi Gong

- Bu Fa: Nieren-Qi ernähren.
- Ping Bu Ping Xie: Nieren-Qi regulieren.

---

65 Die angeführten Muster stellen nur eine Auswahl der wichtigsten Muster dar, für weitere, bzw. ausführliche Darstellungen sei der/die LeserIn auf klassische TCM-Literatur verwiesen.

66 Es ist uns bewusst, dass die dargestellten Muster in der Praxis nicht isoliert, bzw. ausschließlich in dieser klassischen Symptomatik anzutreffen sind. Die angeführten therapeutischen Kriterien verstehen sich daher als Richtlinien, die in der Praxis auf die jeweilige individuelle Symptomatik angepasst werden müssen. Auch verstehen sich die therapeutischen Kriterien als Anregungen, die natürlich im Sinne der jeweiligen Organ-Prinzipien ergänzt werden können. Der /die LeserIn sei deshalb auch immer auf Kapitel 9: Kriterien der Anwendung: Ping Bu Ping Xie / Bu Fa / Xie Fa und Kapitel 10: Organ Qi Gong verwiesen.

B. Praxis

a. Alle allgemeinen Nieren-Qi Bewegungübungen und -elemente, Massagen und Übungen zur Anregung des Nieren-Qi Flusses.
b. Vorstellungsübungen: reguliernd und ernährend.
c. Meridianmeditationen: reguliernd und ernährend.
– *a, b, c beschrieben Seite 152–156*

Meridianmeditationen insbesonders:
- Bu Fa Nierenmeridian-Nieren-Dantian: über N 1 (Fußballen) zu den Nieren einatmen, dort ein paar Mal atmen (Vorstellung Nieren-Qi ernähren, heilende Vorstellung zu den Nieren), dann einatmen zum Dantian, ausatmen wieder über N 1, Betonung der Einatmung.
- Ping Bu Ping Xie Nieren-Blasenmeridian: von N 1 zu Nieren einatmen, über Blasenmeridian, Rückseite der Beine ausatmen.

11.1.2. Nieren-Yang Mangel

Beim Nieren-Yang Mangel kann der Körper vom Feuer des Tores der Vitalität (ming men) nicht gewärmt werden. Dadurch ergeben sich Abneigung gegen Kälte und Kältegefühl im Kreuz und in den Knien. Es reicht auch die Kraft nicht mehr, den Knochen und den Rücken zu stärken, was mit Rükkenschmerzen und Schwäche von Beinen und Knien einhergeht. Fehlende Sexualenergie bedingt Impotenz beim Mann und bei der Frau fehlendes sexuelles Verlangen (Frigidität) und Unfruchtbarkeit. Reichlicher (in schweren Fällen spärlicher) farbloser Harnfluss und Beinödeme, Appetitlosigkeit, Trägheit und weiche Stühle (wegen einer folgenden Milz-Yang-Schwäche) runden das Erscheinungsbild ab. Auf der psychischen Seite herrschen Apathie und mangelnde Willenskraft vor. Die Zunge ist blass, nass und geschwollen, der Puls tief und schwach.

Beim kombinierten Syndrom „Nieren-Yang-Mangel mit Überfließen des Wassers“ wird auf die Fülle, nämlich die sich ansammelnden Flüssigkeiten, hingewiesen: Durch das Versagen der Flüssigkeitsumwandlung bilden sich Ödeme unter der Haut und Wassereinlagerungen in der Lunge. Dies wird auch wegen der Unfähigkeit der Niere, das Qi zu empfangen, begünstigt. Bei dieser „Unfähigkeit der Niere, das Qi zu empfangen“, sammelt sich das Qi im oberen Körperbereich an und kann nicht mehr ungehindert fließen, was natürlich auch das Abwehr-Qi betrifft. Vorherrschend sind Atemnot bei Belastung, Behinderung der Einatmung (Zeichen der Nierenstörung), schnelle, oberflächliche Atmung, Husten, Asthma, klarer Harnfluss während eines Asthmaanfalles, Schwitzen, kalte Extremitäten, Gesichtsschwellungen, Rückenschmerzen.

- Westliche Diagnose: Schilddrüsenüberfunktion, Erschöpfung der Nebennierenrindenhormone, Herzschwäche, Schwerhörigkeit, Ohrensausen, Impotenz, chronische Durchfallserkrankungen, chronische Nervenentzündung.

A. Therapeutisches Qi Gong

- Bu Fa: Nieren-Qi ernähren und regulieren.[67]
- Xie Fa: leere Kälte ableiten.[68]
- Ping Bu Ping Xie: Nieren-Qi ernähren und regulieren.

B. Praxis

a. Alle allgemeinen Nieren-Qi Bewegungsübungen und -elemente, Massagen und Übungen zur Anregung des Nieren-Qi Flusses.
b. Vorstellungsübungen: ernährend und regulierend.
c. Meridianmeditationen: ernährend, ableitend und regulierend.
- *a, b, c beschrieben Seite 152–156*

Meridianmeditationen insbesonders:
- Bu Fa wie bei Nieren-Qi Mangel
- Xie Fa Nierenmeridian: Aufmerksamkeit auf Laogong (Handflächen), Hände über N 27 halten (Punkt in Höhe der Schlüsselbeine – siehe Beschreibung der Akupunkturpunkte), einatmen mit Konzentration auf N 27, ausatmen über Nierenmeridian, „schlechtes Qi“ über N 1 (Fußballen) ausleiten.
- Ping Bu Ping Xie Nierenmeridian: nach einiger Zeit wieder regulierend üben, über N 1 zu N 27 einatmen, ausatmen von N 27 über N 1, ein- und ausatmen gleich lang.

67 Bei Mangelzuständen sollte immer zuerst ernährend und regulierend geübt werden, erst dann ableiten.

68 Bei Mangelzuständen ist es von Vorteil den Ausatem nur in der Vorstellung zu betonen, d. h. ein- und ausatmen gleich lang.

11.1.3. Nieren-Yin Mangel

Zunächst zieht der Nieren-Yin Mangel ein Abnehmen der Körperflüssigkeiten nach sich. Dies bedingt Symptome der Trockenheit wie abendliche Mundtrockenheit, Durst, Verstopfung und einen spärlichen Harnfluss. Des weiteren entstehen unsere typischen Zeichen von Leere-Hitze wie die rote, belaglose Zunge (ev. mit Rissen), der Nachtschweiß, die „fünf heißen Herzen" etc. Da der Nieren-Yin-Mangel auch eine Schwäche der Nieren-Essenz bewirkt, kommt es zu nächtlichen Samenergüssen bei „hitzigen", erotischen Träumen. Und schließlich produziert das mangelnde Nieren-Yin nicht mehr genügend Mark, d.h., es wird weder das Gehirn mehr ausreichend gefüllt (Symptome wie Vergesslichkeit, schwacher Schwindel sowie allmählich und langsam beginnendes Ohrgeräusch und Schwerhörigkeit) noch der Knochen gut genährt, was mit Rücken- und Knochenschmerzen einhergeht. Der Puls ist oberflächlich, leer und schnell.

Befindet sich der Nieren-Yin-Mangel in einem fortgeschrittenen Stadium, entwickelt sich ein Leere-Feuer, das emporsteigen und das Herz (und damit verbunden den Geist SHEN) stören kann (Fülle-Aspekt). Die Chinesen bezeichnen dies als ein „sich beunruhigendes Herz" und meinen damit einen „zappeligen Zustand, in dem man sich nicht wohl fühlt und ein vages Angstgefühl hat", eine psychische Rastlosigkeit, die sich mit Durchschlafstörungen vergesellschaftet.

- Westliche Diagnose: nervöse Erschöpfung, Blutzuckererkrankung, Tuberkulose, chronische Nervenentzündung.

A. Therapeutisches Qi Gong

- Bu Fa, Ping Bu Ping Xie: im Hervorbringungszyklus die Lunge (Mutter) ernähren.
- Bu Fa: Ping Bu Ping Xie: Nieren-Qi regulieren und ernähren.
- Xie Fa: leeres Feuer ableiten.[69]
- Ping Bu Ping Xie: Nieren-Qi ernähren und regulieren.

B. Praxis

a. Alle allgemeinen Nieren-Qi Bewegungsübungen und -elemente, Massagen und Übungen zur Anregung des Nieren-Qi Flusses, Lungen-Qi Bewegungsübungen und -elemente

69 Bei Mangelzuständen ist es von Vorteil den Ausatem nur in der Vorstellung zu betonen, d. h. ein- und ausatmen gleich lang.

b. Vorstellungsübungen: ernährend und regulierend.
c. Meridianmeditationen: ernährend, regulierend und ableitend für Nieren, ernährend und regulierend für Lunge.
- *a, b, c beschrieben Seite 152–156 und 184–188*

Meridianmeditationen insbesonders:
- Bu Fa, Ping Bu Ping Xie Dickdarmmeridian-Lenkergefäß-Dantian-Gürtelgefäß-Lungenmeridian: über Dickdarmmeridian (Zeigefinger) Rückseite der Arme zu Dazhui LG 14 (7. Wirbel) einatmen, ausatmen über Lenkergefäß (entlang der Wirbelsäule) zum Bereich Mingmen LG 4 (Punkt auf der Wirbelsäule zwischen den Nieren), dann einatmen über das Gürtelgefäß (Meridian rund um die Taille) zum Dantian, ausatmen wieder zum Bereich Mingmen, weiter einatmen zu Dazhui, LG 14, ausatmen über den Lungenmeridian, innen die Arme hinunter über die Daumen, ein- und ausatmen gleich lang.
- Xie Fa Nieren-Herz-Kreislaufmeridian oder Lungenmeridian: über N 1 (Fußballen) zur Lunge einatmen, über Herz-Kreislaufmeridian (Mittelfinger) oder Lungenmeridian (Daumen) innen die Arme hinunter ausatmen (leere Hitze ableiten).

11.1.4. Nieren-Essenz Mangel

Der Nieren-Essenz Mangel tritt meist vor dem Hintergrund einer Nieren-Yin Schwäche auf. Wir finden daher auch Zeichen wie Schwindelgefühl und Ohrgeräusch. Allerdings zielen die Phänomene der mangelnden Nieren-Essenz eher auf Störungen im Wachstum, der Fortpflanzung und der Knochen ab, die ja unter dem Einfluss der Nieren-Essenz stehen. Bei Kindern kommt es zu geistiger Stumpfheit und Entwicklungsverzögerungen, zu schlechter Knochenentwicklung und zu spätem Schluss der Fontanellen.

Bei Erwachsenen führt der Essenz-Verlust zu Vergesslichkeit, Erweichungen der Knochen, zu Schwäche von Knien und Beinen, Kreuzschmerzen, lockeren Zähnen, frühzeitigem Ergrauen, Haarausfall und zu einer Schwäche der sexuellen Leistungsfähigkeit. Die Qualitäten von Zunge und Puls entsprechen denen des Nieren-Yin-Mangels.

Da die Niere die Wurzel von allen Yin- und Yang-Energien im Körper darstellt, ist bei chronischen Erkrankungen fast immer die Niere mitbeteiligt. Häufig ist ein Syndrom der Niere mit Syndromen anderer Yin-Organe kombiniert:

- „Nieren- und Leber-Yin-Mangel“, „Nieren- und Lungen-Yin-Mangel“,
- „Nieren- und Milz-Yang-Mangel“, „Niere und Herz harmonieren nicht“.

A. Therapeutisches Qi Gong

wie bei NierenYing Mangel ohne Xie Fa.

B. Praxis

wie bei Nieren Yang Mangel ohne Xie Fa.

- Insbesonders Dantian Übungen und alle Übungen zum Qi Aufbau, vor allem auch Nieren stärkende daoistische Meditation: über die Einatmung heilendes Qi in die Nieren lenken, über die Ausatmung Qi ins Dantian sammeln, dabei immer ernährend üben, Betonung der Einatmung.

Nieren-Qi Muster treten meistens kombiniert mit anderen Organ-Qi Mustern auf:

11.1.5. Nieren- und Leber-Yin Mangel

Gemäß der Theorie der fünf Elemente soll ja die Niere die Leber nähren. Leber-Yin und Leber-Blut hängen somit von der Nährung durch Nieren-Yin und –Essenz ab. Das Muster umfasst Symptome des Mangels von Leber-Yin und –Blut und des Nieren-Yins. Leber-Yin-Mangelzeichen sind Trockenheitssymptome im Gesicht (vor allem in den Augen) und z.B. pochende Schläfenkopfschmerzen durch aufsteigendes Leber-Yang. Leberblut-Mangelzeichen: Fahlgelbe Gesichtsfarbe, Schlafstörungen, Hinterkopf- oder Scheitelkopfschmerzen, unscharfes Sehen, Missempfindungen an den Gliedmaßen, mangelnde oder fehlende Regelblutung u. v. m.

Nieren-Yin-Mangelzeichen: Schwindelgefühl, Ohrgeräusche, Nachtschweiß, Hitzegefühle unter anderem an Handflächen, Fußsohlen und über dem Brustbein, Kreuzschmerzen u. a. Die Zunge ist rot, belaglos und rissig (Yin-Mangel), der Puls entweder rau (Blut-Mangel) oder oberflächlich und leer (Yin-Mangel).

- Westliche Diagnose: Reizbarkeit bei Schwächegefühl, weibliche Unfruchtbarkeit, Migräne, Spannungskopfschmerzen, Schläfen- oder Nakkenkopfschmerzen, Kreuzschmerzen, chronische Nierenentzündung.

A. Therapeutisches Qi Gong

- Ping Bu Ping Xie: Nieren- und Leber-Qi regulieren.
- Xie Fa: leere Hitze ableiten.[70]
- Bu Fa/Ping Bu Ping Xie: Nieren- und Leber-Qi ernähren und regulieren.

B. Praxis

a. Alle allgemeinen Nieren- und Leber-Qi Bewegungsübungen und -elemente, Massagen und Übungen zur Anregung des Leber- und Nieren-Qi Flusses.
b. Vorstellungsübungen: regulierend, ableitend und ernährend für Leber, regulierend und ernährend für Nieren.
c. Meridianmeditationen: regulierend, ableitend und ernährend für Leber, regulierend ableitend und ernährend für Nieren.

- *a, b, c beschrieben Seite 152–156 und Seite 168–173.*

Meridianmeditationen insbesonders:

- Ping Bu Ping Xie Nieren-Lebermeridian: über N 1 (Fußballen) zu den Nieren einatmen, über Lebermeridian die Beine innen hinunter ausatmen, dann wechseln: von Le 1 (große Zehe) innen die Beine hinauf zu den Nieren einatmen, über Nierenmeridian ausatmen.
- Xie Fa Leber-Lungenmeridian: über Le 1 (große Zehe) innen die Beine hinauf zur Lunge einatmen, über Lungenmeridian (Daumen) innen die Arme hinunter ausatmen (leere Hitze ableiten).

70 Bei Mangelzuständen ist es von Vorteil den Ausatem nur in der Vorstellung zu betonen, d. h. ein- und ausatmen gleich lang.

11.2. Milz- und Magen-Qi Muster und therapeutisches Qi Gong[71]

11.2.1. Milz-Qi Mangel

Die Beeinträchtigung der Milzfunktionen, wie Umwandlung und Transport, führen zu blassgelbem Teint, Appetitmangel, Müdigkeit, Mattigkeit mit Spannungsgefühl im Bauch und weichen Stühlen. Wenn sich Nässe hinzugesellt, werden Kopf und Muskeln schwer, der Brustkorb eng und das Magen-Qi beim Absteigen behindert. Die Zunge ist blass, deren Ränder geschwollen, der Puls ist leer.

Das Muster der Milz-Qi Schwäche steht im Zentrum aller Milz-Leere-Disharmonien. Alle anderen Schwäche-Muster sind nur Variationen. Beim Syndrom „Absinken des Milz-Qi" ist die Milzfunktion des Qi-Hebens geschwächt, d.h. innere Organe, wie Magen, Gebärmutter, Enddarm oder die Scheide, können nicht mehr an deren Platz gehalten werden und senken sich nach unten. Auch Hämorrhoiden oder Varizen entstehen so. Beim Syndrom „Milz kontrolliert das Blut nicht" vermag das Milz-Qi das Blut nicht mehr in den Gefäßen zu halten. Hämatome und Blutungen sind die Folge.

- Westliche Diagnose: Nervenschwäche, Verdauungsstörungen, chronischer Durchfall, chronische Magenentzündung, chronisches Magengeschwür, Bindegewebsschwäche, Muskelschwäche.

A. Therapeutisches Qi Gong

- Bu Fa: Milz-Qi ernähren.
- Bu Fa/Ping Bu Ping Xie: im Hervorbringunszyklus das Herz (die Mutter) ernähren und regulieren.
  Bu Fa: Nieren-Qi ernähren.

71 Wie schon in den vorigen Kapiteln erwähnt werden die Magen-Muster hier gesondert angeführt, da sie einen wichtigen Stellenwert in der Qi Gong „Anwendung" haben. Die angeführten Muster stellen nur eine Auswahl der wichtigsten Muster dar, für weitere, bzw. ausführliche Darstellungen sei der/die LeserIn auf klassische TCM-Literatur verwiesen. Es ist uns bewusst, dass die dargestellten Muster in der Praxis nicht isoliert, bzw. ausschließlich in dieser klassischen Symptomatik anzutreffen sind. Die angeführten therapeutischen Kriterien verstehen sich daher als Richtlinien, die in der Praxis auf die jeweilige individuelle Symptomatik angepasst werden müssen. Auch verstehen sich die therapeutischen Kriterien als Anregungen, die natürlich im Sinne der jeweiligen Organ-Prinzipien ergänzt werden können. Der /die LeserIn sei deshalb auch immer auf Kapitel 9: Kriterien der Anwendung: Ping Bu Ping Xie / Bu Fa / Xie Fa und Kapitel 10: Organ Qi Gong verwiesen.

B. Praxis

a. Alle allgemeinen Milz-Qi Bewegungsübungen und -elemente, Massagen und Übungen zur Anregung des Milz-Qi Flusses, Herz-Qi Bewegungsübungen und -elemente, Dantianmassagen.
b. Vorstellungsübungen: ernährend für Milz, ernährend für Nieren
c. Meridianmeditationen: ernährend für Milz, ernährend und regulierend für Herz, ernährend für Nieren.
– *a, b, c beschrieben Seite 160–164 und Seite 176–181 und Seite 155–156*

Meridianmeditationen insbesonders:
– Bu Fa Herz-Dünndarmmeridian: einatmen über Dünndarmmeridian (kleiner Finger) die Außenseite der Arme entlang zur Lunge[72], über Herzmeridian innen die Arme hinunter über die kleinen Finger ausatmen, Betonung der Einatmung.
– Ping Bu Ping Xie nach einer Besserung gleiche Übung wie oben, ein- und ausatmen gleich lang.
– Bu Fa Milzmeridian: über MP 1 (große Zehe), innen die Beine hinauf zu Milz/Leber einatmen (Milz-Qi ernähren, heilende Vorstellung zur Milz) ausatmen ins Dantian, Betonung der Einatmung.

11.2.2. Milz-Yang Mangel

Bei diesem Muster treten auf Grund der Unfähigkeit des Milz-Yang, den Körper zu wärmen, zu den Zeichen des Milz-Qi-Mangels noch Frösteln und Kälteerscheinungen besonders in den Gliedmaßen hinzu. Die Zunge ist blass, nass und geschwollen, der Puls ist schwächlich, langsam und tief.
– Westliche Diagnose: Verdauungsstörungen, chronischer Durchfall, Organvorfälle, Hämorrhoiden, Wanderniere u. a.

A. Therapeutisches Qi Gong

– Bu Fa: Milz-Qi ernähren.
– Xie Fa: leere Kälte ableiten.[73]
– Bu Fa/Ping Bu Ping Xie: Milz-Qi ernähren und regulieren.
– Bu Fa: Nieren-Qi ernähren.

---

72 Bei Herzmeridianmeditationen nie direkt ins Herz atmen, immer zur Lunge oder zum Brustkorb.

73 Bei Mangelzuständen ist es von Vorteil , den Ausatem nur in der Vorstellung zu betonen, d. h. ein- und ausatmen gleich lang.

B. Praxis

a. Alle allgemeinen Milz-Qi Bewegungübungen und -elemente, Massagen und Übungen zur Anregung des Milz-Qi Flusses, Nierenübungen, Dantian und Nieren-Massage.
b. Vorstellungsübungen: ernährend und regulierend für Milz, ernährend für Nieren.
c. Meridianmeditationen: ernährend, ableitend und regulierend für Milz, ernährend für Nieren.

- *a, b, c beschrieben Seite 160–164 und Seite 152–156*

Meridianmeditationen insbesonders:

- Bu Fa Milz-Lebermeridian-Dantian: vom MP 1 (große Zehe) zur Milz/Leber einatmen (Milz-Qi ernähren, heilende Vorstellung zur Milz), ausatmen ins Dantian, Betonung der Einatmung
- Xie Fa Milz-Lebermeridian: beide Hände auf Milz/Leber legen, einatmen mit Aufmerksamkeit auf Milz und Leber, ausatmen über Milzmeridian innen die Beine hinunter („schlechtes Qi" ableiten).
- Ping Bu Ping Xie Milzmeridian: einatmen zu Milz/Leber, ausatmen über Milzmeridian innen die Beine hinunter über die großen Zehen, ein- und ausatmen gleich lang.

11.2.3. Kälte-Nässe befällt die Milz

Äußere Nässe verhindert die normale Qi-Bewegung und erzeugt Schwere und Engegefühl im Kopf, Brustkorb und Bauch, vermindert den Appetit und erschöpft. Außerdem beeinträchtigt sie den Geschmack. Da Nässe schwer ist, sinkt sie nach unten und zeigt sich wieder als Ausfluss aus der Scheide. Kein Durst, weiche Stühle. Kälte manifestiert sich vor allem im Oberbauch.

Die Zunge zeigt einen klebrigen, dicken, weißen Belag. Der Puls ist schlüpfrig.

11.2.4. Nässe-Hitze befällt die Milz

Im Unterschied zu dem vorhergehenden Muster kommt es jetzt zu Hitze-Zeichen. Diese zeigen sich in konstantem leichten Fieber, stinkenden Stühlen, brennendem Anus und spärlichem gelben Urin. Es herrscht auch

Durst vor, allerdings kaum Verlangen nach Getränken (da Fülle-Situation), Übelkeit, Erbrechen sowie Kopf- und Bauchschmerzen.
Die Zunge ist klebrig mit gelbem Belag, der Puls ist schlüpfrig und schnell.
– Westliche Diagnose bei beiden Mustern: Gallenblasenentzündung, Gelbsucht, Leberentzündung, Magen- Darmentzündungen.

A. Therapeutisches Qi Gong beider Muster

– Xie Fa: pathogene Faktoren ableiten. [74]
– Bu Fa: Herz-Qi (Mutter) ernähren.
– Ping Bu Ping Xie: Milz-Qi ernähren und regulieren.
– Bu Fa: Nieren-Qi ernähren.

B. Praxis

a. Alle allgemeinen Milz-Qi Bewegungsübungen und -elemente, Massagen und Übungen zur Anregung des Milz-Qi Flusses, Nieren-Qi Übungen und -elemente, Nieren-Qi Massageübungen, Dantianmassagen.
b. Vostellungsübungen: regulierend und ernährend für Milz, ernährend für Nieren.
c. Meridianmeditationen: ableitend, regulierend und ernährend für Milz, ernährend für Herz, ernährend für Nieren.
– *a, b, c beschrieben Seite 160–164, Seite 152–156 und Seite 180–181*

Meridianmeditationen insbesonders:
– Kälte/Feuchtigkeit: Xie Fa Milz-Lebermeridian: beide Hände auf Milz/Leber legen, einatmen, dabei Aufmerksamkeit auf Milz und Leber lenken, über die Ausatmung Kälte/Feuchtigkeit über Milzmeridian innen die Beine hinunter über die großen Zehen ableiten.
– Hitze /Feuchtigkeit: Xie Fa Milzmeridian: von MP 1 (große Zehe) innen die Beine hinauf zur Lunge einatmen, über Milzmeridian ausatmen (Hitze /Feuchtigkeit ableiten).
– Bu Fa Herz-Dünndarmmeridian: einatmen über Dünndarmmeridian (kleiner Finger) außen die Arme hinauf zur Lunge, über Herzmeridian innen die Arme hinunter über die kleinen Finger ausatmen, Betonung der Einatmung.
  Der Milz-Qi Mangel tritt auch gerne mit einem Lungen-Qi Mangel auf,

---

74 Liegt diesen Mustern ein Mangelzustand zugrunde ist es von Vorteil den Ausatem nur in der Vorstellung zu betonen, d. h. ein- und ausatmen gleich lang.

der Milz-Blut Mangel gesellt sich öfters zu einem Leber-Blut Mangel und der Nässebefall der Milz führt auch zu einer Stagnation des Leber-Qi.

11.2.5. Magen-Qi Mangel

Das Hauptzeichen der Magenschwäche ist die Müdigkeit, vor allem morgens (Maximalzeit). Da die Nahrungsessenzen nicht zu den Gliedmaßen transportiert werden, sind die Extremitäten geschwächt. Ferner besteht ein unangenehmes Gefühl in der Magengegend. Daneben befindet sich oft auch die Milz in einem Leerezustand, was mit Appetitmangel, Geschmacksverlust, weichen Stühlen und blasser Zunge einhergeht.
– Westliche Diagnose: Magenschwäche, Übelkeit.

A. Therapeutisches Qi Gong

– Bu Fa: Magen-Qi ernähren.
– Bu Fa/Ping Bu Ping Xie: Magen- und Milz-Qi ernähren und regulieren.

B. Praxis

a. Alle allgemeinen Milz-QiBewegungsübungen und -elemente, Massagen und Übungen zur Anregung des Milz-Qi Flusses, Dantianmassagen.
b. Vorstellungsübungen: ernährend und regulierend *siehe Seite*
c. Meridianmeditationen: ernährend und regulierend *siehe Seite*
– *a, b, c beschrieben Seite 160–164*

Meridianmeditationen insbesonders:
– Bu Fa wie bei Milz-Qi Mangel und
– Bu Fa Milzmeridian: einatmen über den Milzmeridian bis zur Zunge, ausatmen ins Dantian.

11.2.6. Magen-Yin Mangel

Kardinalsymptom bei einem Magen-Yin Mangel ist die Trockenheit. Besonders der Mund zeigt sich trocken bei wenig Verlangen nach kalten Getränken (Leere-Zeichen) bzw. bei Vorliebe nach kleinen Schlucken Flüssigkeit. Im Übrigen erscheinen die üblichen Yin-Mangel-Phänomene sowie Appetitlosigkeit und Schmerzen in der Magengegend. Signifikant für Magen-Yin-Mangel ist auch die rote Zunge mit einem wurzellosen Belag in der Zungenmitte, der fleckig anmutet, als wäre er auf die Zunge aufgesprüht. Dieser wurzellose Belag kann leicht abgeschabt werden. Der Puls ist oberflächlich und leer.

- Westliche Diagnose: Altersschwäche, Zuckerkrankheit, Magengeschwür, chronische Magenentzündung.

A. Therapeutisches Qi Gong

- Bu Fa: Magen-Qi und Milz-Qi ernähren.
- Xie Fa: leere Hitze ableiten.[75]
- Bu Fa / Ping Bu Ping Xie: Magen- und Milz-Qi ernähren und regulieren.

B. Praxis

a. Alle allgemeinen Milz-Qi Bewegungsübungen und -elemente, Massagen und Übungen zur Anregung des Milz-Qi Flusses.
b. Vorstellungsübungen: ernährend und regulierend.
c. Meridianmeditationen: ernährend, ableitend und regulierend.
- *a, b, c beschrieben Seite 160–164*

Meridianmeditationen insbesonders:
- Bu Fa wie Milz-Qi Mangel
- Xie Fa (Hitze ableiten) wie bei Magen-Feuer bzw. Leber-Feuer.

11.2.7. Magen-Feuer und Magen-Schleim Feuer

Hitze verbrennt die Magensäfte, trocknet die Zunge aus und dickt den Stuhl ein. Sie stört das Absteigen des Magen-Qi und lässt das Verspeiste in gesäuertem Zustand wieder hoch kommen. Die Magen-Hitze bewirkt auch ein Austreten des Blutes aus den Gefäßen und bedingt im speziellen Fall Zahnfleischbluten bei schlechtem Mundgeruch. Im Falle von Schleimbeteiligung entwickelt sich ein Engegefühl im Oberbauch bei wenig Durst, da Schleim (verdickte Nässe) den Durst dämpft. Schleim ist auch dem Stuhl beigemengt. Beide, Schleim und Feuer, ziehen den Geist SHEN in Mitlei-

75 Bei Mangelzuständen ist es von Vorteil den Ausatem nur in der Vorstellung zu betonen, d. h. ein- und ausatmen gleich lang.

denschaft, wühlen ihn auf und können schwere psychische Symptome wie manisch-depressive Phasen hervorrufen und natürlich den Schlaf empfindlich unterbrechen.

Die Zunge ist bei Feuer stark gerötet, in ersterem Falle hat sie einen trokkenen, dicken, gelben Belag, im Falle von Schleim-Feuer ist der Belag dick, gelb und klebrig mit mittigem Riss und gelben „Dornen“ innerhalb dieser entstandenen Furche. Der Puls ist voll, tief und schnell, bei Schleimbeteiligung noch schlüpfrig.

- Westliche Diagnose: Magenübersäuerung, Magenentzündung.

A. Therapeutisches Qi Gong

- Xie Fa: Feuer ableiten.
- Ping Bu Ping Xie: Magen- und Milz-Qi regulieren.
- Bu Fa: Magen-Qi ernähren.
- Xie Fa: dieses Symptom ist oft gekoppelt mit Leberfeuer, Leber-Feuer ableiten.

B. Praxis

a. Alle allgemeinen Milz-Qi Bewegungsübungen und -elemente, Massagen und Übungen zur Anregung des Milz-Qi Flusses.
b. Vorstellungsübungen: ernährend und regulierend für Milz und Magen, ev. auch ableitend für Leber.
c. Meridianmeditationen: ableitend, ernährend und regulierend für Milz und Magen, ev. auch ableitend für Leber.

- *a, b, c beschrieben Seite 160–164 und 171–173*

Meridianmeditationen insbesonders:

- Xie Fa Magen-Konzeptionsgefäß: Laogong (Handflächen) über den Magen halten, heilendes Qi in den Magen einatmen, ausatmen über das Konzeptionsgefäß (Meridian entlang der Mittelinie) zum Dantian, Vorstellung: Hitze ins Dantian ableiten, Betonung der Ausatmung.

11.3. Leber-Qi Muster und therapeutisches Qi Gong[76]

11.3.1. Leber-Qi Stagnation

Das häufigste Leber-Muster und eines der am meisten verbreiteten Organ-Muster überhaupt. Beidseits unterhalb des Rippenbogens tritt ein schmerzhaftes Spannungsgefühl auf, im Brustkorb spürt man eine Enge. Schluckauf entsteht durch Qi-Blockade im Zwerchfell, wobei Seufzen befreiend wirkt. Typisch emotionale Begleitsymptome sind launischer, rascher Stimmungswechsel, Melancholie und Depression. Folgen des Angriffes des stagnierenden Leber-Qi auf Magen und Darm sind Aufstoßen, Übelkeit, Erbrechen, saurer Reflux, schlechter Appetit, Spannungsgefühl im Bauch und Durchfälle. Es werden Schluckschwierigkeiten beschrieben und ein Kloßgefühl im Hals. Die Blutbewegungen in Renmai und Chongmai werden beeinträchtigt und die Funktion der Gebärmutter gestört. Es kommt zum Auftreten von unregelmäßigen und schmerzhaften Regelblutungen, zu prämenstrueller Spannung und zu Schwellungen in den Brüsten. Der Puls ist vor allem links saitenförmig.

- Westliche Diagnose: Depressionen, Schlafstörungen, Reizmagen, Magengeschwür, Gallebeschwerden, chronische Leberentzündung, krampfartige Beschwerden und Verstimmungen vor Eintreten der Regelblutung („prämenstruelles Syndrom"), Regelbeschwerden, Gelenkschmerzen, Muskelschmerzen.

A. Therapeutisches Qi Gong

- Xie Fa: Qi Stau ableiten, auch über Herz ableiten, im Hervorbringungszyklus ist das Herz das Kind der Leber.
- Ping Bu Ping Xie: Leber-Qi regulieren.

---

76 Die angeführten Muster stellen nur eine Auswahl der wichtigsten Muster dar, für weitere, bzw. ausführliche Darstellungen sei der/die LeserIn auf klassische TCM-Literatur verwiesen. Es ist uns bewusst, dass die dargestellten Muster in der Praxis nicht isoliert, bzw. ausschließlich in dieser klassischen Symptomatik anzutreffen sind. Die angeführten therapeutischen Kriterien verstehen sich daher als Richtlinien, die in der Praxis auf die jeweilige individuelle Symptomatik angepasst werden müssen. Auch verstehen sich die therapeutischen Kriterien als Anregungen, die natürlich im Sinne der jeweiligen Organ-Prinzipien ergänzt werden können. Der /die LeserIn sei deshalb auch immer auf Kapitel 9: Kriterien der Anwendung: Ping Bu Ping Xie / Bu Fa / Xie Fa und Kapitel 10: Organ Qi Gong verwiesen.

B. Praxis

a. Alle allgemeinen Leber-Qi Bewegungsübungen und -elemente, Massagen und Übungen zur Anregung des Leber-Qi Flusses.
b. Vorstellungsübungen: regulierend und ableitend für Leber.
c. Meridianmeditationen: regulierend und ableitend für Leber, ableitend für Herz.
– *a, b, c beschrieben Seite 168–173 und Seite 181.*

Meridianmeditationen insbesonders:
- Xie Fa Lebermeridian: Aufmerksamkeit auf Le 14 (Laogong zu Le 14), dort ein paar Mal atmen, dann über Lebermeridian die Innenseite der Beine hinunter ausatmen, stagnierendes Qi nach unten ableiten, Betonung der Ausatmung.
- Xie Fa Herz-Dünndarmmeridian: über Dünndarmmeridian (kleiner Finger) die Arme außen hinauf einatmen zur Lunge, über Herzmeridian die Arme innen hinunter über die kleinen Finger ausatmen, Betonung der Ausatmung
- Ping Bu Ping Xie Lebermeridian: über Le 1 (große Zehe) zu Le 14 (Punkt unter der Brust – siehe Beschreibung der Akupunkturpunkte) einatmen, über Lebermeridian die Innenseite der Beine hinunter ausatmen, ein- und ausatmen gleich lang.

11.3.2. Leber-Blut Stagnation

Stagnierendes Leber-Qi führt bei langem Bestehen sehr leicht zu einer Leber-Blut-Stagnation. Der Stau des Leberblutes überträgt sich auf Renmai und Chongmai, stört die Regelblutung auf schmerzhafte Weise mit dunklem, klumpigem Blut. Auch der Bauch von Männern kann schmerzhaft betroffen sein. Schmerz bei Blut-Stagnation zeichnet sich durch seine Fixiertheit aus mit stechendem und bohrendem Charakter. Begleiterscheinungen sind als fixierte Schwellungen oder „Knoten" im Bauch möglich. Bluterbrechen und Nasenbluten deuten auf eine Betroffenheit des Lebermeridians hin. Der Zungenkörper ist purpurn, an den Zungenrändern können sich violette Punkte finden.
- Westliche Diagnose: Bluterbrechen, Nasenbluten, Regelbeschwerden, gutartige Gebärmuttertumore, schmerzhaftes Auftreten von Gebärmutterschleimhautteilen z. B. in Darm, Blase, Unterleib etc. („Endometriose").

A. und B. Therapeutisches Qi Gong und Praxis:

wie Leber-Qi Stagnation.

11.3.3. Emporloderndes Leber-Feuer

Das Leber-Feuer steigt seiner natürlichen Tendenz folgend nach oben und erzeugt vor allem Symptome im Kopf. Plötzlicher Beginn mit einem hochfrequenten Ohrgeräusch, intensive, pochende Kopfschmerzen vor allem an den Schläfen oder in den Augen, Schwindelgefühl. Die Betroffenen sind reizbar, neigen zu Zornausbrüchen mit rotem Gesicht und roten Augen. Bitterer Mundgeschmack untertags, Austrocknung der Säfte mit Stuhlverstopfung und konzentriertem, dunkelgelbem Harn. Durch das Leber-Feuer tritt auch das Blut aus seinen Gefäßen aus und zeigt sich in Nasenbluten, Bluterbrechen und Blutspucken. Zunge: roter Zungenkörper, Rötung der Zungenränder, gelber, trockener Belag. Puls: voll, schnell, saitenförmig.

- Westliche Diagnose: Bluthochdruck, akute Augenrötung, Scheitelkopfschmerzen, Blutungen aus dem oberen Magen-Darmtrakt, Wechselbeschwerden.

A. Therapeutisches Qi Gong

- Xie Fa: Leber-Feuer ableiten.
- Ping Bu Ping Xie: Leber-Qi regulieren.

B. Praxis

a. Alle allgemeinen Leber-Qi Bewegungsübungen und -elemente, Massagen und Übungen zur Anregung des Leber-Qi Flusses.
b. Vorstellungsübungen: ableitend und regulierend.
c. Meridianmeditationen: ableitend und regulierend.

- *a, b, c beschrieben Seite 168–173*

Meridianmeditationen insbesonders:

- Xie Fa Leber-Gallenblasenmeridianmeridian: Aufmerksamkeit auf Laogong (Handflächen) Hände über Baihui halten, einige Atemzüge halten, über den Lebermeridian (von Baihui über Körpervorderseite, über Le 14

bis zu den großen Zehen) oder Gallenblasenmeridian (von Baihui über die Körperseiten) Qi-Feuer und Stagnation ableiten bei Betonung der Ausatmung.
- Xie Fa Lebermeridian: Aufmerksamkeit auf Le 14 (Laogong zu Le 14), dort ein paar Mal atmen, dann über Lebermeridian die Innenseite der Beine hinunter ausatmen, stagnierendes Qi nach unten ableiten, Betonung der Ausatmung.

11.3.4 Aufsteigendes Leber-Yang

Dieses Syndrom ist ein kombiniertes Fülle-Leere-Muster, mit dem aufsteigenden Yang als Fülle-Zeichen, das auf einer Leere des Leber- oder Nieren-Yin basiert.

Die beschriebenen Erscheinungen beziehen sich nur auf das Yang, Merkmale des erniedrigten Leber-Yin ähneln denen des Leber-Blut-Mangels. Viele Manifestationen des aufsteigenden Yangs zeigen sich im Kopf: Plötzlich auftretendes Ohrgeräusch, Gehörsturz, Schwindelgefühl, Schlafstörungen, Neigung zu Wutausbrüchen und Kopfschmerzen (vor allem an den Schläfen) und Schmerzen oberhalb der Augenhöhle. Echte Feuer-Zeichen mit Austrocknung der Säfte (rote Augen und Gesicht, bitterer Mundgeschmack, Verstopfung etc.) fehlen. Die Zunge ist rot und belaglos, der Puls oberflächlich und leer. Weitere Leber-Disharmonien gibt es auch als kombinierte Muster wie: „Leber- und Nieren-Yin-Mangel", „Leber attackiert die Milz", „Leber attackiert den Magen" und „Leber-Feuer verletzt die Lunge".
- Westliche Diagnose: Kopfschmerzen, Bluthochdruck, Schilddrüsenüberfunktion, Schwindel, Verstimmungen, Wechselbeschwerden.

A. Therapeutisches Qi Gong

- Ping Bu Ping Xie: Leber-Qi regulieren und/oder ernähren.[77]
- Xie Fa: leeres Feuer ableiten; ableiten auch über Herz, im Hervorbringunszyklus ist das Herz das Kind der Leber.[78]
- Bu Fa/Ping Bu Ping Xie: Leber-Qi ernähren und regulieren.

77 Liegt diesem Muster eine Qi-Stagnation zugrunde, so sollte vor Xie Fa Übungen regulierend geübt werden, ist vordergründig eine Yin Schwäche die Ursache, so ist ernährendes Üben von Vorteil.

78 Bei Mangelzuständen ist es von Vorteil den Ausatem nur in der Vorstellung zu betonen, d. h. ein- und ausatmen gleich lang.

B. Praxis

a. Alle allgemeinen Leber-Qi Bewegungsübungen und -elemente, Massagen und Übungen zur Anregung des Leber-Qi Flusses.
b. Vorstellungsübungen: regulierend, ableitend und ernährend für Leber.
c. Meridianmeditationen: regulierend, ableitend und ernährend für Leber, ableitend für Herz.
– *a, b, c beschrieben Seite 168–173 und 181*

Meridianmeditationen insbesonders:
– Ping Bu Ping Xie Lebermeridian: über Le 1 (große Zehe) zu Le 14 einatmen, über Lebermeridian ausatmen, ein- und ausatmen gleich lang.
– Xie Fa Herz-Dünndarmmeridian: über Dünndarmmeridian (kleiner Finger) außen die Arme hinauf zur Lunge einatmen, über Herzmeridian innen die Arme hinunter über die kleinen Finger ausatmen, Betonung der Ausatmung.
– Xie Fa Leber-Herzmeridian: über Le 1 (große Zehe) innen die Beine hinauf zur Lunge einatmen, über Herz- oder Herz-Kreislaufmeridian innen die Arme hinunter ausatmen (leere Hitze und Stagnation ableiten).

11.3.5. Innerlich erregender Leberwind

Leberwind, dessen klinischer Ausdruck Zittern, Tics, Schwindelgefühl, Taubheitsgefühle, Krämpfe oder Lähmungen sein kann, kann auf drei Ursachen zurückgeführt werden: extreme Hitze, aufsteigendes Leber-Yang infolge von Leber-Yin-Mangel und Leber-Blut-Mangel. Bei extremer Hitze, die zu Wind führt, zeigen sich eben ein hohes Fieber, Nackensteife, ein Zittern der Gliedmaßen und auch Krämpfe, in schweren Fällen entsteht ein Koma. Die Zunge ist tiefrot und steif mit dickem, gelbem Belag, der Puls ist schnell, voll und saitenförmig.

Bei aufsteigendem Leber-Yang kann ein Wind-Schlaganfall auftreten.Dieser beginnt mit plötzlichem Bewusstseinsverlust, Krämpfen, schiefem Mund und schiefem Auge, Halbseitenlähmung und Sprachstörungen. Die Zunge mutet rot, belaglos und abweichend an, der Puls oberflächlich, fein und schnell. Die Leber-Blutleere erzeugt mittels entstehendem Wind ein Zittern und Taubheitsgefühl der Gliedmaßen, Tics und Wackeln des Kopfes. Die Zunge ist blass und abweichend, der Puls ist rauh.
– Westliche Diagnose: Bluthochdruck, Krampfanfälle, Fieberkrämpfe,

Schlaganfall, plötzliche Bewusstlosigkeit, tiefe Bewusstlosigkeit („Koma“).

A. und B. Therapeutisches Qi Gong und Praxis

wie bei aufsteigendem Leber Yang.

11.3.6. Nässe-Hitze in Leber und Gallenblase

Ausgangspunkt für dieses Syndrom ist eine Milz-Qi-Schwäche mit Feuchtigkeitsansammlung, die das Leber-Qi zur Stagnation bringt. Es treten für die Qi-Stagnation typische Symptome auf, wie Schmerzen und Spannungsgefühl im Oberbauch und in der Brust, durch Behinderung des Gallenflusses kann sich auch eine Gelbsucht entwickeln. Blockiertes Leber-Qi attackiert den Magen mit den Zeichen Übelkeit, Erbrechen u. a.

Die Entstehung von Hitze verursacht beständiges Fieber und bitteren Mundgeschmack. Gemäß der Neigung der Nässe, nach unten zu sinken, kommt es zu Ausfluss und einem Jucken der Scheide bzw. zu Rötung, Schwellung und Schmerzen im Hoden. Der Zungenkörper ist gerötet, der Belag gelb und klebrig (Nässe), der Puls ist schlüpfrig (Nässe), schnell (Hitze) und saitenförmig (Stagnation).

- Westliche Diagnose: Leberentzündung, Gallenblasenentzündung, Gelbsucht, Magen- und Zwölffingerdarmgeschwür, Eileiter- Scheiden- und Hodenentzündung.

A. Therapeutisches Qi Gong

Bu Fa / Ping Bu Ping Xie: Milz-Qi ernähren und Leber-Qi regulieren.
Xie Fa: Nässe-Hitze ableiten.
Ping Bu Ping Xie: Leber-Qi regulieren.

B. Praxis

a. Alle allgemeinen Leber-Qi Bewegungsübungen und -elemente, Massagen und Übungen zur Anregung des Leber-Qi Flusses, alle Milz-Qi Bewegungsübungen und Massagen sowie Übungen zur Anregung des Milz-Qi Flusses.

b. Vorstellungsübungen: ernährend und regulierend für Milz, regulierend für Leber.
c. Meridianmeditationen: ernährend, regulierend und ableitend für Milz, ableitend und regulierend für Leber.
- *a, b, c beschrieben Seite 168–173 und Seite 160–164*

Meridianmeditationen insbesonders:
- Xie Fa Milzmeridian: über MP 1 (große Zehe) innen die Beine hinauf zur Lunge einatmen, über Milzmeridian ausatmen, (Nässe-Hitze ableiten) Betonung der Ausatmung.
- Xie Fa Lebermeridian: Aufmerksamkeit auf Le 14 (Laogong zu Le 14), dann stagnierendes Qi über Lebermeridian nach unten ableiten, Betonung der Ausatmung.
- Ping Bu Ping Xie Milzmeridian: über MP 1 zur Lunge einatmen über Milzmeridian wieder ausatmen, ein- und ausatmen gleich lang.

11.3.7. Leber-Blut Mangel

Auf Grund der fehlenden Nährung und Befeuchtung durch das Leber-Blut kommt es zu unscharfem Sehen, zu trockenen und brüchigen Nägeln, zu Krämpfen und auch Schwäche in den Muskeln. Der Blutmangel bewirkt einen stumpf-blassen Teint, blasse Lippen, Schwindelgefühl, Einschlafstörungen, durch die Beziehung zu Renmai und Chongmai schwache oder fehlende Regelblutung. Der Zungenkörper ist blass und trocken, der Puls rau oder dünn.
- Westliche Diagnose: chronisch nervöse Erschöpfungszustände, chronische Leberentzündung, trockene Augen, Nachtblindheit, Blutarmut, mangelnde oder fehlende Regelblutung.

A. Therapeutisches Qi Gong

- Bu Fa / Ping Bu Ping Xie: Leber-Qi ernähren und regulieren.

B. Praxis

a. Alle allgemeinen Leber-Qi Bewegungsübungen und -elemente, Massagen und Übungen zur Anregung des Leber-Qi Flusses

b. Vorstellungsübungen: ernährend und regulierend.
c. Meridianmeditationen: ernährend und regulierend.
- *a, b, c beschrieben Seite 168–173*

Meridianmeditationen insbesonders:
- Bu Fa Lebermeridian: über Le 1 (große Zehe) innen die Beine hinauf zu Le 14 einatmen (Leber-Qi ernähren, heilende Vorstellung zur Leber), über Lebermeridian ausatmen, Betonung der Einatmung.
- Bu Fa/Ping Bu Ping Xie Lebermeridian-Dantian: über Le 1 zu Le 14 einatmen, ins Dantian ausatmen, erst ernährend – Betonung der Einatmung, dann regulierend üben – einatmen und ausatmen gleich lang.

11.4. Herz-Qi Muster und therapeutisches Qi Gong[79]

11.4.1. Herz-Qi Mangel

Dieses Syndrom zeigt allgemeine Zeichen des Qi-Mangels wie Müdigkeit, Lustlosigkeit, Blässe, Schwitzen, Kurzatmigkeit, mit dem herz-spezifischen Zeichen von „Palpitationen". Es handelt sich um subjektive Empfindungen von Pulsunregelmäßigkeiten oder Herzrasen, die medizinisch nicht bewiesen werden können. Die Zunge ist normalfarbig oder blass, der Puls ist leer.
- Westliche Diagnose: Kreislaufkollaps, Herzmuskelschwäche, Herzrhythmusstörungen, Verengung der Herzkranzgefäße, nervöse Erschöpfung.

A. Therapeutisches Qi Gong

- Bu Fa: die Leber (Mutter) ernähren, im Hervorbringungszyklus ist die Leber die Mutter des Herzens.

79 Die angeführten Muster stellen nur eine Auswahl der wichtigsten Muster dar, für weitere, bzw. ausführliche Darstellungen sei der/die LeserIn auf klassische TCM-Literatur verwiesen. Es ist uns bewusst, dass die dargestellten Muster in der Praxis nicht isoliert, bzw. ausschließlich in dieser klassischen Symptomatik anzutreffen sind. Die angeführten therapeutischen Kriterien verstehen sich daher als Richtlinien, die in der Praxis auf die jeweilige individuelle Symptomatik angepasst werden müssen. Auch verstehen sich die therapeutischen Kriterien als Anregungen, die natürlich im Sinne der jeweiligen Organ-Prinzipien ergänzt werden können. Der /die LeserIn sei deshalb auch immer auf Kapitel 9: Kriterien der Anwendung: Ping Bu Ping Xie / Bu Fa / Xie Fa und Kapitel 10: Organ Qi Gong verwiesen.

- Bu Fa / Ping Bu Ping Xie: Herz-Qi ernähren und regulieren.

B. Praxis

a. Alle allgemeinen Herz-Qi Bewegungsübungen und -elemente, Massagen und Übungen zur Anregung des Herz-Qi Flusses, Leber-Qi Bewegungsübungen und -elemente, Dantianübungen und –massagen.
b. Vorstellungsübungen: ernährend und regulierend für Herz.
c. Meridianmeditationen: ernährend und regulierend für Herz, ernährend für Leber.
- *a, b, c beschrieben Seite 176–181 und Seite 168–173*

Meridianmeditationen insbesonders:
- Bu Fa Lebermeridian-Dantian: über Le 1 (große Zehe) innen die Beine hinauf zu Le 14 (Bereich unter der Brust – siehe Beschreibung der Akupunkturpunkte) einatmen, (Leber-Qi ernähren, heilende Vorstellung zur Leber) ausatmen ins Dantian, Betonung der Einatmung
- Bu Fa/Ping Bu Ping Xie Herz-Dünndarmmeridian: über Dünndarmmeridian (kleiner Finger) außen die Arme hinauf zur Lunge einatmen, über Herzmeridian innen die Arme hinunter über die kleinen Finger ausatmen, zuerst den Einatem betonen, dann ein- und ausatmen gleich lang.

11.4.2. Herz-Yang-Mangel

Zusätzlich zu den Symptomen des Herz-Qi Mangels (s.o.) gesellen sich Zeichen der Kälte (Yang-Mangel), wie leuchtend weißes Gesicht, Kältegefühl, kalte Gliedmaßen und Enge im Brustkorb (als Folge einer leichten Qi-Stagnation, die durch Kälte hervorgerufen wird). Die Zunge ist blass, nass und geschwollen, der Puls ist tief und schwach.
- Westliche Diagnose: Kreislaufkollaps, Herzmuskelschwäche, Verengung der Herzkranzgefäße.

A. Therapeutisches Qi Gong

- Bu Fa: Herz-Qi ernähren, die Mutter (Leber) ernähren und regulieren, im Hervorbringungszyklus ist die Leber die Mutter des Herzens.

- Xie Fa: leere Kälte ableiten.[80]
- Ping Bu Ping Xie: Herz-Qi ernähren und regulieren.
- Bu Fa: Nieren-Qi ernähren.

B. Praxis

a. Alle allgemeinen Herz-Qi Bewegungsübungen und -elemente, Massagen und Übungen zur Anregung des Herz-Qi Flusses, Leber-Qi Bewegungsübungen und -elemente.
b. Vorstellungsübungen: ernährend und regulierend für Herz, ernährend für Nieren.
c. Meridianmeditationen: ernährend, regulierend und ableitend für Herz, ernährend und regulierend für Leber, ernährend für Nieren.
- *a, b, c beschrieben Seite 176–181, Seite 168–173 und Seite 155–56*

Meridianmeditationen insbesonders:
- Bu Fa Lebermeridian-Dantian: über Le 1 (große Zehe) innen die Beine hinauf zu Le 14 (Bereich unter der Brust – siehe Beschreibung der Akupunkturpunkte) einatmen (Leber-Qi ernähren, heilende Vorstellung zur Leber), ausatmen ins Dantian, Betonung der Einatmung.
- Ping Bu Ping Xie: nach einer Besserung gleiche Übung, ein und ausatmen gleich lang.
- Xie Fa Nieren-Herzmeridian: über N 1 (Fußballen) zur Lunge einatmen, über Herzmeridian innen die Arme hinunter über die kleinen Finger ausatmen (leere Kälte ableiten).
- Ping Bu Ping Xie Herz-Dünndarmmeridian: einatmen über Dünndarmmeridian (kleiner Finger) außen die Arme hinauf zur Lunge, über Herzmeridian innen die Arme hinunter ausatmen, ein- und ausatmen gleich lang.

11.4.3. Herz-Blut Mangel

Da der Geist SHEN seiner Verankerung beraubt wird, treten Merkmale auf, wie (Ein)-Schlafstörungen, Angstzustände, Schreckhaftigkeit, Vergesslichkeit und stumpfes Denken. Da bei Herz-Blut-Leere auch das Herz-Qi geschwächt wird, zeigen sich Palpitationen.Weitere Blutmangelzeichen sind

80 Bei Mangelzuständen ist es von Vorteil den Ausatem nur in der Vorstellung zu betonen, d. h. ein- und ausatmen gleich lang.

Schwindelgefühl, eine fahl-blasse Gesichtshaut u.a. Die Zunge ist dünn, blass und etwas trocken, der Puls ist rauh oder dünn.

- Westliche Diagnose: Blutarmut (Anämie), Herzschwäche, Herzkranzgefäßverengung Herzrhytmusstörungen, Schilddrüsenüberfunktion, nervöse Erschöpfung.

A. Therapeutisches Qi Gong

- Bu Fa/Ping Bu Ping Xie: die Leber (Mutter) ernähren und regulieren, im Hervorbringunszyklus ist die Leber die Mutter des Herzens.
- Ping Bu Ping Xie: Herz-Qi ernähren und regulieren.
- Bu Fa: Nieren-Qi und Milz-Qi ernähren.

B. Praxis

a. Alle allgemeinen Herz-Qi Bewegungsübungen und -elemente, Massagen und Übungen zur Anregung des Herz-Qi Flusses, Leber-Qi Bewegungsübungen und -elemente
b. Vorstellungsübungen: ernährend und regulierend für Herz, ernährend für Nieren und Milz.
c. Meridianmeditationen: ernährend und regulierend für Herz, ernährend und regulierend für Leber, ernährend für Nieren und Milz.

- *a, b, c beschrieben Seite 176–181, Seite 168–173, Seite 155–156, und Seite 163–164*

Meridianmeditationen insbesonders:

- Bu Fa Lebermeridian : über Le 1 zu Le 14 einatmen, ausatmen wieder über den Lebermeridian, oder einatmen über Le 1 zu Le 14 (Leber-Qi ernähren, heilende Vorstellung zur Leber), ausatmen ins Dantian, bei beiden Übungen, Betonung der Einatmung.
- Ping Bu Ping Xie Dünndarm-Herzmeridian: über Dünndarmmeridian (kleiner Finger), Außenseite der Arme, zur Lunge einatmen, über Herzmeridian innen die Arme hinunter über die kleinen Finger ausatmen, ein- und ausatmen gleich lang.

11.4.4. Herz-Yin Mangel

Herz-Yin-Mangel entsteht oft auf der Basis eines Nieren-Yin-Mangels. Das Nieren-Yin vermag nicht mehr aufzusteigen und das Herz zu kühlen, was im Herzen zu Leere-Hitze führt. Psychische Rastlosigkeit, Schreckhaftigkeit, ängstliche Unruhe und Reizbarkeit, Ein- und Durchschlafstörungen, Palpitationen (verweisen auf die Nähe zum Blutmangel; Blut = Yin). Gerötete Wangen, Nachmittagsfieber, Nachtschweiß, die „fünf heißen Herzen" etc. sind allgemeine Yin-Mangel-Zeichen. Ebenso die rote, belaglose Zunge mit mittigem Riss und der oberflächliche, schnelle und dünne Puls.

- Westliche Diagnose: ähnlich dem Herzblutmangel.

A. Therapeutisches Qi Gong

- Bu Fa / Ping Bu Ping Xie: Herz-Qi ernähren und regulieren.
- Xie Fa: leeres Feuer ableiten.[81]
- Bu Fa: Herz- und Nieren-Qi ernähren.

B. Praxis

a. Alle allgemeinen Herz-Qi Bewegungsübungen und -elemente, Massagen und Übungen zur Anregung des Herz-Qi Flusses, Nieren-Qi Bewegungsübungen und-elemente und Massagen.
b. Vorstellungsübungen: ableitend, regulierend und ernährend für Herz, ernährend für Nieren.
c. Meridianmeditationen: ableitend, regulierend und ernährend für Herz, ernährend für Nieren.

- *a, b, c beschrieben Seit 176–181 und Seite 152–156*

Meridianmeditationen insbesonders

- Xie Fa Leber-Herzmeridian: über Le 1 (große Zehe) zur Lunge einatmen, über Herzmeridian innen die Arme hinunter über die kleinen Finger ausatmen (leere Hitze ableiten).
- Xie Fa Nieren-Herzmeridian: einatmen über N 1 zur Lunge, ausatmen über Herzmeridian (leere Hitze ableiten).
- Ping Bu Ping Xie Dünndarm-Herzmeridian: über Dünndarmmeridian, Außenseiten der Arme, zur Lunge einatmen, über Herzmeridian, innen die Arme hinunter über die kleinen Finger ausatmen, ein- und ausatmen gleich lang.

81 Bei Mangelzuständen ist es von Vorteil den Ausatem nur in der Vorstellung zu betonen, d. h. ein- und ausatmen gleich lang.

11.4.5. Loderndes Herz-Feuer

Hitzegefühl, ein rotes Gesicht, Durst, bitterer Mundgeschmack etc. ergeben sich aus dem Emporlodern des Feuers. Da die Zunge der Ausläufer des Herzens ist, können Geschwüre an der Zunge entstehen. Auf der psychischen Seite imponieren Rastlosigkeit, innere Erregung mit Herzsensationen, Schlafstörungen u. a., welche die Auswirkungen, die eine Herz-Yin-Schwäche zeigen, bei weitem übertreffen.

Via Dünndarm (Innen-Außen-Beziehung) kann das Herz-Feuer auf die Blase übertragen werden (Tai-Yang-Verbindung) und erzeugt einen dunklen Urin oder Blutbeimengungen im Harn. Die Zunge ist rot und geschwollen, der Belag gelb, eventuell ein mittiger Riss bis zur Spitze. Der Puls ist schnell, voll, Unregelmäßigkeiten des Pulsschlages sind möglich.

- Westliche Diagnose: geistige Getriebenheit (Manie), Bluthochdruck, Schilddrüsenüberfunktion, nervöse Erschöpfung.

A. Therapeutisches Qi Gong

- Xie Fa: Fülle Feuer ableiten, auch über Kind (Milz) ableiten, im Hervorbringungszyklus ist die Milz das Kind des Herzens.
- Ping Bu Ping Xie: Herz-Qi regulieren.
- Bu Fa: Nieren-Qi ernähren.

B. Praxis

a. Alle allgemeinen Herz-Qi Bewegungsübungen und -elemente, Massagen und Übungen zur Anregung des Herz-Qi Flusses.
b. Vorstellungsübungen: ableitend und regulierend für Herz, ernährend für Nieren.
c. Meridianmeditationen: ableitend und regulierend für Herz, ableitend für Milz, ernährend für Nieren.

- *a, b, c beschrieben Seite 176–181, Seite 155–156 und Seite 164*

Meridianmeditationen insbesonders:

- Xie Fa Milzmeridian: linke Hand auf die Milz, rechte Hand auf die Leber legen, einatmen über MP 1 (große Zehe) innen die Beine hinauf zur Lunge, über Milzmeridian ausatmen (Qi-Feuer ableiten), Betonung der Ausatmung.

- Xie Fa Herz (KG 17)-Dantian: Aufmerksamkeit auf KG 17 (zwei Finger oberhalb der Brustbeinspitze), dann über Konzeptionsgefäß (Mittellinie) ausatmen ins Dantian (wie ins Dantian schieben), Vorstellung: Qi-Feuer nach unten leiten, Betonung der Ausatmung.
- Ping Bu Ping Xie Dünndarm-Herzmeridian: über Dünndarmmeridian, Außenseite der Arme zur Lunge einatmen, über Herzmeridian innen die Arme hinunter über die kleinen Finger ausatmen, ein- und ausatmen gleich lang.
- Ping Bu Ping Xie Dreifacher-Erwärmer-Herz-Kreislaufmeridian: einatmen über Dreifacher-Erwärmermeridian (Ringfinger) außen die Arme hinauf zur Lunge, über Herz-Kreislaufmeridian innen die Arme hinunter über die Mittelfinger ausatmen.

11.4.6. Schleim benebelt den Geist

Dieses Syndrom wird auch als „Schleim verlegt die Herzöffnungen" beschrieben und tritt vor allem bei Milz-Qi-Schwäche wie auch nach Wind-Schlaganfall auf. Es zeichnet ein Bild von psychischer Verwirrtheit, Lethargie bis Bewusstlosigkeit mit Sprachstörungen. Erbrechen und Rasseln in der Kehle durch Schleim, der die Brust verlegt. Zunge: Es findet sich ein geschwollener Zungenkörper mit dickem, klebrigem Belag. Der Puls ist schlüpfrig.

- Westliche Diagnose: chronische Herzkrankheit, Herzschwäche, Krampfanfälle, Geisteskrankheiten.

11.4.7.Schleim-Feuer des Herzens

Bei diesem auf Milz-Qi-Mangel basierendem Muster gesellt sich zum Schleim noch Feuer, die beide das Herz beeinträchtigen und eine Vielzahl von vor allem psychischen Symptomen hervorrufen. Rastlosigkeit, Verwirrtheit, agitiertes Verhalten, unkontrolliertes Lachen oder Weinen, Selbstgespräche, Depression, Stumpfsinn, in schweren Fällen Koma (Schleimzeichen). Bitterer Mundgeschmack, Schlafstörungen oder durch Träume gestörter Schlaf weisen eher auf das Feuer hin.

Zunge: Rot, gelber, klebriger Belag und mittiger Riss mit kleinen, dornenähnlichen Strukturen. Die Spitze ist gerötet und geschwollen mit roten Pünktchen. Puls: Voll, schnell, schlüpfrig.

Westliche Diagnose: Geisteskrankheiten, Schlaganfall, Herzschwäche, leichtere Beschwerden nach Wegbleiben der Regelblutung („Postmenopausensyndrom“).

A. Therapeutisches Qi Gong

den Geist /Shen beruhigen und allgemein Qi stärken.

B. Praxis

Alle allgemeinen Herz-Qi Bewegungübungen und -elemente, Massagen und Übungen zur Anregung des Herz-Qi Flusses,
beschrieben Seite 176–179

Die Vorstellungsübungen und Meridianmeditationen erst nach einer psychischen Stabilisierung! Dann kann weiter wie bei loderndem Herz-Feuer geübt werden.

11.4.8. Stagnation des Herz-Blutes

Zugrunde liegen dieser Disharmonie ein Herz-Yang-Mangel, ein Herz-Blutmangel oder Herz-Feuer. Neben der Beschreibung des stagnierenden Herz-Blutes werden in der Praxis natürlich auch Zeichen der Grundmuster vorhanden sein. Typisch für die (reine) Herz-Blut-Stagnation sind Schmerzen in der Herzgegend, die zur Innenseite des linken Arms oder zur linken Schulter ausstrahlen können, Enge und Beklemmungsgefühl im Brustkorb, violette Färbung der Lippen und der Fingernägel sowie kalte Hände. Die Zunge ist purpurfarben, der Puls ist hängend und öfters unregelmäßig.
- Westliche Diagnose: Verengung der Herzkranzgefäße, Herzinfarkt.

A. Therapeutisches Qi Gong

- Ping Bu Ping Xie: Nieren- und Herz-Qi regulieren.
- Bu Fa: Herz-Qi und Nieren-Qi ernähren.

B. Praxis

a. Alle allgemeinen Herz-Qi Bewegungsübungen und -elemente, Massagen und Übungen zur Anregung des Herz-Qi Flusses, allgemeine Nieren-Qi

Bewegungsübungen und -elemente.
b. Vorstellungsübungen: regulierend für Herz, ernährend und regulierend für Nieren.
c. Meridianmeditationen: regulierend für Herz, ernährend und regulierend für Nieren.
– *a, b, c beschrieben Seite 176–181 und Seite 152–156*

Meridianmeditationen insbesonders:
- Ping Bu Ping Xie Nierenmeridian-Dantian: über N 1 zu den Nieren einatmen, einige Atemzüge heilendes Qi in die Nieren atmen, dann ins Dantian einatmen, dort kurz halten, über N 1 innen die Beine hinunter ausatmen.
- Ping Bu Ping Xie Dünndarm-Herzmeridian: über Dünndarmmeridian, Außenseite der Arme, zur Lunge einatmen, über Herzmeridian innen die Arme hinunter über die kleinen Finger ausatmen, ein- und ausatmen gleich lang.

11.5. Lungen-Qi Muster und therapeutisches Qi Gong[82]

11.5.1. Lungen-Qi Mangel

Müdigkeit, Kurzatmigkeit (vor allem bei Belastung) und schwache Stimme sind allgemeine Zeichen der Qi-Schwäche. Das verringerte Abwehr-Qi zeigt sich in seiner Abneigung gegen Kälte (reduzierte Wärmefunktion des Qi) und in der Anfälligkeit gegenüber äußeren, eindringenden Faktoren. Das Lungen-Qi steigt auch nicht mehr in gewohnter Manier ab, was zu Husten

82 Die angeführten Muster stellen nur eine Auswahl der wichtigsten Muster dar, für weitere, bzw. ausführliche Darstellungen sei der/die LeserIn auf klassische TCM-Literatur verwiesen.Es ist uns bewusst, dass die dargestellten Muster in der Praxis nicht isoliert, bzw. ausschließlich in dieser klassischen Symptomatik anzutreffen sind. Die angeführten therapeutischen Kriterien verstehen sich daher als Richtlinien, die in der Praxis auf die jeweilige individuelle Symptomatik angepasst werden müssen. Auch verstehen sich die therapeutischen Kriterien als Anregungen, die natürlich im Sinne der jeweiligen Organ-Prinzipien ergänzt werden können. Der/die LeserIn sei deshalb auch immer auf Kapitel 9: Kriterien der Anwendung: Ping Bu Ping Xie / Bu Fa / Xie Fa und Kapitel 10: Organ Qi Gong verwiesen.

führt. Flüssigkeiten werden im oberen Erwärmer nicht mehr umgewandelt und sammeln sich in Auswurf (Sputum) an, die Poren werden vom Abwehr-Qi nicht mehr wie üblich reguliert und ermöglichen vermehrtes Schwitzen. Ein leuchtend weißes Gesicht spricht ebenso für Qi (=Yang)-Mangel. Die Zunge ist normalfarben oder blass, der Puls ist leer.

– Westliche Diagnose: kraftloses und leises Lungenasthma, Lungenblähung, Herzschwäche, Nervenschwäche, verzögerte Genesung von Krankheiten.

A. Therapeutisches Qi Gong

– Bu Fa: Milz-Qi ernähren, im Hervorbringungszyklus ist die Milz die Mutter der Lunge.
– Bu Fa: Lungen-Qi ernähren.

B. Praxis

a. Alle allgemeinen Lungen-Qi Bewegungsübungen und -elemente, Massagen und Übungen zur Anregung des Lungen-Qi Flusses, Milz-Qi Bewegungsübungen und -elemente
b. Vorstellungsübungen: ernährend für Lunge, ernährend für Milz.
c. Meridianmeditationen: ernährend für Lunge, ernährend für Milz.
a, b, c beschrieben Seite 184–188 und Seite 160–164

Meridianmeditationen insbesonders:

– Bu Fa Milzmeridian: über MP 1 (große Zehe) innen die Beine hinauf zur Lunge einatmen, über Milzmeridian ausatmen, Betonung der Einatmung.
– Bu Fa Milzmeridian: über MP 1 (große Zehe), innen die Beine hinauf zu Milz/Leber einatmen (Milz-Qi ernähren, heilende Vorstellung zur Milz) ausatmen ins Dantian, Betonung der Einatmung.
– Bu Fa Lungenmeridian: über Dickdarmmeridian (Zeigefinger) die Außenseite der Arme hinauf zur Lunge einatmen (Lungen-Qi ernähren, heilende Vorstellung zur Lunge), ausatmen ins Dantian, Betonung der Einatmung.

11.5.2. Trockenheit der Lunge

Die Trockenheit der Lunge ist quasi eine Vorstufe zum Lungen-Yin-Mangel. Er zeichnet sich durch einen Mangel an Körperflüssigkeiten aus und führt zu trockenem Husten, trockener Haut, trockenem Mund und Durst sowie trockener Kehle mit Heiserkeit. Die Zunge zeigt sich trocken, der Puls leer.

- Westliche Diagnose: Infekt bei Lungenblähung, Bronchitis bei Emphysem

A. und B. Therapeutisches Qi Gong und Praxis

wie bei Lungen-Qi Mangel.

11.5.3. Lungen-Yin Mangel

Trockener Husten, Mund- und Rachentrockenheit mit Heiserkeit werden durch den Mangel an Körperflüssigkeiten bestimmt. Je ausgeprägter dieser ist, desto mehr Zeichen an Leere-Hitze stellen sich ein. Im Husten finden sich dann leichte Spuren von Blut; gerötete Backen, Hitzegefühl, Nachmittagsfieber, Nachtschweiß, „fünf heiße Herzen" und Durchschlafstörungen prägen das übliche Bild des Yin-Mangels.

Im Frühstadium muss die Zunge noch nicht völlig belanglos sein, Querfurchen im Lungenareal sind häufig. Der Puls ist oberflächlich, leer und schnell.

- Westliche Diagnose: chronische Rachenentzündung, chronische Lungenblähung, Tuberkulose.

A. Therapeutisches Qi Gong

Ping Bu Ping Xie: Lungen-Qi ernähren und regulieren.
Xie Fa: leeres Feuer ableiten.[83]
Bu Fa: Lungen und Nieren-Qi ernähren.

B. Praxis

a. Alle allgemeinen Lungen-Qi Bewegungsübungen und -elemente, Massagen und Übungen zur Anregung des Lungen-Qi Flusses.

83 Bei Mangelzuständen ist es von Vorteil den Ausatem nur in der Vorstellung zu betonen, d. h. ein- und ausatmen gleich lang.

b. Vorstellungsübungen: regulierend und ernährend für Lunge, ernährend für Nieren.
c. Meridianmeditationen: ableitend, regulierend und ernährend für Lunge, ernährend für Nieren.
   a, b, c beschrieben Seite 184–188 und Seite 155–156

Meridianmeditationen insbesonders:
- Xie Fa Dickdarm-Lungenmeridian über Dickdarmmeridian (Zeigefinger) außen die Arme hinauf zur Lunge einatmen, ausatmen über den Lungenmeridian innen die Arme hinunter über die Daumen, Betonung der Einatmung
- Ping Bu Ping Xie Dickdarm-Lungenmeridian dann gleiche Übung regulierend, ein- und ausatmen gleich lang.
- Xie Fa Nierenmeridian-Lungenmeridian über N 1 (Fußballen) zur Lunge einatmen, ausatmen über den Lungenmeridian, innen die Arme hinunter über die Daumen (leeres Feuer ableiten).

11.5.4. Befall der Lunge durch Wind-Kälte

Dieses Muster beschreibt kurz den Auftakt einer Auseinandersetzung zwischen der eindringenden Wind-Kälte und dem Abwehr-Qi. Zunächst einmal entsteht Fieber, dessen Höhe allerdings abhängig ist von der Vehemenz des Angreifers, der Wind-Kälte, oder von der Heftigkeit der Reaktion des Abwehr-Qi. Die Kälte blockiert sowohl die absenkende Funktion der Lunge (und produziert eine rinnende Nase) als auch die verteilende Lungenfunktion, was sich im Niesen bemerkbar macht. Die Zirkulationsbeeinträchtigung des Abwehr-Qi führt zu Hinterkopfschmerzen (Tai-Yang-Befall), zu Körperschmerzen und zu Abneigung gegen Kälte (da die Wärmung der Muskeln durch das Abwehr-Qi ausfällt). Die Zunge zeigt zu diesem Zeitpunkt wenige Veränderungen, der Puls ist oberflächlich.

11.5.5. Befall der Lunge durch Wind-Hitze

In diesem Fall kommt es häufiger zu Fieber, die Abneigung gegen Kälte ist aus oben genannten Gründen dieselbe. Leichtes Schwitzen tritt auf.

Die Hitze trocknet die Körperflüssigkeiten aus, ruft Halsschmerzen und ein Durstgefühl hervor. Das Nasenrinnen zeigt einen gelben Schleim, die Tonsillen sind geschwollen. Der Zungenbelag kann wie bei Kältegefühl leicht weiß sein, da ihm kaum Zeit bleibt, ins Gelbe (als Hitzezeichen) umzuschlagen. Eventuell Rötung an den Zungenrändern. Der Puls ist oberflächlich (das Qi orientiert sich zum Abwehrkampf nach außen) und schnell.

- Westliche Diagnose für beide Muster: Rachenentzündung, Mandelentzündung, eitriger Infekt der Lunge, Lungenentzündung

A. Therapeutisches Qi Gong für beide Muster

- Xie Fa: pathogene Faktoren ableiten.
- Ping Bu Ping Xie / Bu Fa: Lungen-Qi regulieren und ernähren.

B. Praxis für beide Muster

a. Alle allgemeinen Lungen-Qi Bewegungsübungen und -elemente, Massagen und Übungen zur Anregung des Lungen-Qi Flusses.
b. Vorstellungsübungen: regulierend und ernährend.
c. Meridianmeditationen: ableitend, regulierend und ernährend.
- *a, b, c beschrieben Seite 184–188*

Meridianmeditationen insbesonders:

- Xie Fa Dickdarm-Lungenmeridian: über Dickdarmmeridian (Zeigefinger) außen die Arme hinauf zur Lunge einatmen, über den Lungenmeridian Innenseite der Arme über die Daumen ausatmen, Betonung der Ausatmung
- Ping Bu Ping Xie Dickdarm-Lungenmeridian: dann gleiche Übung reglierend, ein- und austamen gleich lang.
- Ping Bu Ping Xie Dickdarm-Lungenmeridian-Atmungsorgane: über Dickdarmmeridian (Zeigefinger) außen die Arme hinauf zur Nase einatmen, über Lungenmeridian Innenseite der Arme über die Daumen ausatmen.

11.5.6. Schleim verlegt die Lunge

Hier haben wir ein chronisches Fülle-Syndrom, das meist auf der Basis eines Milz-Yang-Mangels entsteht. Die Milz produziert so den Schleim, den die Lunge speichert.

Der Schleim verleiht dem Gesicht einen teigig, weißen Ausdruck, verursacht eine Enge im Brustbereich, erzeugt Atemnot mit Husten, spiegelt sich in dem reichlichen Auswurf wider und drückt sich sowohl im dicken, klebrig-weißen Zungenbelag aus als auch im schlüpfrigen Puls. Zur eben beschriebenen Nässe-Schleim-Kombination kann Hitze hinzukommen. Wieder finden wir Brustkorbenge, Atemnot, Asthma, bellenden Husten und dazu ein Sputum, das sich gelb, grün oder dunkel und faulig riechend präsentiert. Der Zungenkörper ist rot, der Zungenbelag dick, klebrig und gelb, der Puls ist schlüpfrig, schnell und voll.

Es gibt in diesem Zusammenhang außerdem ein ähnliches Muster, das sich „Schleim-Flüssigkeiten verlegen die Lunge“ nennt und eher im mittleren und hohen Alter vorkommt. Es ist gekennzeichnet durch eine besondere Art von Schleim, der sehr wässrig, dünn und schaumig ist und als „Schleim-Flüssigkeit“ bezeichnet wird.

Neben Husten, Atemnot und Frösteln finden sich ein Plätschern im Brustkorb und Erbrechen eines wässrigen, weißen, schaumigen Sputums. Zungenkörper blass, Zungenbelag weiß, dick und klebrig, Puls dünn und schlüpfrig.

- Westliche Diagnose: chronisch-eitriger Lungeninfekt, Infektasthma, Raucherhusten

A. und B. Therapeutisches Qi Gong und Praxis

wie bei Befall der Lunge durch Wind-Kälte oder Wind-Hitze
zusätzlich Xie Fa: pathogene Faktoren ableiten

Meridianmeditation insbesonders:

- Xie-Fa Lungenmeridian-Lunge-Dantian: über den Lungenmeridian (Daumen) innen die Arme hinauf einatmen zur Lunge, einige Male in die Lunge atmen, dabei in der Vorstellung weißen Dampf sammeln, ausatmen ins Dantian (wie ins Dantian schieben).

11.5.7. Befall der Lunge durch Wind-Wasser

Dieses Syndrom wird durch den Angriff von Wind-Kälte und Nässe hervorgerufen. Wieder findet eine Entwicklung von Fieber statt, ebenso die schon beschriebene Abneigung gegen Kälte.

Durch die blockierende Nässe-Wirkung wird die Lunge daran gehindert, die Kontrolle über die Wasserwege zu behalten und die Flüssigkeiten abwärts zu senden. Beides führt zu einer plötzlichen Schwellung von Augen und Gesicht, die sich allmählich auf den ganzen Körper ausbreitet. Es entstehen Atemnot mit Husten, ein heller, glänzender Teint und ein spärlicher, blasser Harn (die beiden letzteren als Zeichen eines Yang-Mangels, der sich durch die Bindung des Abwehr-Qi von der Wind-Kälte-Nässe-Mischung erklärt).

Der Zungenbelag ist weiß und schlüpfrig, der Puls oberflächlich und schlüpfrig. Westliche Diagnose: Nesselausschlag bei Kälte, Formen von Wassersucht.

A. Therapeutisches Qi Gong

- Xie Fa: pathogene Faktoren ableiten.
- Ping Bu Ping Xie: Lungen-Qi ernähren und regulieren.
- Bu Fa: Nieren-Qi und Milz-Qi ernähren.

B. Praxis

a. Alle allgemeinen Lungen-Qi Bewegungsübungen und -elemente, Massagen und Übungen zur Anregung des Lungen-Qi Flusses, Nieren-Qi Bewegungsübungen und -elemente
b. Vorstellungsübungen: ernährend und regulierend für Lunge, ernährend für Nieren und Milz.
c. Meridianmeditationen: ernährend, ableitend und regulierend für Lunge, ernährend für Nieren und Milz.
- *a, b, c beschrieben Seite 184–188, Seite 152–156, Seite 163–164*

Meridianmeditationen insbesonders:

- Ping Bu Ping Xie Dickdarmmeridian-Atmungsorgane-Lungenmeridian: über Dickdarmmeridian (Zeigefinger) außen die Arme hinauf zu den Atmungsorganen Nase und Mund einatmen, ausatmen über das Lenkergefäß (entlang der Wirbelsäule) zum Steißbein, dann wieder einatmen zur Lunge, ausatmen über den Lungenmeridian.
- Auch im Organsystem Lunge gibt es noch kombinierte Muster wie: "Lungen-Qi und Nieren-Yang-Mangel", „Lungen- und Nieren-Yin-Mangel", "Leber-Feuer verletzt die Lunge" und „Milz- und Lungen-Qi-Schwäche".

12.

Sensible Punkte und Bereiche und Meridianverläufe

12.1. Sensible Punkte und Bereiche

Maßeinheiten zum Auffinden der Akupunkturpunkte:		
1 cun	1,5 cun	3 cun
1 Daumenbreite	2 Fingerbreit	4 Fingerbreit

Alle sensiblen Punkte und Bereiche, die im Qi Gong verwendet werden, sind mit ein bißchen Übung tastbar, fühl- und spürbar. Nachfolgend die wichtigsten im Qi Gong verwendeten Punkte und Bereiche:

12.1.1. Nieren- und Blasenmeridian

Niere 1: Yongquan, „Sprudelnde Quelle“
- In der unteren Mitte des Ballens, vier cun unterhalb der Spitze des zweiten Zehens. Stärkt das Yin, unterdrückt Wind und leere Hitze; beruhigt und klärt den Geist.
- Indikation: Kopfschmerzen, Übelkeit, Vergesslichkeit, Impotenz, Schlafstörungen, Abgeschlagenheit, Schwindel, Reizbarkeit

Niere 27: Shufu, „Halle (Versammlungshalle) der Zustimmung“
- Zwischen Schlüsselbein und erster Rippe, zwei cun seitlich der Mittellinie. Stimuliert die Funktion der Nieren, das Qi zu empfangen, unterdrückt aufsteigendes Qi, löst Schleim.
- Indikation: Asthma, Bronchitis, Bauch- und Brustschmerzen, Erbrechen

Blase 1: Jingming, „Glanz des Auges“
- Am inneren Augenwinkel.
  Wind zerstreuend, Sicht klärend.
- Indikation: Augen- und Sehprobleme, Nachtblindheit.

Blase 2: Zhanzhu, „Bambussammeln“
- Am inneren Ende der Augenbraue, über dem Augenwinkel.
  Wind zerstreuend, Sicht klärend.
- Indikation: Kopfschmerzen, Sehprobleme, Schnupfen.

Blase 23: Shenshu, „Nierenshu, Einflusspunkt des Nierenfunktionskreises“
- Zwischen erstem und zweitem Lendenwirbel, 1,5 cun neben der Mittellinie des Rückens.
  Stärkt das Nieren-Qi.
- Indikation: Nierenkrankheiten im Allgemeinen, Tinitus, Impotenz, Unfruchtbarkeit, Durchfall, Ängstlichkeit, Verstopfung.

Blase 40: Weizhong, „die Mitte des Staugewässers“
- In der Mitte der Kniekehle.
  Stützend und regulierend, besänftigt das Yang, kühlend, beseitigt Hitze und Nässe aus dem unteren Erwärmer, entspannt die Sehnen.
- Indikation: Kniegelenkschädigungen, Brechdurchfall, Nachtschweiß.

12.1.2. Milz-Magenmeridian

MP 1: Yinbai, „Verborgener Glanz“
  Am Nagelrand, Innenseite der großen Zehe.
  Anfangspunkt des Milzmeridians.
- Indikation: Bauchschmerzen, Übelkeit, kalte Füße.

MP 6: Sanyinjiao, „Treffen der drei Yin“
- Am Schienbeinhinterrand, drei cun oberhalb der Innenknöchelspitze.
  Kreuzungspunkt der Yin Meridiane am Bein, kräftigt die Milz, stärkt das Qi allgemein, beseitigt Nässe, beruhigt den Geist.
- Indikation: Qi Schwäche, Nachtschweiß, Schwindel, Ohrensausen, Hauptpunkt bei frauenheilkundlichen Beschwerden.

MP 9: Yinlingquan, „Quelle am Yin-Hügel"
- In einer Vertiefung am Unterrand der Condylos medialis der Tibia bei gebeugtem Knie. Das Qi der Milz regulierend, beseitigt Nässe aus dem unteren Erwärmer.
- Indikation: Durchfall, Bauchschmerzen, Knieprobleme.

M 1: Chengqui, „Empfang der Tränen"
In der Mitte des unteren Augenhöhlenrandes, bei geradem Blick direkt unter der Pupille. Die Sicht klärend, Wind zerstreuend.
- Indikation: alle Augenerkrankungen und Sehprobleme, Bindehautentzündungen.

M 36: Zusanli, „Drei Meilen Am Fuß"
- Drei Cun unterhalb des unteren Kniescheibenrandes
Stärkt Qi und Blut, vertreibt Kälte, stärkt den Körper, hebt das Yang.
- Indikation: Magenprobleme aller Art, Übelkeit, Erbrechen, Verstopfung, allgemeine Verdauungsprobleme, Müdigkeit, Mattigkeit, Kopfschmerz.

12.1.3. Lunge-Dickdarmmeridian

Lu 1: Zhongfu, „Mittlere Versammlungshalle"
Sechs Cun seitlich der Körpermittellinie, im ersten Rippenzwischenraum, zwischen erster und zweiter Rippe.
Öffnet die Oberfläche, reguliert das Lungen-Qi.
- Indikation: Husten, Asthma, Halsentzündungen, Brustschmerzen, Schnupfen, Bronchitis.

Lu 2: Yunmen, „Tor der Wolken"
- Über Lu 1, unmittelbar unter dem Schlüsselbein.
Beseitigt Enge, reguliert das Lungen-Qi.
- Wirkung wie Lu1.

Lu 7: Lieque, „Ordnungsfehler"
- An der Arminnenseite, zwei cun unterhalb der Handgelenksfalte, daumenseitig. Harmonisiert und reguliert das Qi, öffnet die Oberfläche, zerstreut Wind und Schleim.
- Indikation: Asthma, Husten, Kopf-, Nackenschmerz, Halsentzündungen, Bronchitis.

Lu 11: Shaoshang „Kleines Shang“
Neben dem Nagelwinkelfalz, Handaußenseite.
Wind ausleitend, fördert das Absinken des Lungen-Qi.
- Indikation: Verkühlung, Atembeschwerden, Angina, Husten.

Di 1: Shangyang, „Äusserstes Yang“
Im Nagelwinkel (Daumenseitig) des Zeigefingers.
Befreit Hitze, beruhigt den Geist, vertreibt Wind und Kälte.
- Indikation: Zahnweh, Fieber, Halsentzündung, Atembeklemmungen.

Di 4: Hegu, „Tal der Vereinigung“
- Zwischen Daumen und Zeigefinger, am höchsten Punkt des Muskelwulstes, wenn man Daumen und Zeigefinger zusammenhält.
  Vertreibt Wind, öffnet die Körperoberfläche, stärkt die verteilende Funktion des Qi, öffnet die Meridiane, klärt das Qi.
- Indikation: Kopfschmerzen, Husten, Erkältungen, Fieber, Augen- und Ohrenleiden.

Di 20: Yingxiang, „Empfangen der Wohlgerüche“
- Am unteren Rand des Nasenflügels in einer Vertiefung.
  Zerstreut den Wind, befreit das Qi.
- Indikation: Schnupfen, Nasenprobleme, Nasenbluten, Störungen des Geruchs- und Geschmacksinns, Gesichtslähmung.

12.1.4. Herz-Dünndarmmeridian

H 7: Shenmen, „Tor des Shen, Pforte des Geistes“
- In einer Vertiefung unterhalb der Handgelenksfalte, in der Verlängerung der Linie des kleinen Fingers (innenseitig).
  Klärt und beruhigt den Geist, beruhigt das Yang, öffnet die Meridiane.
- Indikation: Nervosität, Reizbarkeit, Depression, Palpitationen, Lampenfieber.

Dü 1: Shaoze: „Kleiner Teich“
- „An der Außenseite des Nagelwinkelfalzes des kleinen Fingers.
- Indikation: Halsschmerzen, Nacken-, Kopfschmerzen, Verspannungen der Arme.

Dü 19: Tinggong, „Palast des Gehörs“
- Bei leicht geöffneten Mund vor dem Ohr, hinter dem Kiefergelenk.
- Indikation: Gehörstörungen aller Art.

12.1.5. Herz-Kreislauf- und Dreifacher-Erwärmermeridian

KS 6: Neiguan „Inneres Passtor“
- Zwei cun unterhalb der Handgelenksfalte in der Armmittellinie.
  Reguliert das Qi der inneren Organe, beruhigt den Geist, öffnet die Brust.
- Indikation: Kreislaufprobleme, Schmerzen und Enge in der Brust, Magenschmerzen, Übelkeit, Erbrechen, Schlaflosigkeit, Nervosität.

KS 8: Laogong, „Palast der Arbeit“
- In der Mitte der Handfläche.
  Stark energetischer Bereich im Qi Gong.
  Beseitigt Herz-Feuer, beruhigt den Geist.
- Indikation: Durchblutungsstörungen der Hände, Schmerzen in der Brust, Beklemmungsgefühle, Übelkeit

3E 1: Guanchong, „Straße am Paßtor“
- Am Ende des Nagelwinkels des Ringfingers, Richtung kleinen Finger.
  Wind vertreibend, öffnet die Sinnesorgane.
- Indikation: Kopfschmerzen, Beklemmungen, Augenrötungen, Ohrensausen.

3E 17: Yifeng, „Windschutz“
- Unter und hinter dem Rand des Ohrläppchens in einer Vertiefung.
  Vertreibt Wind, klärt das Gehör und die Augen.
- Indikation: Schwerhörigkeit, Schwindel, Tinnitus, Niesen, Zahnschmerzen, Augenkrankheiten.

12.1.6. Leber-Gallenblasenmeridian

Le 2: Xingjian „Fortbewegungsraum“
- Ein halbes Cun unter der Verbindung von erster und zweiter Zehe, Fußoberseite.

Beseitigt Leberfeuer/Leber-Yang und inneren Wind, kühlt das Blut.
Indikation: Menstruationsstörungen, Kopfschmerzen, Reizbarkeit, gerötete Augen.

Le 3: Taichong „Die mächtige große Strasse"
- 1,5 cun unter der Verbindung von erster und zweiter Zehe, Fußoberseite.
  Beseitigt Leberfeuer, harmonisiert reguliert und kühlt.
- Indikation: Kopfschmerzen, Spannungsgefühle in Brust und Seiten, Übelkeit, Brechreiz, Unterleibsschmerzen, Krampfanfälle, Schwindel, Schlaflosigkeit.

Le 8: Quqan „Quelle an der Biegung"
- Am äußersten inneren Ende der Kniegelenksfalte.
  Beseitigt Feuchtigkeit aus dem inneren Erwärmer, nährt das Leberblut.
- Indikation: Unterleibsschmerzen, Schwindel, Knieschmerzen, wandernde Schmerzen in verschiedenen Körperregionen.

Le 14: Qimen, „Tor der Lebenszeit"
- Im sechsten Rippenzwischenraum, direkt unter der Brustwarze.
  Fördert den weichen Fluss des Leber-Qi, unterstützt den Magen, kühlt das Blut.
- Indikation: Lebererkrankungen im Allgemeinen, Spannungsgefühle im Bauch, Verdauungsstörungen, Übelkeit.

GB 43: Xiaxi, „Enge des Tales"
- In der Schwimmhautfalte zwischen 4. und 5. Zehe.
  Unterdrückt das Leber-Yang, beseitigt Feuchtigkeit und Hitze.
- Indikation: Spannungs- und Schmerzgefühle in Brust und Seiten, Schwindel.

GB 20: Fengchi: „Teich des Windes"
- In einer Vertiefung unter dem Hinterkopf, zwei cun seitlich der Mittellinie.
  Zerstreut Wind, klärt Sicht und Gehör.
- Indikation: Verspannungen, Kopfschmerzen, Schlafstörungen, Schwindel Ohnmacht, hoher Blutdruck, Erkältung.

12.1.7. Lenkergefäß

LG 4: Mingmen, „Tor des Lebens“
- Zwischen den Dornfortsätzen des 2. und 3. Lendenwirbels, gegenüber dem Nabel.
  Wichtiger energetischer Bereich im Qi Gong, Sitz des Ursprung-Qi.
- Indikation: Nierenschmerzen, Lendenschmerzen, Impotenz.

LG 14: Dazhui, „Der große Wirbel“
- Unterhalb des Dornfortsatzes des 7. Halswirbels.
  Verbindungspunkt aller Yang-Meridiane.
- Indikation: Nackensteife, Schwindelanfälle, Rücken- und Schulterschmerzen, Angstzustände.

LG 20: Baihui, „Hundertfache Sammlung“
- Von den Ohrenspitzen in einer geraden Linie zum Scheitel.
  Stark energetischer Bereich im Qi Gong.
- Indikation: Kopfschmerzen, Schlaflosigkeit, Bauchschmerzen, Schwindel, Ohnmacht.

12.1.8. Konzeptionsgefäß

KG 1: Huiyin, „Zusammenkunft des Yin“
- In der Mitte des Dammes (Perineum).
  Stark energetischer Bereich im Qi Gong, Sammelpunkt des Yin.
- Indikation: Hämorrhoiden, Probleme im Genitalbereich.

KG 4: Guanyuan, „Tor des Ursprungs-Qi“
- Drei cun unterhalb der Nabelmitte.
  Stark energetischer Bereich im Qi Gong.
- Indikation: Impotenz, Menstruationsstörungen, Blasenprobleme, Erschöpfung.

KG 6: Qihai, „Das Meer des Qi“
- 1,5 cun unterhalb der Nabelmitte.
  Stark energetischer Bereich im Qi Gong.
- Indikation: Bauchschmerzen, bei allen Erschöpfungs- und Mangelzuständen, Schwindel.

KG 12: Zhongwan, „Mitte des Magens“
- Vier cun oberhalb des Magens, in der Mitte zwischen Nabel und Brustbeinende.
  Reguliert das Magen-Qi.
- Indikation: alle Magenprobleme, Verdauungsstörungen.

KG 17: Tanzhong, „Mitte der Brust“
- Drei cun oberhalb des Brustbeinendes.
  Reguliert das Qi, entspannt den Brustkorb.
- Indikation: Kreislaufbeschwerden, Enge in der Brust, Husten, Atemnot.

12.1.9. Extrapunkte

Yintang, „Halle des Yin“
- In der Mitte zwischen den inneren Enden der beiden Augenbrauen.
  Unterstützt das Shen.
- Indikation: Kopfschmerzen, Schwindel, Augenschmerzen.

Taiyang, „Äußerstes Yan“
- Ein cun neben dem äußeren Augenwinkel, auf der Höhe des oberen Endes des Augenlids.
  Klärt die Augen.
- Indikation: Kopfschmerzen, Augenkrankheiten.

Meridiantafeln

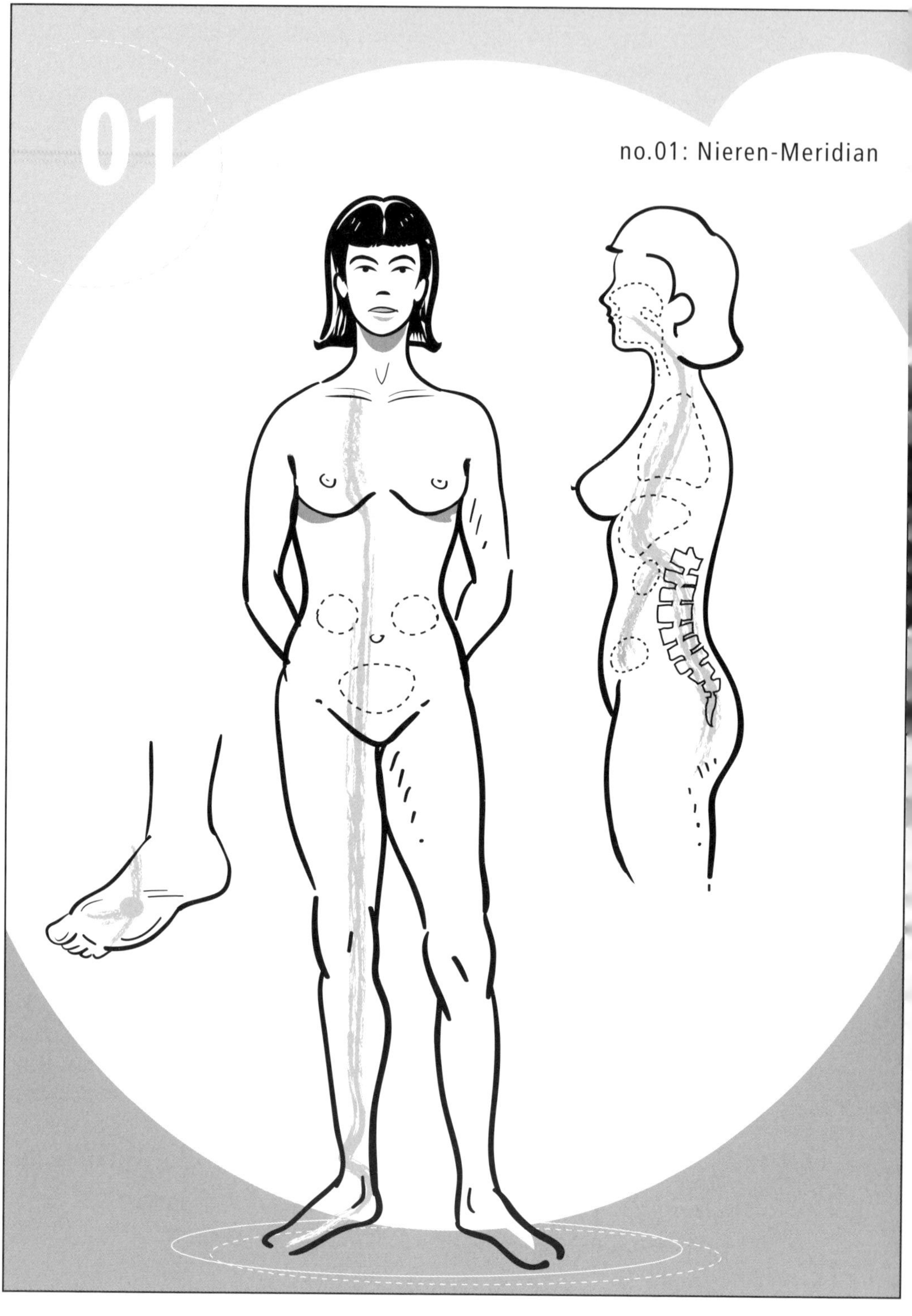
01
no.01: Nieren-Meridian

02

no.02: Blasen-Meridian

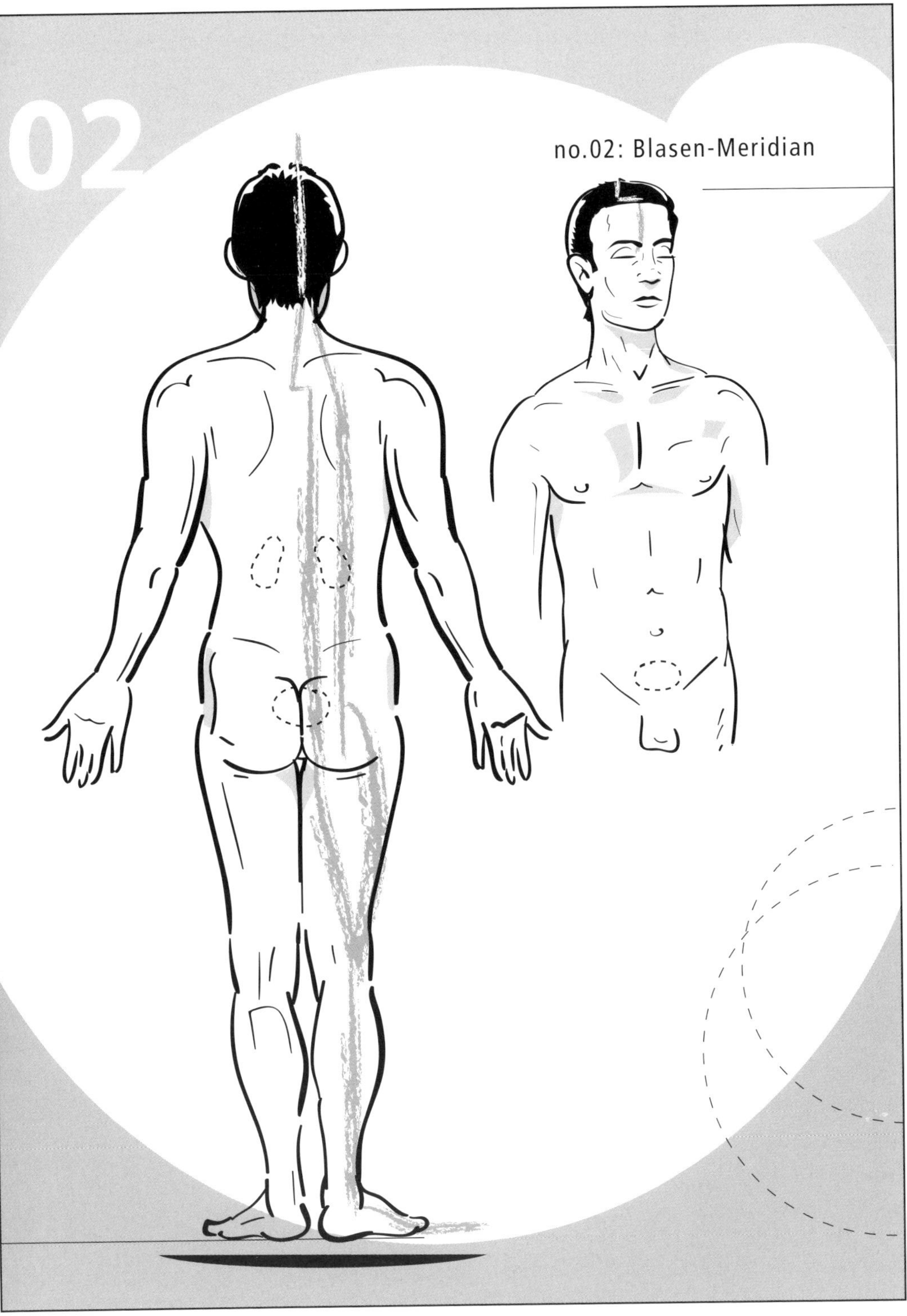

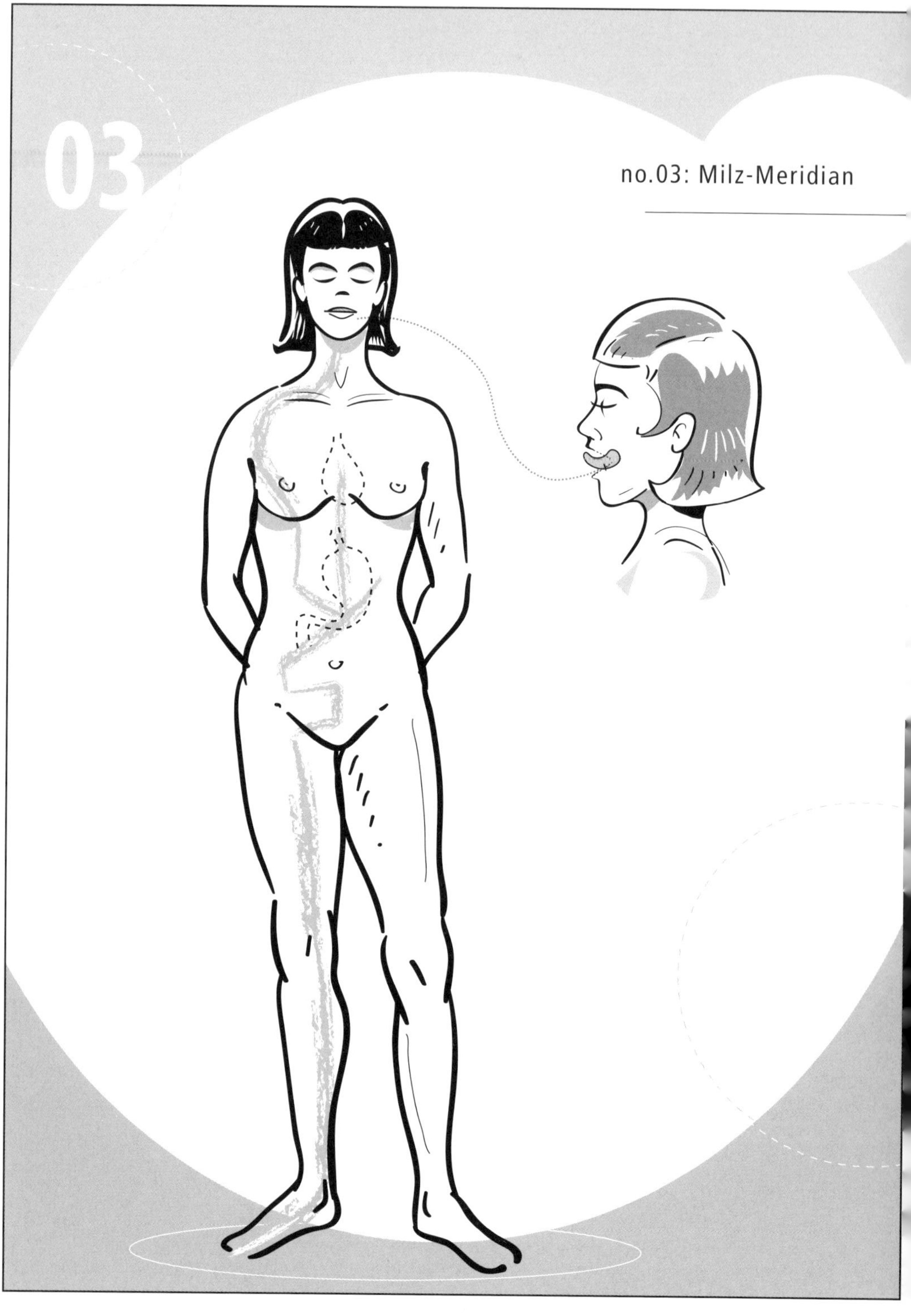
03
no.03: Milz-Meridian

04

no.04: Magen-Meridian

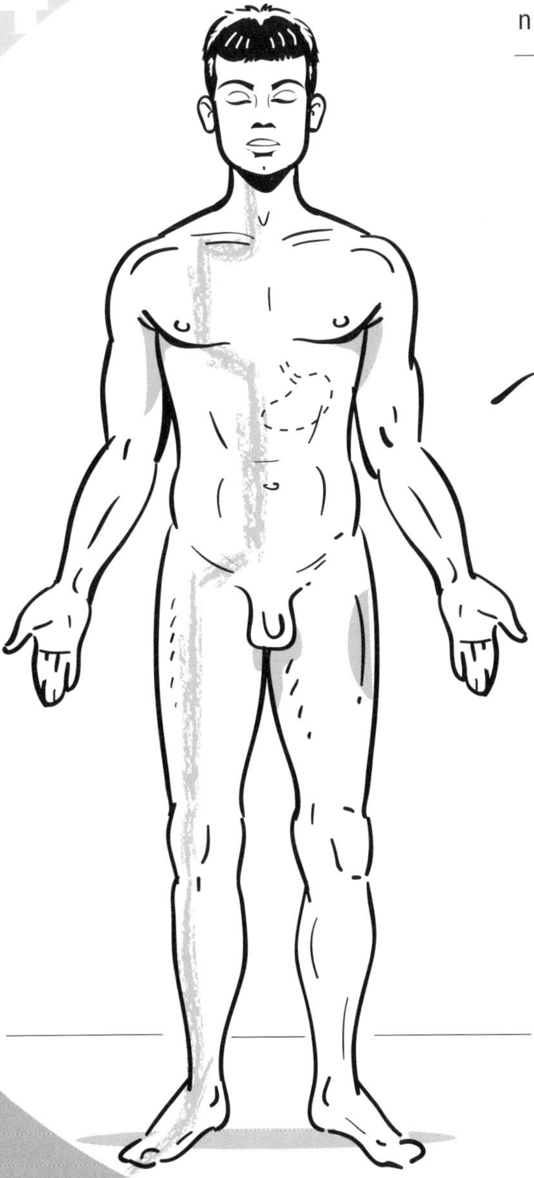

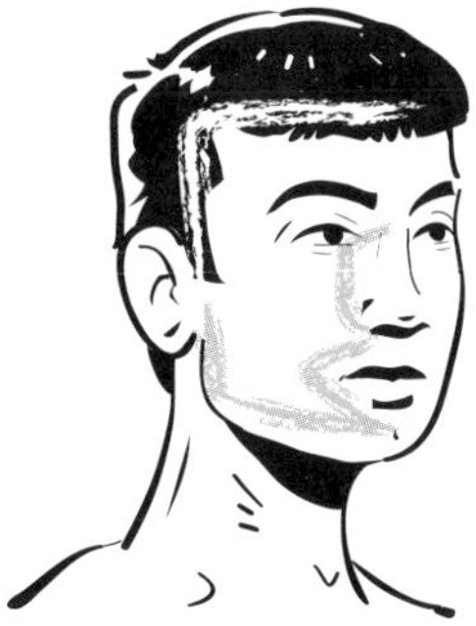

05

no.05: Leber-Meridian

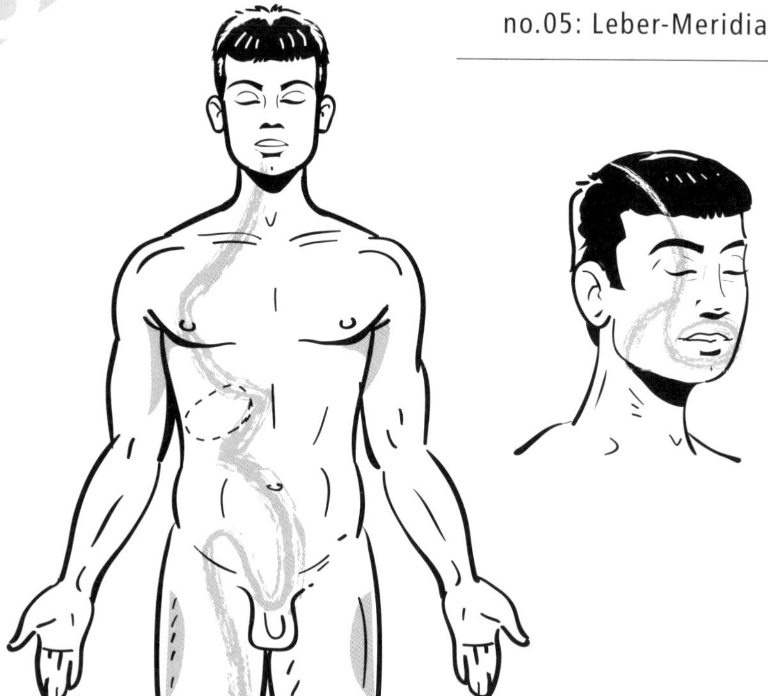

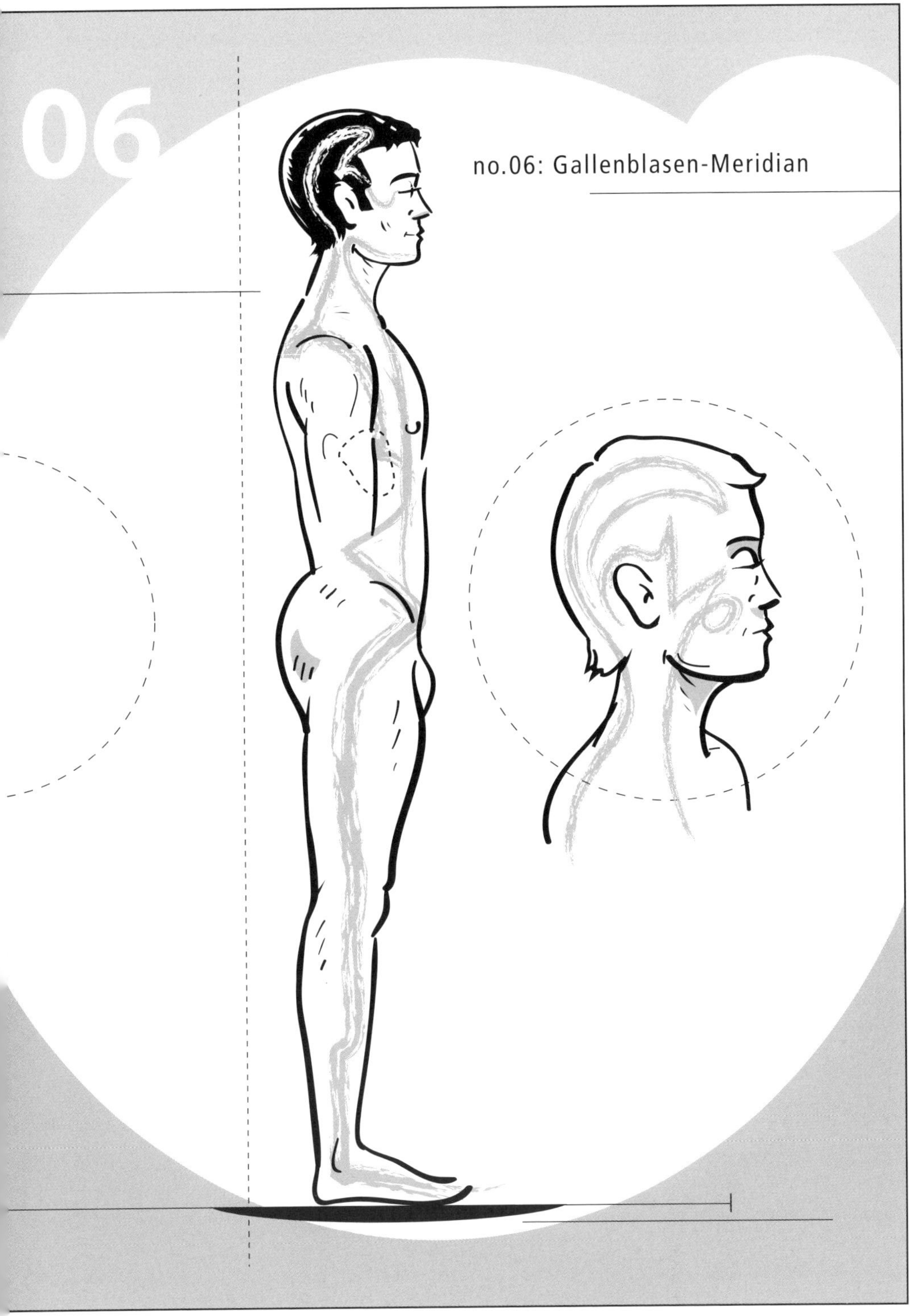
06
no.06: Gallenblasen-Meridian

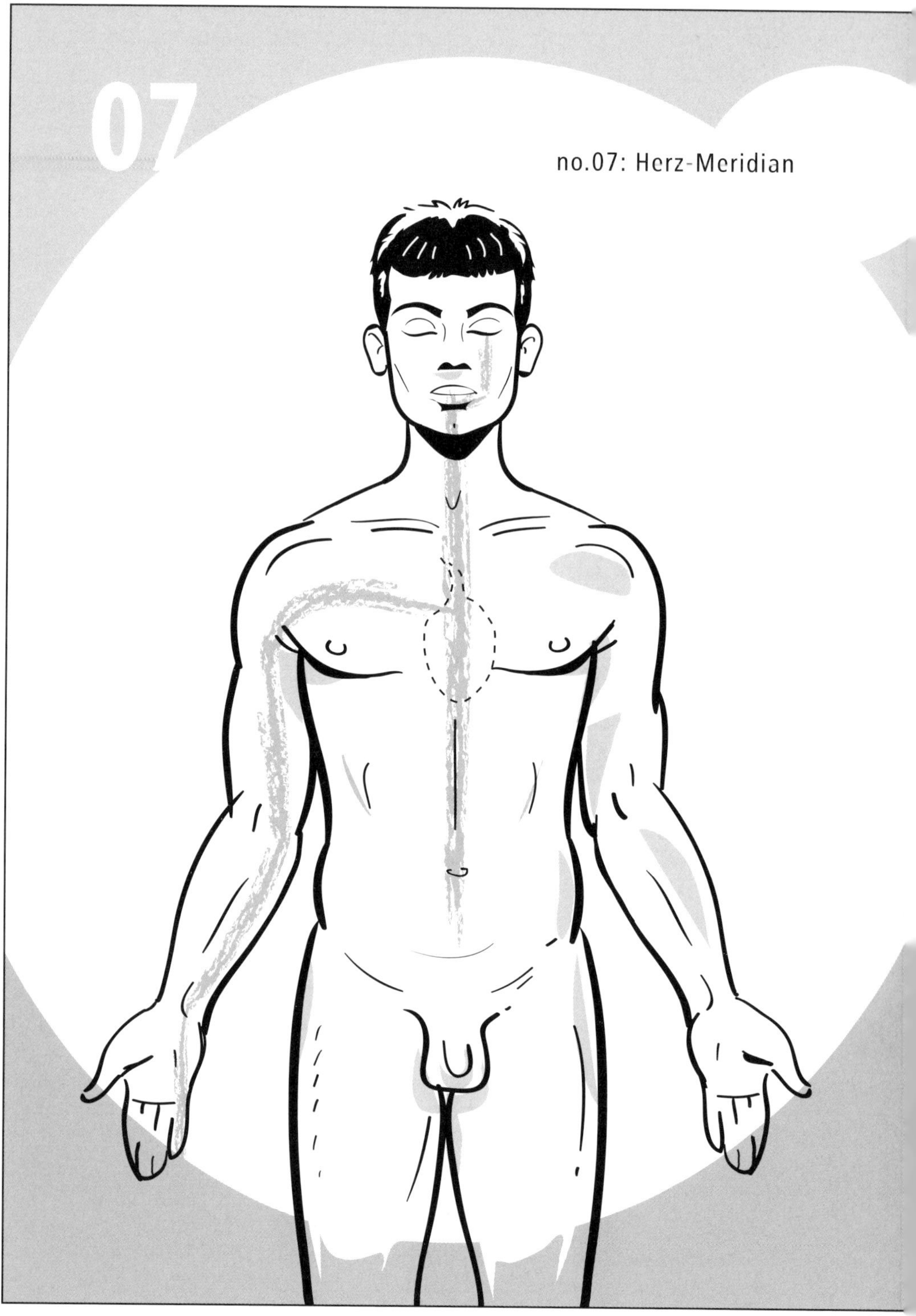
07
no.07: Herz-Meridian

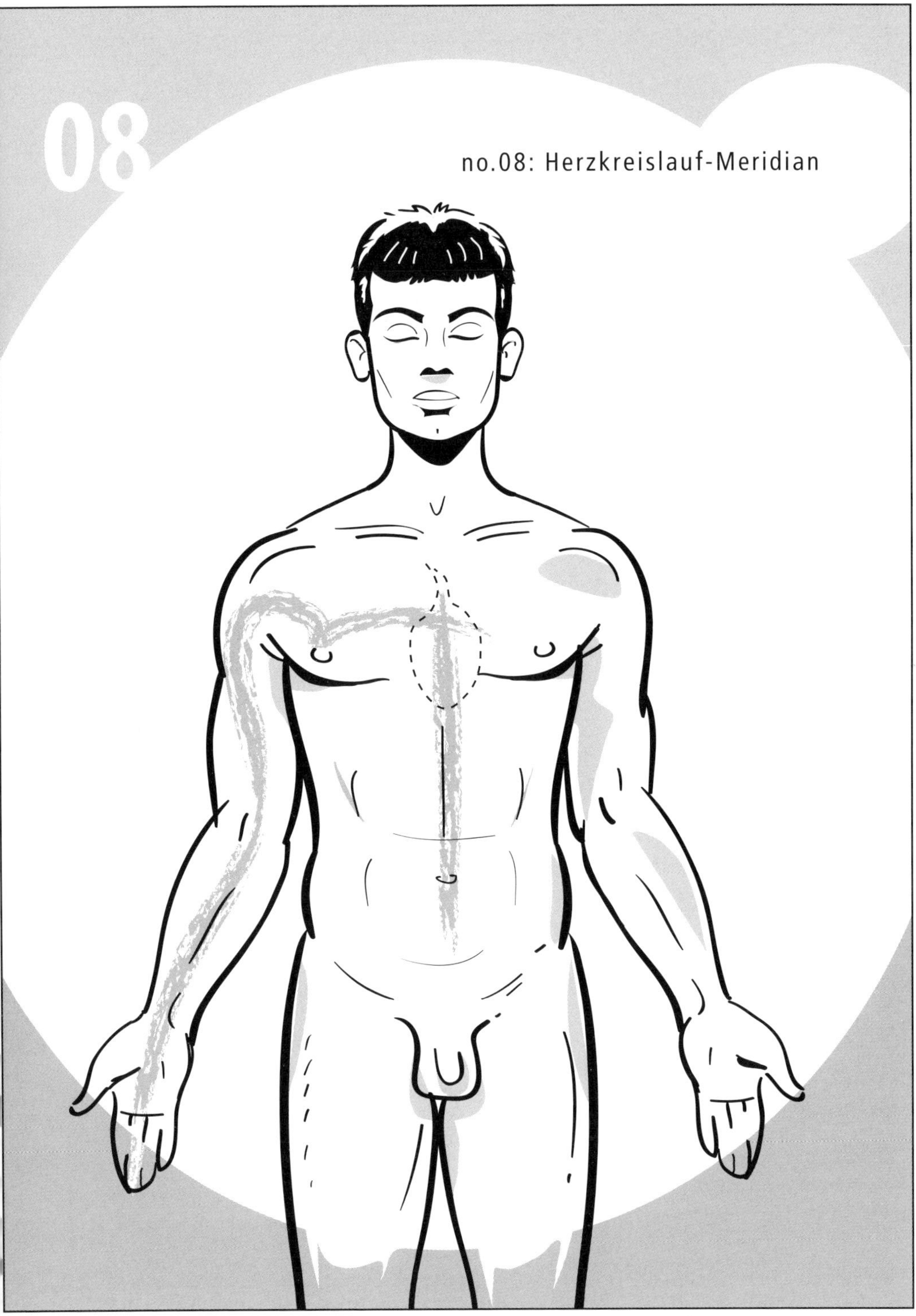
08
no.08: Herzkreislauf-Meridian

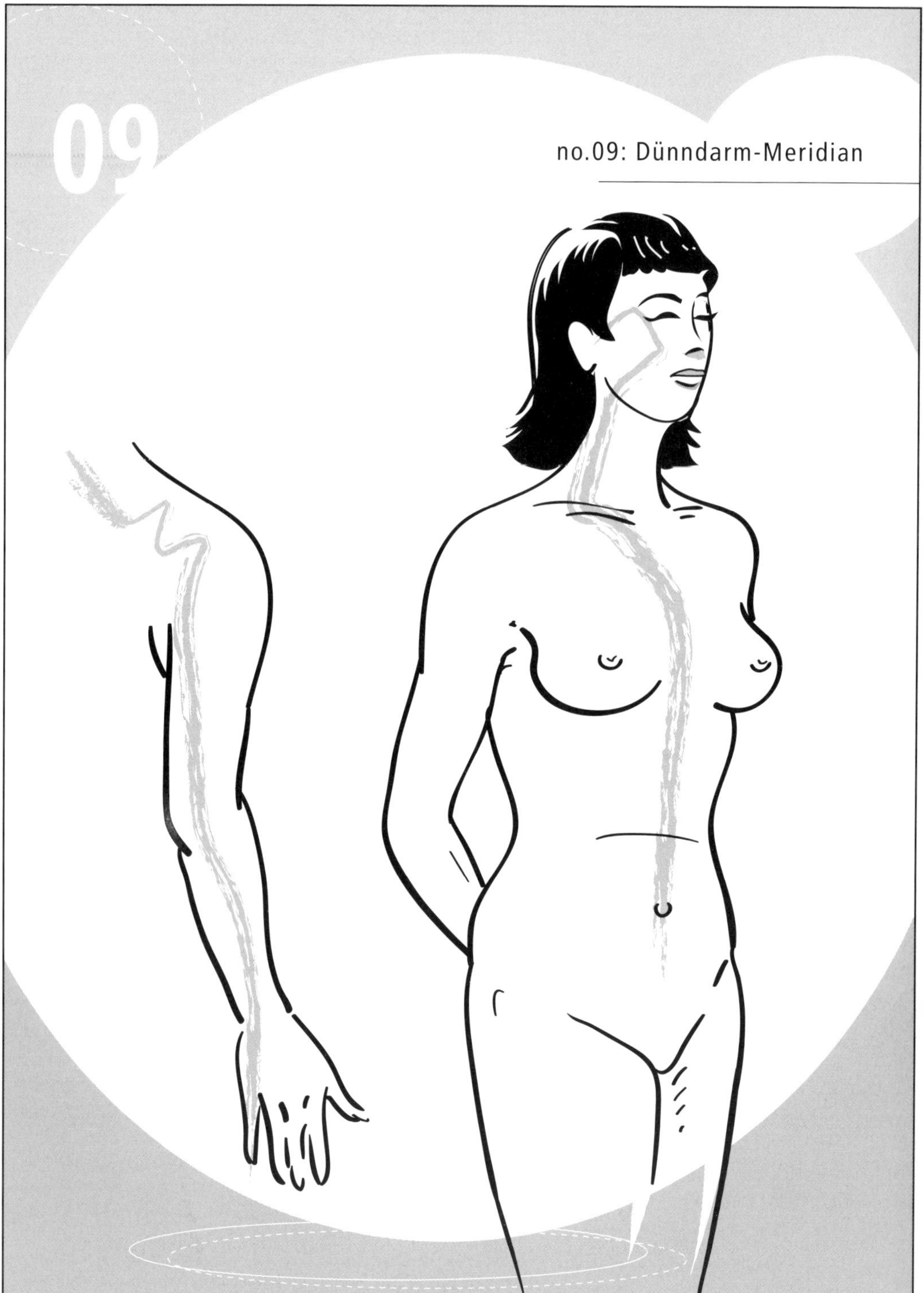
09
no.09: Dünndarm-Meridian

10

no.10: Dreifacher-Erwärmer-Meridian

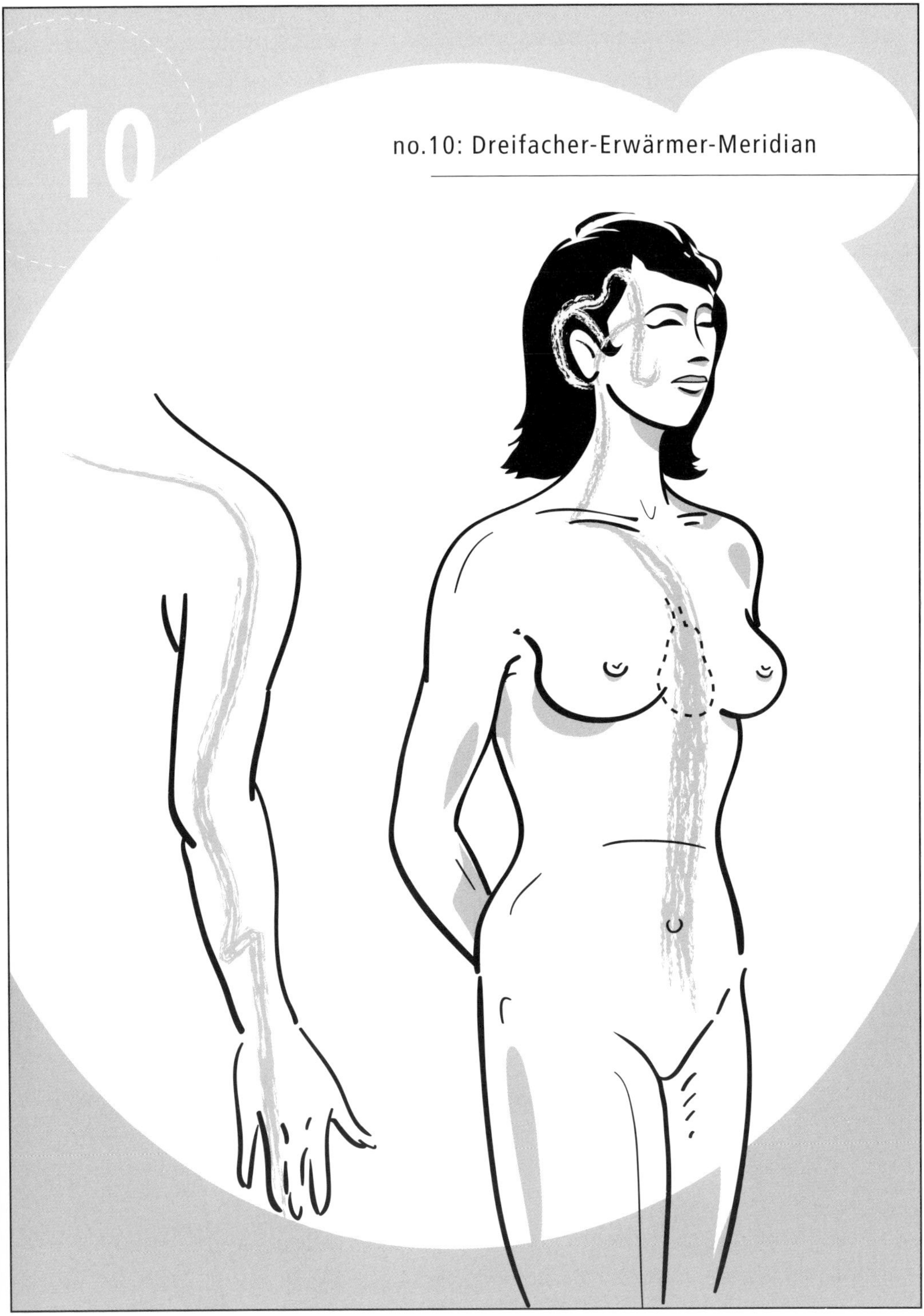

11

no.11: Lungen-Meridian

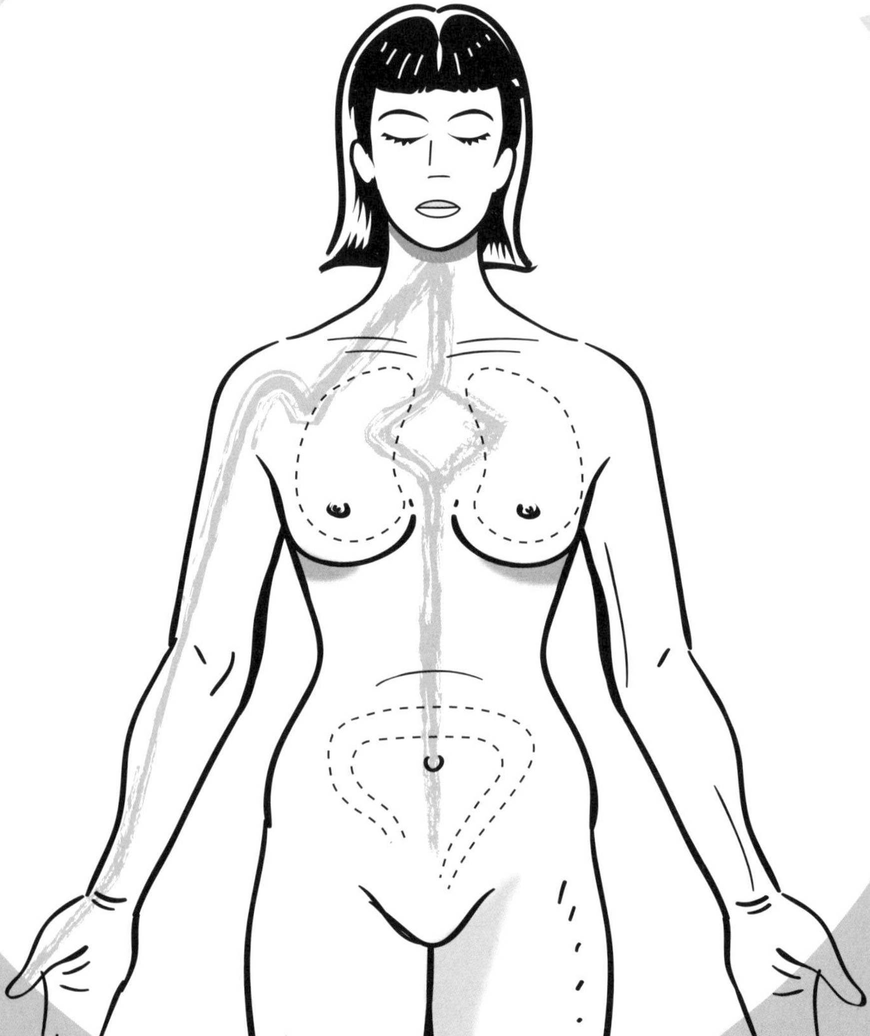

12

no.12: Dickdarm-Meridian

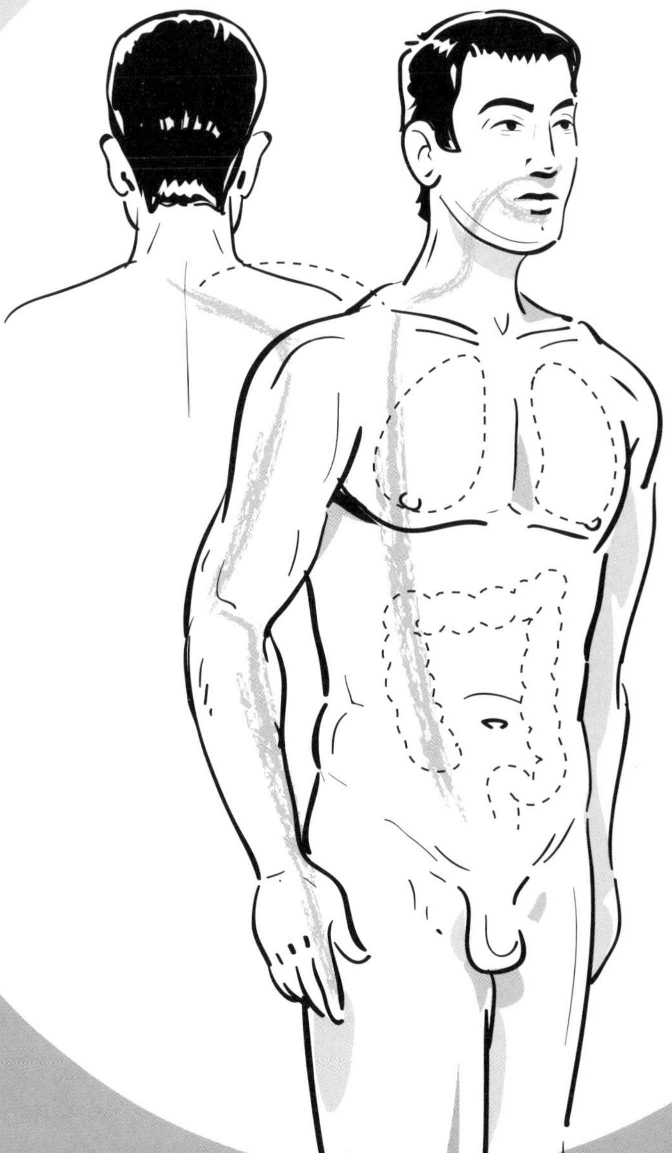

no.13: Lenkergefäß

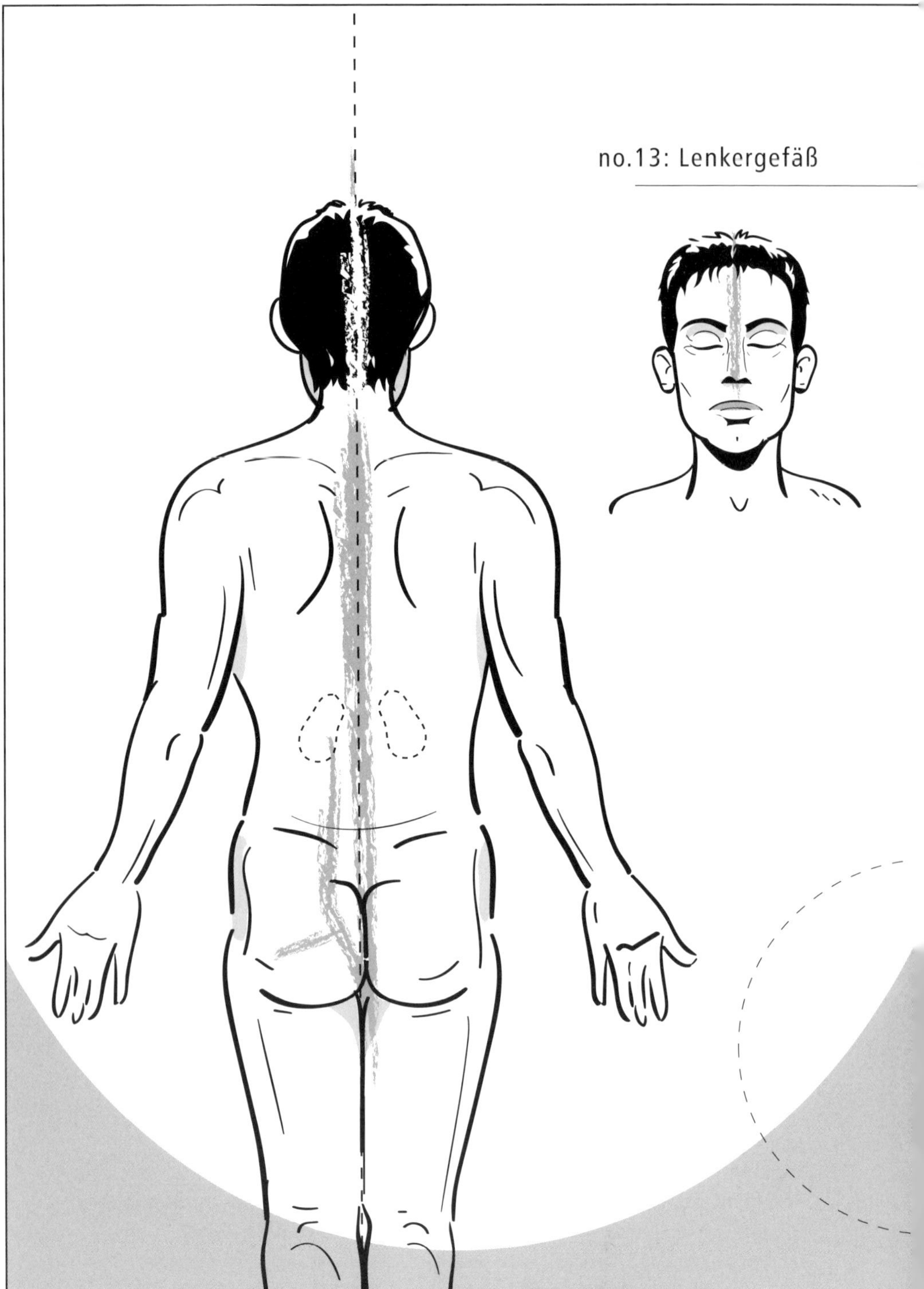

14

no.14: Konzeptionsgefäß

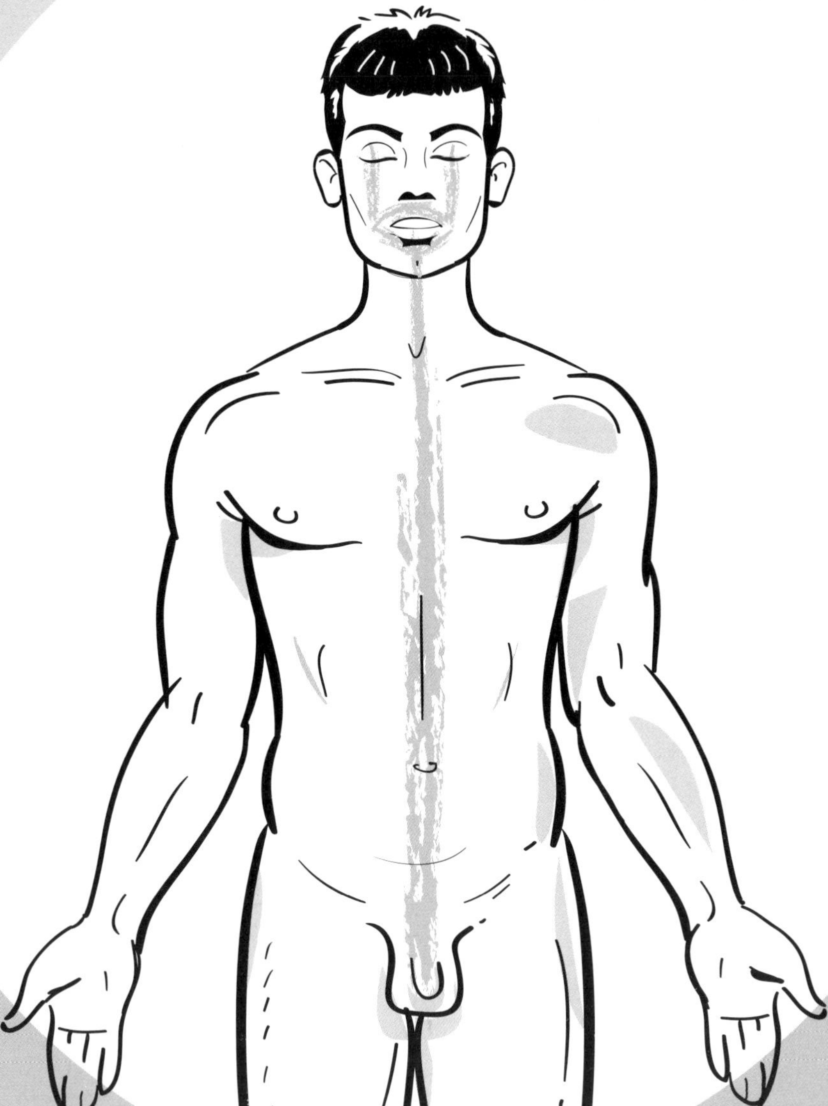

Verwendete Literatur

Arist von Schlippe, Jochen Schweitzer (1999, *Lehrbuch der systemischen Therapie und Beratung*, Verlag Vandenhoeck und Ruprecht, Göttingen.

Bauer, Wolfgang (2001). *Geschichte der chinesischen Medizin*. C. H. Beck Verlag, München.

Barrow, John D.(1996). *Die Natur der Natur. Wissen an den Grenzen von Raum und Zeit,* Rowohlt Taschenbuch Verlag, Hamburg.

Benz, Dyrian/Weiss Halko (1987). *Auf den Körper hören. Hakomi Psychotherapie.* Verlag Kösel, München.

Blofeld, John (1994). *Der Taoismus oder die Suche nach Unsterblichkeit.* Diederichs gelbe Reiche, München.

Capra, Fritjof (1983). *Das Tao der Physik.* Verlag Scherz, Bern/München/Wien.

Capra, Fritjof (1987). *Das Neue Denken.* Verlag Knaur, München.

Capra, Fritjof (1991). *Wendezeit. Bausteine für ein neues Weltbild.* Deutscher Taschenbuch Verlag, München.

Capra, Fritjof (1998). *Die Capra-Synthese.* Scherz Verlag, Bern/München/Wien

Chuen, Lam Kam (1991). *Energie und Lebenskraft durch Qi Gong.* Mosaik Verlag, München.

Chung-yuan, Chang (1963). *Tao, Zen und schöpferische Kraft.* Diederichs gelbe Reihe, München.

Cleary, Thomas (1998). *Taoistische Praxis. Geheime Lehren der inneren Alchemie.* Verlag Knaur, München.

Cleary, Thomas (Hg) (1991). *Also sprach Laotse,* Verlag O. W. Barth, Bern/München/Wien.

Cleary,Thomas (Hg.) (1993). *Das Tao der weisen Frauen,*Verlag O.W. Barth, Scherz Verlag, Bern, München, Wien.

Cohen, Kenneth (1997). Q*i Gong. Grundlagen Methoden Anwendung.* Verlag Krüger, Frankfurt am Main.

Culler, Jonathan, (1988) *Dekonstruktion,* Rowohlt, Hamburg.

Daiker, Ilona/Kirschbaum, Barbara (1997). *Die Heilkunst der Chinesen.* Verlag Rowohlt, Hamburg.

Derrida, Jaques, (1972) *Randgänge der Philosophie,* Ullstein Verlag, Frankfurt.

Epstein, Mark (1995). *Gedanken ohne den Denker.* Das Wechselspiel von Buddhismus und Psychotherapie. Verlag Krüger, Frankfurt am Main.

Focks, Claudia / Hillebrand, Norman (1997). *Leitfaden traditioneller chinesischer Medizin. Schwerpunkt Akupunktur.* Verlag Gustav Fischer, Stuttgart.

Eckert, Achim (1996). *Das heilende Tao. Gesund im Gleichgewicht der fünf Elemente. Ein Übungsbuch.* Verlag Bauer, Freiburg.

Feldenkrais, Moshé (1957). *Das starke Selbst. Anleitung zur Spontaneität.* Suhrkamp Taschenbuch, Frankfurt am Main.

Feldenkrais, Moshé(1981) *Abenteuer im Dschungel des Gehirns. Der Fall Doris.* Suhrkamp Taschenbuch, Frankfurt am Main.

Görnitz, Thomas (1999). *Quanten sind anders. Die verborgene Einheit der Welt.* Spektrum akademischer Verlag GmbH, Heidelberg.

Hempen, Carl-Hermann (1995). *Atlas zur Akupunktur.* Deutscher Taschenbuch Verlag, München.

Jason, Elias; Ketcham, Katherine (2004). *Traditionelle chinesische Medizin. Selbstheilung mit den fünf Elementen. Das Standardwerk chinesischer Heilkunde.*

Jaynes, Julian (1976). *Der Ursprung des Bewußtseins.* Verlag Rowohlt, Hamburg.

Kabat-Zinn, Jon (2003). *Gesund durch Meditation. Das große Buch der Selbstheilung.* O. W. Barth Verlag, Bern.

Kaptchuk, Ted J. (1995). *Das große Buch der chinesischen Medizin.* O. W. Barth Verlag, Wien.

Kappstein, Stefan (1981). *An-Mo. Die chinesische Mikromassage.* Verlag Bauer, Freiburg.

Kirschbaum, Barbara (1995). *Die 8 außerordentlichen Gefäße in der traditionellen chinesischen Medizin.* ML Verlag, Uelzen.

Köster, Walter (1993). *Spiegelungen zwischen Körper und Seele.* Verlag Haug, Heidelberg.

Kubiena, Gertrude (1996). *Chinesische Syndrome verstehen und verwenden.* Verlag Maudrich, Wien/München/Bern.

Kubny, Manfred (1995). *Qi Lebenskraftkonzepte in China. Definition, Theorien und Grundlagen.* Verlag Haug, Heidelberg.

Kurtz, Ron (1985). *Körperzentrierte Psychotherapie. Die Hakomi Methode.* Synthesis Verlag, Essen.

Lie, Foen Tjoeng (1995). *Wissenswertes vom Qi-Gong.* Kolibri Verlag, Hamburg

Lü Bü We (1979). *Frühling und Herbst des LüBüWe.* Diederichs gelbe Reihe, Düsseldorf/Köln.

Mair, Viktor Hg. (1994). *Zhuangzi – Das klassische Buch daoistischer Weisheit.* Verlag Krüger, Frankfurt am Main.

Masunaga, Shizuto (1987). *Meridian Dehnübungen.* Felicitas Hübner Verlag, Waldeck (1999).

Miller, Alice (2004). *Die Revolte des Körpers.* Suhrkamp, Frankfurt

Möller, Hans Georg (2001). *In der Mitte des Kreises. Daoistisches Denken.* Insel Taschenbuch, Frankfurt.

Nissel, Helmut/Schiner, Elisabeth (1990). *Akupunktur. Eine Regulationstherapie. Einführung.* Facultas Universitätsverlag, Wien.

Norretranders, Tor (1998). *Spüre die Welt. Die Wissenschaft des Bewusstseins,* Rowohlt Taschenbuch Verlag, Hamburg.

Petrieck, Elisabeth/Petrieck, Ursula (1991). *Handbuch der Akupunktur.* Verlag Orac, Wien/München/Zürich.

Platsch, Klaus Dieter (2000). *Psychosomatik in der chinesischen Medizin. Wenn Geist die Essenz durchdringt,* Urban und Fischer Verlag, München.

Rappenecker, Wilfried (1996). *Fünf Elemente und zwölf Meridiane. Ein Handbuch für Shiatsu, Akupunktur und Körperarbeit.* Felicitas Hübner Verlag, Waldeck.

Reed Gach, Michael (1992). *Heilende Punkte. Akupressur zur Selbstbehandlung von Krankheiten.* Verlag Knaur, München.

Schmidt, Wolfgang (1992). *Die Klassiker des gelben Kaisers zur inneren Medizin. Das Grundbuch chinesischen Heilwissens.* Verlag Herder, Freiburg.

Temelie, Barbara (1992). *Ernährung nach den fünf Elementen.* Joy Verlag, Sulzberg.

Tenk, Hermine (1993). *Punktmassage. Für erste Hilfe und Energieausgleich.* Verlag Wilhelm Maudrich, Wien/München/Bern.

Unschuld, Paul (1997). *Chinesische Medizin.* Verlag Beck, München.

Upledger, John (1991) *Auf den inneren Arzt hören. Eine Einführung in die Kranio-Sakral-Arbeit.* Verlag Irisiana, München.

Wenzel, Gerhard (1995) *Qi Gong. Quelle der Lebenskraft.* Edition Tau, Bad Sauerbrunn.

Wilber, Ken / Ecker, Bruce / Anthony, Dick, (1998). *Meister, Gurus, Menschenfänger.* Verlag Fischer, Frankfurt am Main.

Wilber, Ken (1997). *Vom Tier zu den Göttern. Die große Kette des Seins.* Verlag Herder, Freiburg/Basel/Wien

Wilber, Ken: (1998). *Naturwissenschaft und Religion. Die Versöhnung von Wissen und Weisheit,* Krüger Verlag, Frankfurt.

Yamaguchi, Ichiro (1997). *Ki als leibhaftige Vernunft. Beitrag zur interkulturellen Phänomenologie der Leiblichkeit,* Wilhelm Fink Verlag, München.

Yuanping, Wie/Zi, Deng (1996). *Medizinisches Qi Gong. Praktisches Handbuch der chinesischen Atem- und Bewegungsübungen.* Verlag E. Wühr, Kötzting.

Alexandra Gusetti, (vormals Tschom) **Dr[in] phil.**
Jahrgang 1962

1986–1995	Ausbildung zur Tischlermeisterin, Mitgründung Fa. GEA Linz (Gesunde Alternativen) Gründung VFQ, Ausbildungszentrums für Frauen im nichttraditionellen Berufsbereich, Sozialpädagogin Erwachsenenbildung und Berufsorientierung für Frauen.
seit 1989	Qi Gong, Taichi, chinesische Medizin bei verschiedenen Instituten und LehrerInnen im In- und Ausland, Ausbildung in psychosoziale Beratung, systemischer Beratung, Nlp, Focusing-Beratung, systemischer Supervision, Studium der Philosophie und Kunstwissenschaften, Doktoratsstudium Philosophie.
bis dato	selbständig, Praxis für psychologische und philosophische Beratung und Supervision;/Kurse, Seminare und Ausbildungen in Qi Gong, Taichi, achtsamkeitsorientierer Persönlichkeitsarbeit und praktischer Philosophie, Konzepterstellung und Leitung Integrative Burnout Therapie, Referentin, Lehrbeauftragte im Bildungsbereich/ Lebenswelt Schule, Lehrtrainerin und Vorstandmitglied der IQTÖ, Interessensgemeinschaft der Qi Gong, Taiji und Yi Quan Lehrenden Österreichs, Mitglied der Gesellschaft für angewandte Philosophie (GAP).

Jumin Chen

Geboren 1964 in Jilin/China, wurde bereits im Kindesalter sowohl von der Familie als auch von namhaften Lehrern in die Geheimnisse der verschiedenen Stile des Qigong und der inneren Kampfkünste eingeweiht. Er unterrichtet seit 1985 an Hochschulen in China, später auch in Europa. Kursleiter und Vortragender an diversen Institutionen in Asien und Europa. Seit 1997 leitet er seine eigene Akademie in Europa und unterrichtet zudem in zahlreichen Seminaren und Ausbildungslehrgängen im gesamten deutschsprachigen Raum. Autor mehrerer Bücher.

Dr. Wolfgang Seiringer

Jahrgang 1960

1978–1984	Medizinstudium in Innsbruck.
1985	Bundesheer
1985–1989	Ausbildung zum Arzt für Allgemeinmedizin an den Landeskliniken Salzburg.
1989–dato	Dialysearzt an einem Dialyseambulatorium in Salzburg.
1989–1993	Ausbildung in klientenzentrierter Psychotherapie mit Abschluß und Eintragung in die Psychotherapeutenliste. Erwerb der 3 ÖÄK-Psy-Diplome.
1997–1999	Ausbildung in Akupunktur, ÖÄK-Diplom.
2000–2003	4 Jahre lang Qi-Gong-Kurse bei Chen Jumin.
2006	Weiterbildung in ayurvedischen Medizingrundlagen und ayurvedischen Ölmassagen Ausbildner für Traditionelle Cinesische Medizin für Qi-Gong Ausbildungen